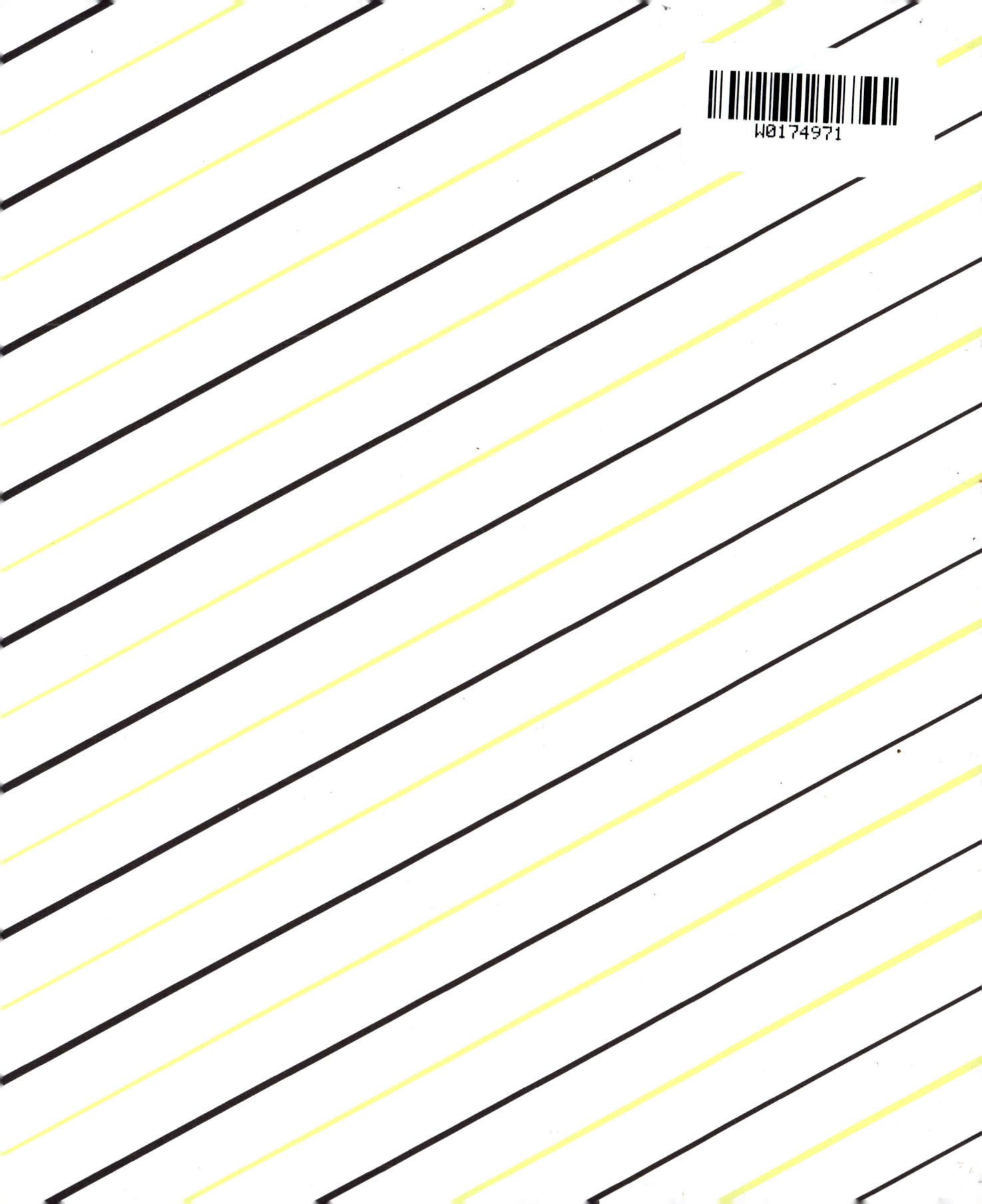

CORALIE FERREIRA & AXEL HEULIN

POWERFOOD
FÜR DEN SPORT
ISS DICH ZUR BESTFORM

Fotografie: Virginie Garnier
Foodstyling: Coralie Ferreira

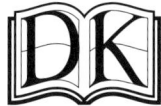

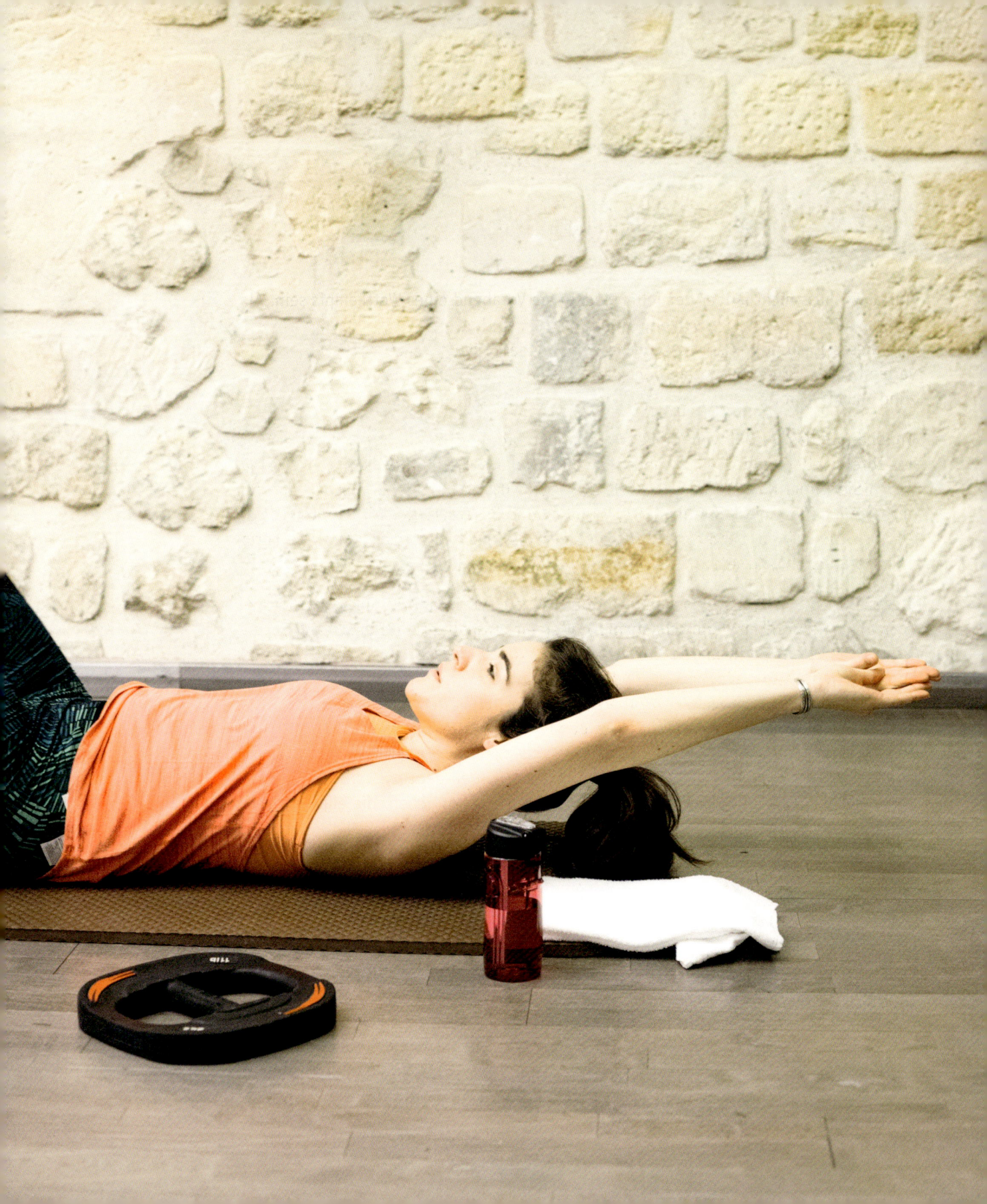

Gutes auf dem Teller, GUT IM SPORT!

Hurra! Es muss nicht länger der Teller Nudeln am Vorabend eines Wettkampfs sein. Als Sportler dürfen Sie mehr erwarten. Wir haben uns viele Gedanken gemacht und schließlich dieses Buch zusammengestellt, in dem wir das Nützliche mit dem Angenehmen verbinden: Die Grundlagen der Sporternährung, viele praktische Ratschläge zur Umsetzung und eine große Auswahl leckerer und gesunder Rezepte für Sportler.

Unabhängig davon, welchen Sport Sie betreiben und wie häufig Sie trainieren – was auf Ihrem Teller landet, ist genauso wichtig wie Ihr Training. Über die Ernährung geben Sie Ihrem Körper Energie, Kraft und Vitalität, dank der in den Lebensmitteln enthaltenen Proteine, Kohlenhydrate, Vitamine und Mineralstoffe. Wir verraten Ihnen hier, wie Sie sich am besten ernähren und mit Flüssigkeit versorgen, um gut in Form und leistungsfähig zu sein.

Dieses Buch vermittelt Ihnen alle wichtigen Fakten zur Ernährung im Sport, detailliert und mit Grafiken veranschaulicht. Außerdem enthält es Interviews mit Sportlern, von deren Erfahrungen Sie profitieren können, dazu eine Liste mit den besten Lebensmitteln für Sportler und nicht zuletzt mehr als 60 einfache und köstliche Rezepte für jeden Tag und zur Vorbereitung auf Wettkämpfe. Alles 100 Prozent selbst gemacht – mit frischen Zutaten und nach den neuesten Erkenntnissen. Industriell verarbeitete Lebensmittel bleiben außen vor. Eine gesunde Ernährung ist für jeden wichtig, ganz besonders aber für Sportler. Sich gut zu ernähren bedeutet, sich im eigenen Körper wohlzufühlen und sich damit die besten Chancen zu geben, die eigenen Ziele zu erreichen.

Coralie und Axel

AXEL HEULIN ist Ernährungsberater und Spezialist für Sporternährung. Beim *Institut national du Sport, de l'Expertise et de la Performance (INSEP),* wo Trainer für den Spitzensport ausgebildet werden, arbeitete er in der Ernährungsabteilung und er ist Co-Autor des Buches *Nutrition et performance en sport: La science au bout de la fourchette.* Sogar vor dem Olympischen Komitee hat er schon Vorträge zum Thema Sporternährung gehalten. Aktuell arbeitet er im Zentrum für Sporttraumatologie in Paris als Berater für Sporternährung. Als passionierter Läufer schreibt er regelmäßig für die Internetseite *runners.fr*.

CORALIE FERREIRA ist Autorin und Food-Stylistin. Sie steht gern selbst am Herd und liebt frische Zutaten. Zur Verwirklichung dieses Projekts, das ihre Idee war, holte sie sich die Unterstützung eines auf Sporternährung spezialisierten Beraters, um den besonderen Bedürfnissen von Sportlern gerecht zu werden. Ihrer Kreativität konnte sie bei der Zusammenstellung ausgeglichener, abwechslungsreicher und köstlicher Rezepte trotzdem freien Lauf lassen.

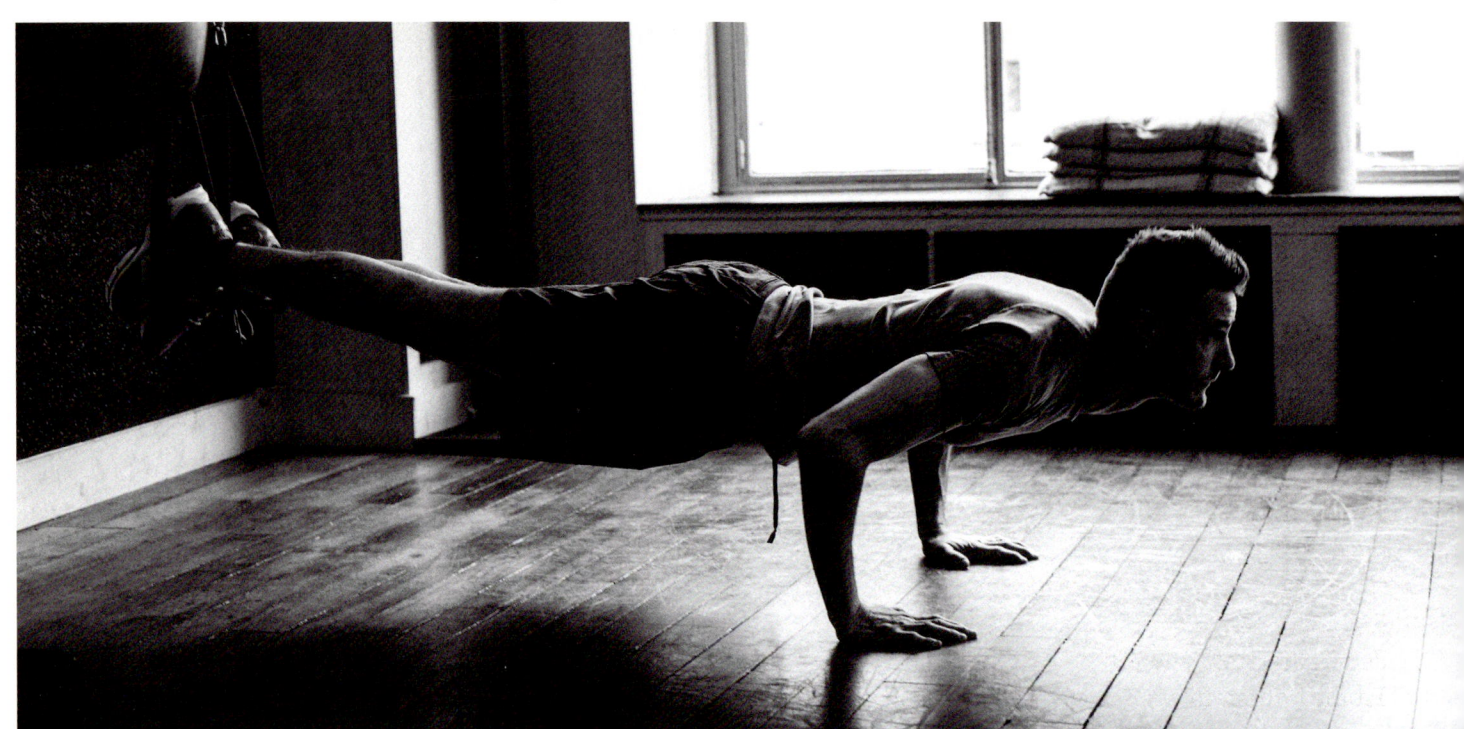

INHALT

Der Nährstoffbedarf von Sportlern 6
Der ideale Vorrat 8
Grundlagen der Sporternährung 10

REZEPTE
- **Das Frühstück 52**
  Basiswissen 54
- **Die Snacks 88**
  Basiswissen 90
- **Das Mittagessen 136**
  Basiswissen 138
- **Das Abendessen 174**
  Basiswissen 176

PRAKTISCHE INFORMATIONEN
Nährwerttabelle 210
Wissen für die Praxis: Entsprechungen Proteine, Fett, Kohlenhydrate 212
Register 214

GUT ESSEN, UM IN FORM UND LEISTUNGSFÄHIG ZU BLEIBEN

Wie sieht die ideale Ernährung für Sportler aus?

Eine gute Ernährung bedeutet, gute Lebensmittel in den richtigen Mengen zum richtigen Zeitpunkt zu sich zu nehmen. Das heißt, eine gute Ernährung sollte auf den jeweiligen Nährstoffbedarf des Sportlers abgestimmt sein – nicht mehr, nicht weniger.

ALLES EINE FRAGE DER BALANCE

Jeder Nährstoff*, den wir zu uns nehmen, hat eine bestimmte Aufgabe in unserem Organismus. Ist die Nährstoffversorgung nicht ausreichend oder gar mangelhaft, fehlen dem Körper die nötigen Ressourcen, um optimal funktionieren zu können. Aber auch die Überversorgung mit Nährstoffen führt zu einem Ungleichgewicht, das sich negativ auf die Gesundheit auswirkt. Eine ausgewogene Ernährung wirkt sich dagegen positiv auf die Gesundheit und die sportlichen Leistungen aus.

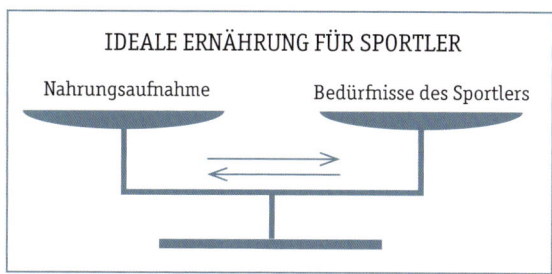

Es ist offensichtlich, dass ein Marathonläufer nicht die gleichen Bedürfnisse hat wie ein Bodybuilder, genauso wie sich die Bedürfnisse eines Rugbyspielers von denen einer Ballerina unterscheiden. Jeder Sportler hat spezifische Bedürfnisse, abhängig von Alter, Gewicht, Größe sowie der Art, Dauer und Intensität der körperlichen Aktivität.

Um diesen spezifischen Bedürfnissen gerecht zu werden, muss man lediglich lernen, Mahlzeiten richtig und gut zusammenzustellen:

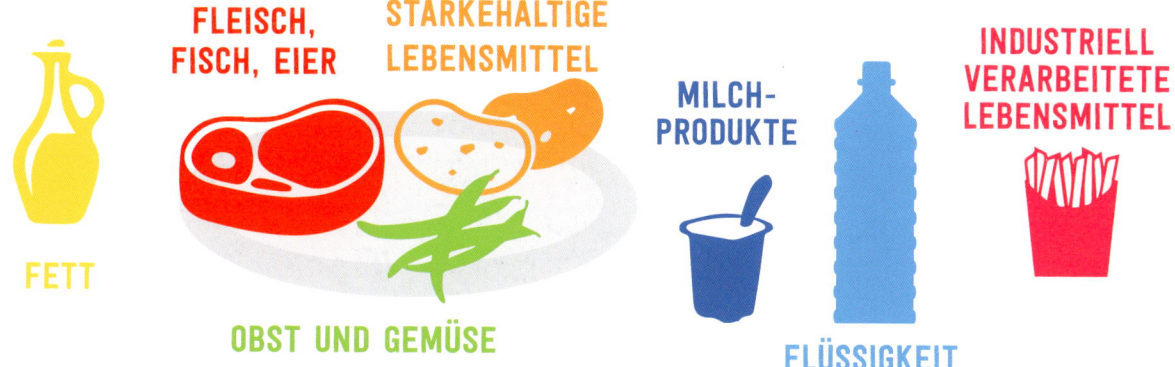

*Nährstoffe = Proteine, Fette, Kohlenhydrate + Vitamine und Mineralstoffe.

DER NÄHRSTOFFBEDARF VON SPORTLERN

❶ DEN BEDARF BESTIMMEN

Der Energiebedarf hängt vom Grundumsatz (GU) des Körpers und dem Niveau der körperlichen Aktivität (NKA) ab.

DER GRUNDUMSATZ (GU)
Der Grundumsatz entspricht der Energie, die unser Körper im Ruhezustand benötigt, um unsere Vitalfunktionen (Herzschlag, Verdauung, Atmung, Hirnfunktion …) aufrecht zu erhalten. Mehrere Faktoren beeinflussen den GU: Mit körperlicher Aktivität steigt er, während strenger Fastenkuren geht er zurück. Von zwei Personen mit dem gleichen Körpergewicht hat diejenige mit der größeren Muskelmasse einen höheren GU als die andere.

DAS NIVEAU DER KÖRPERLICHEN AKTIVITÄT (NKA)
Das NKA entspricht der Summe an Energie, die wir bei unseren täglichen Aktivitäten und während des Sports verbrauchen. Wer den Großteil des Tages sitzt und selten eine intensive körperliche Aktivität ausübt, hat ein geringeres NKA als eine sportliche Person, die schwere körperliche Arbeit verrichtet.

ENERGIEBEDARF:

NKA
- Gehen
- Laufen
- Sport …

GU
- Herzschlag
- Verdauung
- Atmung …

Es gibt zwei Möglichkeiten, den eigenen Energiebedarf zu bestimmen: Man kann ihn entweder mithilfe einer Formel ausrechnen oder indem man genau erfasst, wie viel Energie man verbraucht. Über die Formel kommt man lediglich zu einer groben Schätzung, die aber immerhin eine ungefähre Vorstellung der Größenordnung vermittelt.

VERWENDUNG DER FORMEL*

Täglicher Energiebedarf (kcal) = GU × NKA

BERECHNUNG DES GU
Frauen: GU = (9,740 × **Gewicht** in Kilogramm)
+ (172,9 × **Größe** in Metern) - (4,737 × **Alter** in Jahren)
+ 667,051

Männer: GU = (13,707 × **Gewicht** in Kilogramm)
+ (492,3 × **Größe** in Metern) - (6,673 × **Alter** in Jahren)
+ 77,607

VEREINFACHTE BESTIMMUNG DES NKA
Sitzende Tätigkeit, keine Bewegung zwischendurch, wenig körperliche Aktivität: 1,4

Sitzende Tätigkeit, ein wenig Bewegung zwischendurch, moderate körperliche Aktivität: 1,6

Körperliche Arbeit oder regelmäßige, recht intensive körperliche Aktivität: 1,7

Intensive körperliche Aktivität, anhaltend und sehr regelmäßig: 1,8–2

* Für Jugendliche ist diese Formel nicht anwendbar.

DIE TÄGLICHE ENERGIEZUFUHR ERFASSEN
Sofern das Körpergewicht stabil ist, lässt sich der Energiebedarf am zuverlässigsten bestimmen, indem man die Kalorien, die man täglich zu sich nimmt, genau erfasst. Kalorienzähler im Internet oder Nährwerttabellen (siehe Seite 210) können beim Erfassen hilfreich sein.

Nichts vergessen:
- Kohlenhydrate
- Fleisch, Fisch, Eier
- Gemüse
- Fett
- Obst
- Milchprodukte
- Getränke
- Brot
- Industriell verarbeitete Lebensmittel
- Nüsse und Samen

Frühstück / 500 kcal
Mittagessen / 710 kcal
Zwischenmahlzeiten / 430 kcal
Abendessen / 510 kcal

GESAMT: 2 150 kcal

ENERGIEBEDARF: 2 150 kcal

❷ DURCHSCHNITTLICHER NÄHRSTOFFBEDARF IN PROZENT

Im Allgemeinen benötigen Kraftsportler mehr Proteine und Ausdauersportler mehr Kohlenhydrate. Freizeitsportler, die 3–4 Stunden Sport mit schwacher Intensität betreiben, haben einen ähnlichen Energiebedarf wie die durchschnittliche Bevölkerung. Vor Wettkämpfen steigt der Bedarf an Kohlenhydraten für Ausdauersportler bis zu 70 Prozent an. Der Bedarf an Proteinen während des Muskelaufbaus steigt bis zu 35 Prozent an.

	FREIZEITSPORT	KRAFTSPORT	AUSDAUERSPORT
Kohlenhydrate	55 %	55 %	65 %
Fett	30 %	20 %	20 %
Proteine	15 %	25 %	15 %

❸ NÄHRSTOFFBEDARF PRO KG KÖRPERGEWICHT

Die folgenden Durchschnittswerte sollen als Orientierung dienen. Die spezifischen Werte für einen Sportler lassen sich nur mit professioneller Unterstützung bestimmen.

PROTEINBEDARF

Freizeitsportler	0,8 bis 1 g/kg Körpergewicht
Ausdauersportler	1,1 bis 1,6 g/kg Körpergewicht (hohes Niveau)
Kraftsportler	1,3 bis 1,8 g/kg Körpergewicht
Muskelaufbau	1,8 bis 2,5 g/kg Körpergewicht über 6 Monate bei professioneller Betreuung

Bei höherem Körpergewicht kann ein Drittel des Bedarfs mit Nahrungsergänzungsmitteln abgedeckt werden, die am besten reich an verzweigtkettigen Aminosäuren (BCAA) sein sollten. Zwei Drittel des Bedarfs sollten mit gängigen Lebensmitteln gedeckt werden. Eine Zufuhr von > 3 g/kg Körpergewicht ist nicht empfehlenswert, denn Überschüsse werden mit dem Urin ausgeschieden und dabei gehen auch Mineralstoffe verloren.

BEDARF AN KOHLENHYDRATEN

Freizeitsportler	4 g/kg Körpergewicht
Ausdauersportler	4 bis 5 g/kg Körpergewicht
Kraftsportler	6 g/kg Körpergewicht
Hochleistungssportler, die mehr als 3 Std./Tag trainieren	7 bis 10 g/kg Körpergewicht
Optimierung des Kohlenhydratspeichers vor einem Ausdauersport-Wettkampf > 1 Std. 30 Min.	8 bis 12 g/kg Körpergewicht

Der Bedarf an Kohlenhydraten hängt von der Dauer, Intensität und Frequenz der körperlichen Aktivität ab, ebenso wie vom Ziel des Sportlers (Muskelaufbau, Abbau von Körperfett).

BEDARF AN MIKRONÄHRSTOFFEN (VITAMINE, MINERALSTOFFE, SPURENELEMENTE)

Eine vielseitige und ausgewogene Ernährung, wie sie in diesem Buch empfohlen wird, abgestimmt auf den jeweiligen Energiebedarf des Sportlers, deckt auch den Bedarf an Mikronährstoffen.

DER IDEALE VORRAT

GETREIDE & GETREIDEPRODUKTE, HÜLSENFRÜCHTE
- Teigwaren aus Vollkornmehl
- Reis: rot, wild, schwarz, Basmati; am besten Vollkornreis
- Quinoa
- Buchweizen
- Bulgur
- Amarant
- Hülsenfrüchte: Linsen, Spalterbsen, getrocknete Bohnen, Kichererbsen …
- Körnerbrot
- Getreideflocken: Hafer, Quinoa …
- gepufftes Getreide: Mais, Reis, Quinoa …
- Mehl: Weizen-, Buchweizen-, Reismehl … (am besten Vollkornmehl)

FETTE
- Öl: Oliven-, Kokos- und Rapsöl für den täglichen Gebrauch; Nuss-, Leinsaat- und Leindotteröl zur Abwechslung
- Ungesalzene Nüsse: Walnüsse, Haselnüsse, Kokosnüsse, Paranüsse, Mandeln …
- Kerne und Samen: Kürbiskerne, Sesam, Leinsamen, Sonnenblumenkerne …
- Nuss- und Kernmus: Sesam-, Mandel-, Cashewkern-, Erdnussmus …
- pflanzliche Milchprodukte aus Mandeln, Reis, Hafer, Soja …

SÜSSUNGSMITTEL
- Honig
- Agavendicksaft
- Kokosblütenzucker
- Rohrohrzucker
- Trockenfrüchte: Aprikosen, Datteln, Rosinen …

SUPERFOOD
- Rohkakao (ungeröstete Bohnen, Kakao-Nibs oder Pulver)
- Spirulina-Pulver
- Chiasamen
- Gojibeeren

AUSSERDEM
- Fischkonserven (Sardinen, Makrelen)
- Mineralwasser (still oder spritzig)
- Gewürze

FRISCH
- saisonales Obst: Bananen, Orangen, Äpfel, Beeren, Granatäpfel …
- saisonales Gemüse: Süßkartoffeln, Brokkoli, Spinat, Avocados, Rote Bete, Esskastanien, Yamswurzeln …
- frische Kräuter
- Fisch, weißes Fleisch, Eier und Tofu
- Joghurt (aus Kuh- oder Sojamilch) und Quark

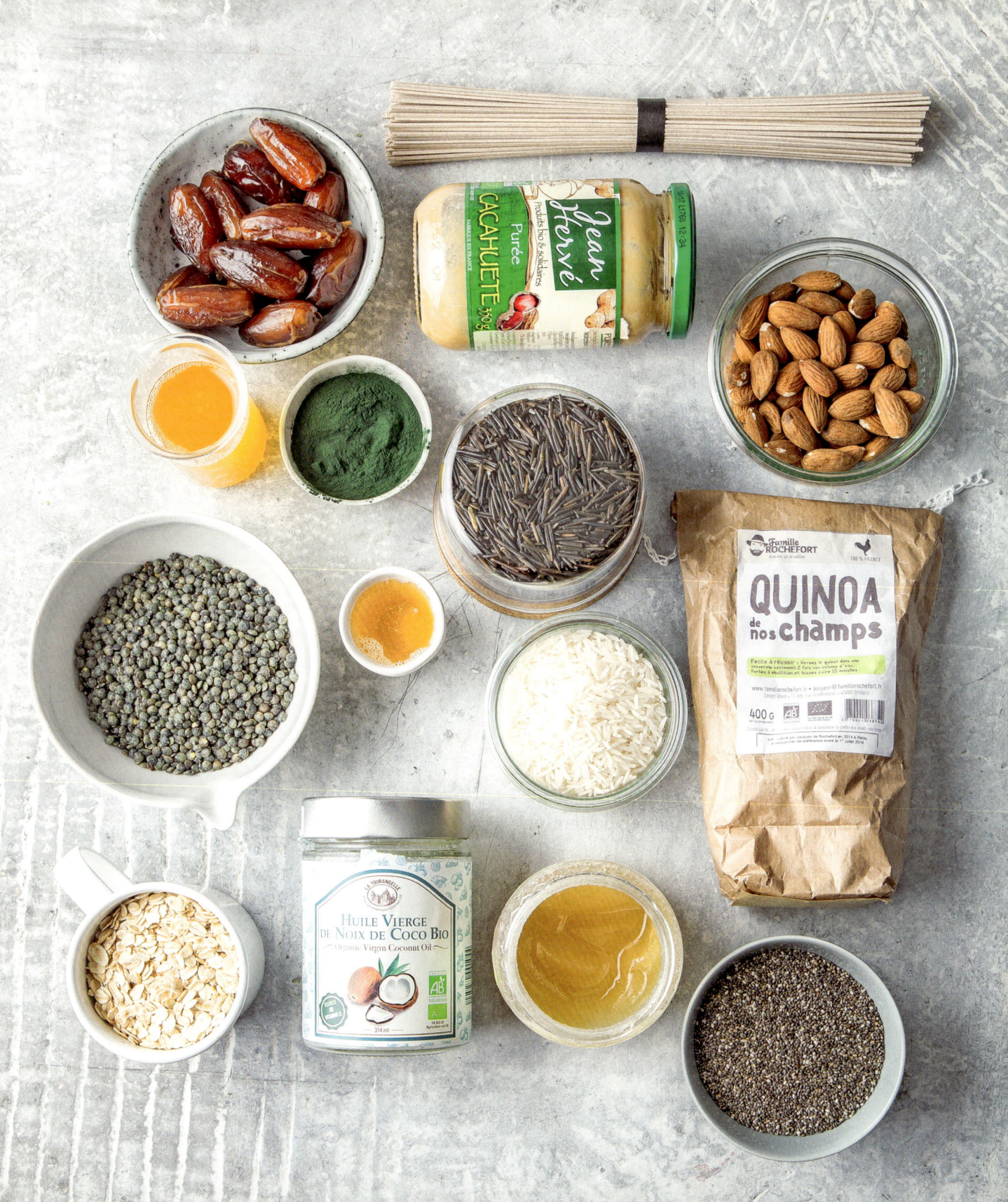

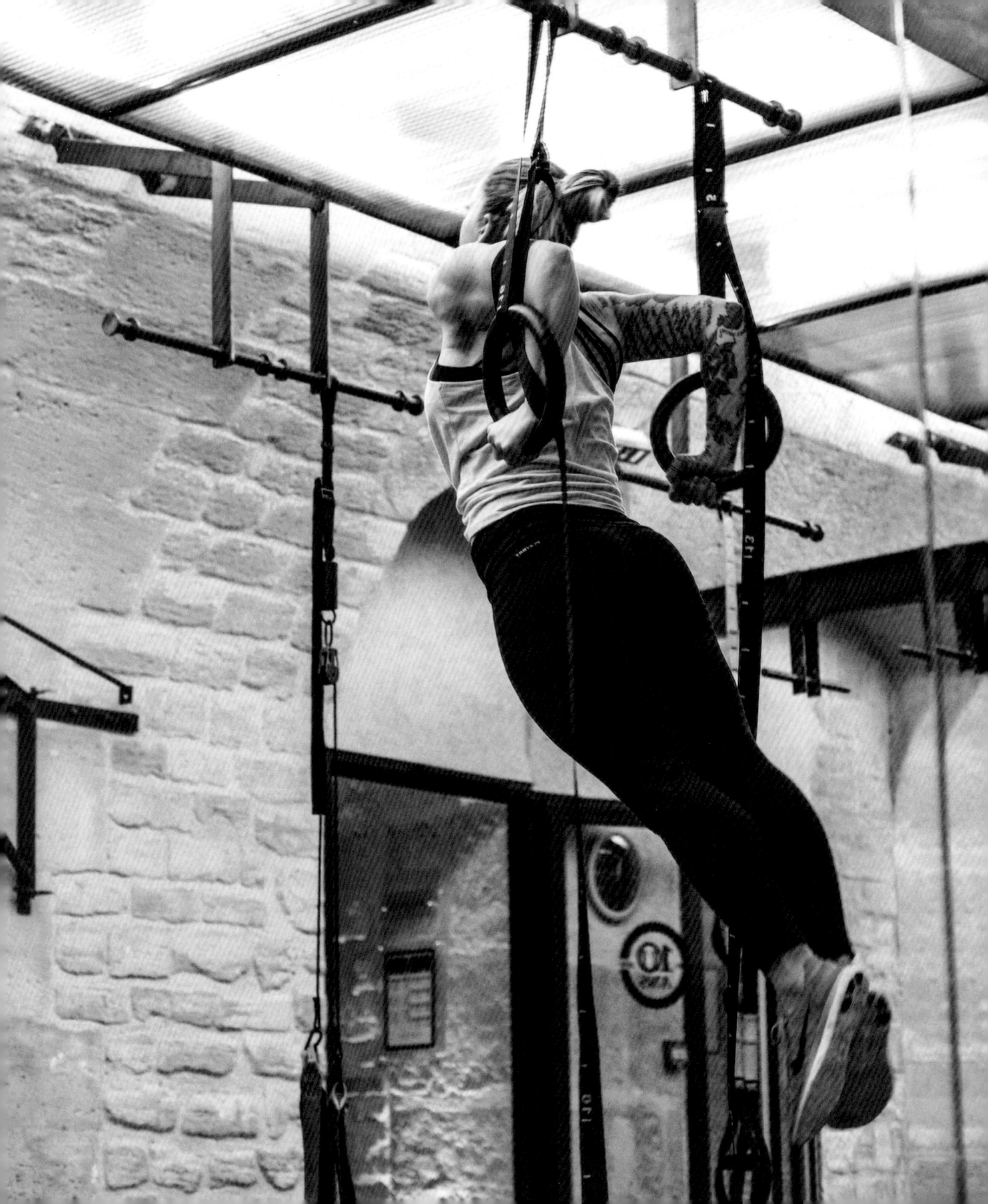

Grundlagen der Sporternährung

GRUNDLAGEN DER SPORTERNÄHRUNG

AUSREICHEND TRINKEN:
GESUNDHEIT UND LEISTUNG

Gut zu wissen:

- Eine **Dehydratation**, selbst eine geringe, mindert das Leistungsvermögen und erhöht das Verletzungsrisiko.
- 1 Prozent Dehydratation führt zu einem körperlichen **Leistungsabfall** von 10 Prozent.
- **Durst** ist ein Alarmsignal: Wenn wir Durst verspüren, haben wir bereits 10 Prozent unserer physischen Leistungsfähigkeit eingebüßt.

Der Wasserbedarf variiert mit Temperatur, Dauer sowie Intensität der körperlichen Aktivität.

Die zu befolgenden Regeln:

❶ DEN GANZEN TAG ÜBER TRINKEN

MINDESTENS 1,5 LITER PRO TAG, ALSO:

3 kleine Flaschen

1 große Flasche

10 Gläser

Trinken Sie vom Aufstehen bis zum Schlafengehen: Die Verteilung über den Tag ist ebenso wichtig wie die getrunkene Menge.

❷ VOR DEM TRAINING TRINKEN

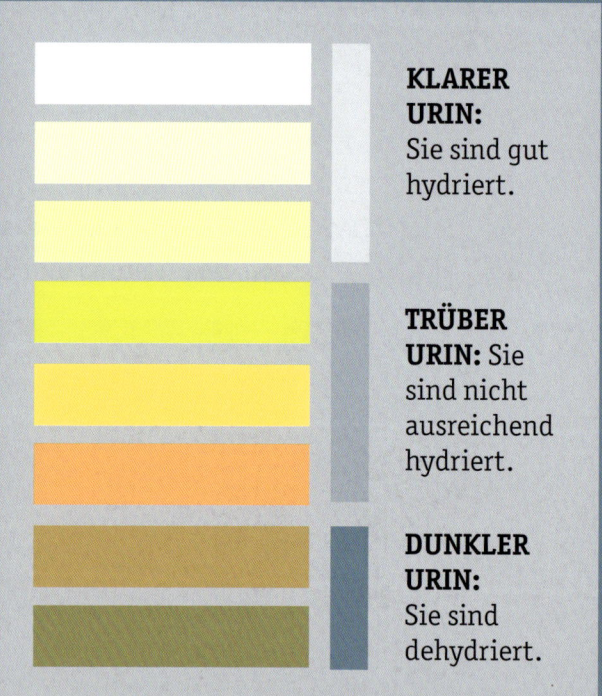

KLARER URIN: Sie sind gut hydriert.

TRÜBER URIN: Sie sind nicht ausreichend hydriert.

DUNKLER URIN: Sie sind dehydriert.

3 TRINKEN WÄHREND DES TRAININGS

ALLGEMEINE EMPFEHLUNGEN
- Trinken Sie 3–4 Schlucke alle 15–30 Minuten.
- Trinken Sie in jeder Pause so viel Sie können, ohne sich zwingen zu müssen.
- Trinken Sie 500–800 ml pro Stunde.

ERMITTELN SIE IHREN INDIVIDUELLEN BEDARF
Wiegen Sie sich direkt vor und nach dem Training: Das verlorene Gewicht zeigt an, wie viel Sie während des nächsten Trainings trinken sollten.
Beispiel: 500 g = 500 ml / 1 kg = 1 l

4 TRINKEN NACH DEM TRAINING

$$(\text{GEWICHT VOR DEM TRAINING} - \text{GEWICHT NACH DEM TRAINING}) \times 1{,}5 = \text{ZU TRINKENDE MENGE}$$

Trinken Sie 1,5-mal mehr, als Sie während des Trainings an Gewicht verloren haben. Wenn Sie zum Beispiel 500 g abgenommen haben, sollten Sie nach dem Training 750 ml trinken.

Bevorzugen Sie **kohlensäurehaltiges Wasser**, reich an **Bikarbonaten**, für die Regeneration.

Trinken Sie gleich nach dem Training und dann kontinuierlich.

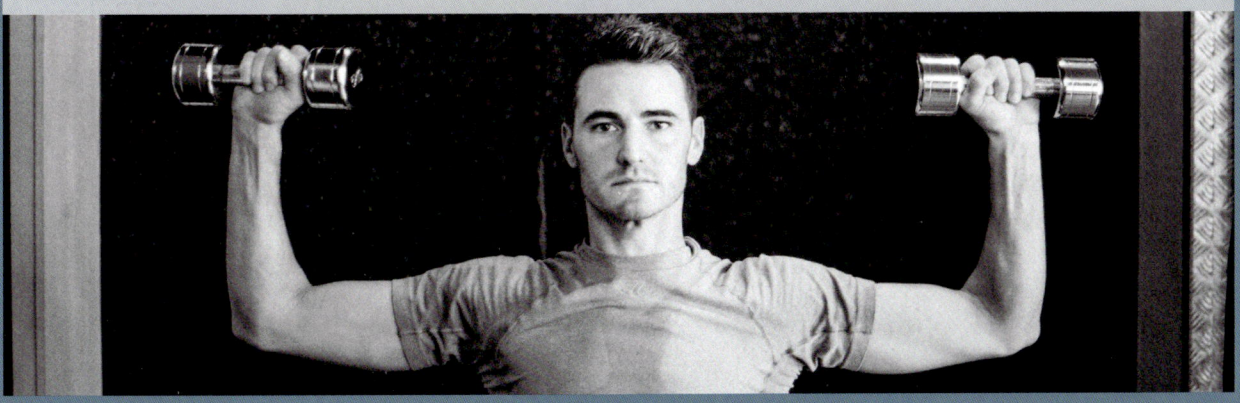

GRUNDLAGEN DER SPORTERNÄHRUNG

MIT OBST UND GEMÜSE:
GUT IN FORM UND VITAL

Reich an Wasser, Vitaminen, Mineralstoffen, Ballaststoffen, bei niedrigem glykämischem Index und **geringem Energiegehalt**.

Die starke **antioxidative Wirkung** ermöglicht die Neutralisierung freier Radikale und hilft **gegen Ermüdungserscheinungen**.

Die Nährstoffe aus Obst und Gemüse sind wichtig für **Muskelaktivität**, Herz-Kreislauf-System, Gehirnfunktion und Immunsystem.

❶ MENGE

Gemüse und Obst sollten Teil der täglichen Ernährung von Sportlern sein.

GEMÜSE ZU JEDER MAHLZEIT
- mindestens 2 große Portionen Gemüse täglich
- mindestens 1 Portion saisonale Rohkost täglich

MEHRMALS TÄGLICH OBST
- 3 Portionen am Tag

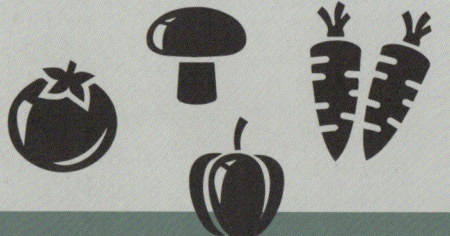

❷ QUALITÄT

ROH UND GEGART

- **Rohkost** ist wegen des hohen Anteils an Vitaminen und Mineralstoffen zu bevorzugen. Aber auch gegartes Gemüse ist wichtig, da das Garen die Bioverfügbarkeit von Lycopin (ein wirkungsvolles Antioxidans) steigert und die Fasern des Gemüses zarter werden.

- **Schonende Garverfahren** bevorzugen, wie **Dämpfen** oder **kurzes Braten in Pfanne oder Wok**. Das Gemüse sollte knackig auf den Teller kommen!

- Auch in Form von **Suppen** ist Gemüse empfehlenswert, denn dabei kann man das Kochwasser mitverwenden, das viele Vitamine enthält. Suppen sind ideal, um nach körperlicher Anstrengung wieder ausreichend Flüssigkeit aufzunehmen (Rezepte siehe Seite 198–207).

BIO

Wenn möglich, **Obst und Gemüse in Bio-Qualität** verwenden, denn es enthält mehr Antioxidantien und weniger Pestizide.

③ ABWECHSLUNG

 Früchte und Gemüse haben **unterschiedliche Formen**, **Farben** und **Größen**, und die verschiedenen Sorten enthalten auch **unterschiedliche Nährstoffe**.

 Bunt zu essen ist die beste Möglichkeit, den Körper mit einer großen Bandbreite an unterschiedlichen Nährstoffen zu versorgen.

④ SAISONALES OBST UND GEMÜSE

FRÜHLING	SOMMER	HERBST	WINTER
Ananas	Aprikosen	Äpfel	Ananas
Äpfel	Bananen	Brombeeren	Äpfel
Bananen	Brombeeren	Birnen	Birnen
Kiwis	Erdbeeren	Datteln	Clementinen
Orangen	Feigen	Erdbeeren	Datteln
Zitronen	Himbeeren	Feigen	Grapefruit
	Honigmelonen	Heidelbeeren	Kiwis
Artischocken	Kirschen	Himbeeren	Mandarinen
Chicorée	Mirabellen	Kaki	Orangen
Feldsalat	Nektarinen	Pflaumen	Pomelos
Gurken	Pfirsiche	Quitten	Zitronen
Kohl	Wassermelonen	Weintrauben	
Kopfsalat			Chicorée
Möhren	Artischocken	Blumenkohl	Feldsalat
Rhabarber	Auberginen	Brokkoli	Kohl
Rote Bete	Brokkoli	Chicorée	Kürbis
Sellerie	Blumenkohl	Feldsalat	Möhren
Spargel	Fenchel	Fenchel	Rote Bete
Spinat	Grüne Bohnen	Grüne Bohnen	Sellerie
Tomaten	Gurken	Gurken	
Weiße Rüben	Kopfsalat	Kopfsalat	
	Möhren	Kürbis	
	Paprika	Möhren	
	Spinat	Paprika	
	Tomaten	Spinat	
	Weiße Rüben	Zucchini	
	Zucchini		

GRUNDLAGEN DER SPORTERNÄHRUNG

STÄRKEHALTIGE LEBENSMITTEL: ENERGIEQUELLE

Stärkehaltige Lebensmittel sind **reich an Kohlenhydraten**, dem bedeutendsten Brennstoff des Trainings.

Der Verzehr stärkehaltiger Lebensmittel ist **essenziell**, um intensive oder lange Trainingseinheiten durchzustehen.

Vor dem Training füllen sie die **Energiereserven**. Nach dem Training unterstützen sie die **Regeneration**.

Der Bedarf an stärkehaltigen Lebensmitteln variiert entsprechend der Häufigkeit, Dauer und Intensität der körperlichen Aktivität.

❶ DAS PRINZIP

Der Anteil stärkehaltiger Lebensmittel auf dem Teller ist entsprechend der körperlichen Aktivität anzupassen.

■ Gemüse   ■ stärkehaltige Lebensmittel

Ruhephase 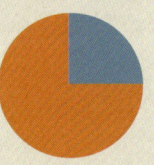 **1 Training** 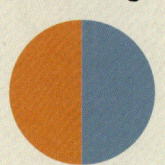 **2 Trainings**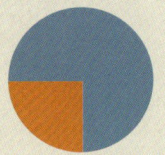

❷ VERHÄLTNIS STÄRKEHALTIGE LEBENSMITTEL GEMÜSE AUF DEM TELLER VON SPORTLERN

Ruhetag
Mittags: 1/3 + 2/3
Abends: 1/4 + 3/4

1 Training mit geringer Intensität
Mittags: 1/2 + 1/2
Abends: 1/3 + 2/3

1 langes oder intensives Training
Mittags: 2/3 + 1/3
Abends: 1/2 + 1/2

2 intensive Trainings
Mittags: 3/4 + 1/4
Abends: 2/3 + 1/3

→ Auch Brot zählt zu den stärkehaltigen Lebensmitteln und ist entsprechend zu berücksichtigen.

❸ DER INDIVIDUELLE BEDARF

Sie nehmen zu trotz ausgewogener Ernährung.

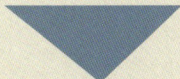

Sie essen ggf. zu viele stärkehaltige Lebensmittel.

Sie verlieren Gewicht. Sie fühlen sich müde, Ihre Leistung geht zurück, Sie leiden unter Heißhungerattacken.

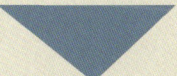

Sie essen ggf. nicht genügend stärkehaltige Lebensmittel.

Ihr Gewicht ist stabil. Sie haben viel Energie und sind in Form.

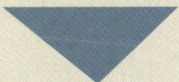

Sie essen wahrscheinlich die richtige Menge.

❹ DIE BESTE WAHL

Es empfiehlt sich, stärkehaltige Lebensmittel mit niedrigem bis mittlerem glykämischem Index zu bevorzugen, die möglichst nährstoffreich sind:

- **Getreideprodukte:** Basmati- und Wildreis, roter und schwarzer Reis, Bulgur, Mais, Hirse, Körnerbrot, Sauerteigbrot, Vollkornbrot, Vollkornnudeln (al dente gegart) …
- **Pflanzen und Früchte:** Quinoa, Buchweizen, Amarant, Esskastanien …
- **Wurzelgemüse:** Süßkartoffeln, Yamswurzeln, Maniok, Kochbananen, Topinambur …
- **Hülsenfrüchte:** grüne und rote Linsen, rote und weiße Bohnen, Spalterbsen, Erbsen, Kichererbsen, Edamame, Sojabohnen …

❺ NUR EINGESCHRÄNKT GENIESSEN

Stärkehaltige Lebensmittel mit hohem glykämischem Index, die raffiniert und nährstoffarm sind, gilt es zu meiden:

Schnell kochende oder verkochte Nudeln, weißer oder vorgegarter Reis, Kartoffelpüree, Puffreis, Toastbrot (auch Vollkorntoast), Cornflakes, gesüßte Frühstücksflocken, Weißbrot, Weichweizengrieß …

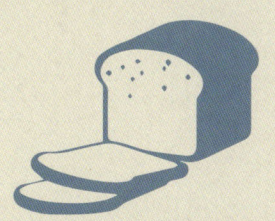

STÄRKEHALTIGE LEBENSMITTEL: ENERGIEQUELLE

GRUNDLAGEN DER SPORTERNÄHRUNG

FLEISCH, FISCH, EIER:
ERHALT UND AUFBAU DER MUSKELMASSE

Fisch, Fleisch und Eier sind **reich an** hochwertigem **Eiweiß**. Sie versorgen uns mit allen essenziellen Aminosäuren.

Fette Fische sind die beste Quelle für die Omega-3-**Fettsäuren** EPA und DHA (siehe »Omega-3-Fettsäuren und Sport«, Seite 30–31).

Sie enthalten **viel Eisen**, Zink und die Vitamine B_6 und B_{12}.

Der Bedarf an Fleisch, Fisch und Eiern variiert abhängig vom Gewicht des Sportlers und der Beanspruchung der Muskeln.

① MENGE

ANZAHL DER PORTIONEN PRO TAG

- 2 Portionen pro Tag für Sportler, die täglich trainieren
- 1 Portion pro Tag reicht für Freizeitsportler, die bis zu dreimal pro Woche trainieren

GRÖSSE DER PORTIONEN

Abhängig vom Körpergewicht liegt die Portionsgröße zwischen 50 und 200 g.

② ZUR ORIENTIERUNG FÜR EINE WOCHE

DIE AUSWAHL VARIIEREN

- **Weißes Fleisch:** 3–4 Portionen / Woche
- **Rotes Fleisch:** 2–3 Portionen / Woche
- **Fisch:** 3–4 Portionen / Woche
- **Fetter Fisch:** 2 Portionen / Woche
- **Eier:** 3–4 Portionen / Woche
- **Meeresfrüchte:** 1 Portion / Woche

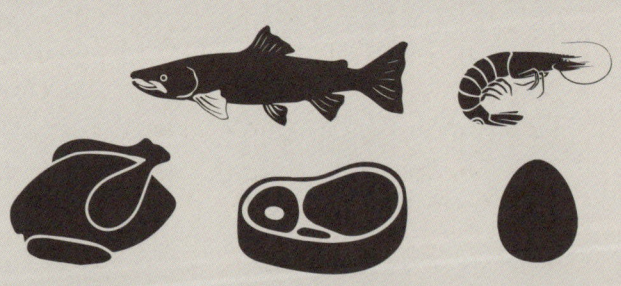

3 QUALITÄT

FISCH
- **Fisch aus Wildfang** bevorzugen, denn er enthält häufig mehr Omega-3-Fettsäuren als Fisch aus Aquakulturen.
- **Bei fettreichem Fisch** kleine Exemplare bevorzugen, da diese noch am Beginn der Nahrungskette stehen und daher weniger von Schadstoffen belastet sind.

FLEISCH UND EIER
- Das Fleisch möglichst beim **Metzger** Ihres Vertrauens kaufen, der Ihnen Auskunft darüber gibt, woher seine Produkte stammen.
- Wenn möglich, **Fleisch und Eier von artgerecht gehaltenen Tieren** aus garantiert nachhaltiger Aufzucht wählen; sie enthalten mehr Omega-3-Fettsäuren.

4 DIE BESTE WAHL

FLEISCH
Mageres Fleisch ist zu bevorzugen:
- Rind: Filet, Rumpsteak, Roastbeef, Hüfte, Keule, Dünnung, Hackfleisch mit 5 % Fettgehalt
- Kalb: Filet, Rücken, Keule
- Schwein: Kotelett (ohne Fett), Filet, Schinken (ohne Schwarte und Fett)
- Pute: Schnitzel, Brust, Keule
- Hähnchen: Brust, Keule ohne Haut

FISCH
Die Auswahl variieren:
- Magerer Fisch: Wolfsbarsch, Kabeljau, Seelachs, Dorade, Rochen, Rotbarbe, Seezunge
- Fettreiche Fische: Thunfisch, Lachs, Makrele, Sardine, Hering, Forelle, Heilbutt
- Kleine fettreiche Fische: Makrele, Sardine, Hering, Sardelle

EIER
Die Art der Aufzucht und Haltung von Hühnern beeinflusst den Nährstoffgehalt der Eier. Achten Sie auf den Code, der auf die Eier gedruckt ist, z. B.: 0 DE 1327821. Die Zahl vor »DE«, hier die Ziffer 0, verweist auf die Art der Haltung:

»0« = *Bio/ökologische Erzeugung: 6 Hühner pro m², Auslauf ins Freie und Bio-Futter für die Hühner.*
»1« = *Freilandhaltung: 6 Hühner pro m², Auslauf ins Freie.*
»2« = *Bodenhaltung: 9 Hühner pro m².*
»3« = *Kleingruppenhaltung: 0,075 m² pro Henne.*

GRUNDLAGEN DER SPORTERNÄHRUNG

MILCHPRODUKTE:
PROTEINE UND KALZIUM

Milchprodukte sind die Lebensmittel mit dem höchsten **Kalziumgehalt**.

Sie sind reich an hochwertigen Proteinen, die alle **essenziellen Aminosäuren** enthalten.

Sie sind außerdem eine gute Quelle für **Zink** und enthalten die **Vitamine** B$_2$, B$_{12}$ sowie kleine Mengen Vitamin A und D.

❶ MENGE

- 3 Milchprodukte pro Tag, außer für Menschen mit Laktoseintoleranz
- Maximal 1 Portion Käse am Tag

❷ QUALITÄT

- Fettarme Milchprodukte sind zu bevorzugen.
- Bio-Milch enthält weniger Pestizide und mehr Omega-3-Fettsäuren.

❸ DIE BESTE WAHL

Einfache und natürliche Milchprodukte bevorzugen und nach Belieben mit frischem Obst, Honig oder ungesüßtem Kompott mischen.
Die Auswahl variieren:
Magerquark, fettarme Bio-Milch, fettarmer Naturjoghurt.

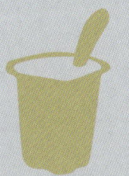

❹ EINGESCHRÄNKT

Milchprodukte, die **viele Zusatzstoffe** (Süßungsmittel, Aromen, Farbstoff, Verdickungsmittel), Zuckerzusatz, Fett (zwei Drittel gesättigte Fettsäuren) und Salz enthalten, **nur eingeschränkt genießen**.
Zu vermeiden:
Fruchtjoghurt und aromatisierter Joghurt, Pudding und Cremedesserts.

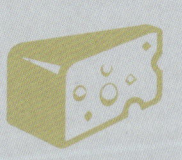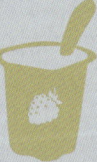

⑤ KALZIUMZUFUHR BEI VERZICHT AUF MILCHPRODUKTE

➤ Milchprodukte sind die beste Kalziumquelle. Es ist aber möglich, durch Anpassung der Ernährung den Kalziumbedarf auch ohne den Verzehr von Kuhmilch zu decken.

➤ **ZUNÄCHST:**
- Vom Hausarzt untersuchen lassen, ob man ausreichend mit Vitamin D versorgt ist.
- Den Verzehr von Salz und Alkohol einschränken.
- Zu jeder Mahlzeit große Portionen Gemüse essen.

➤ **AUF JEDEN FALL ZU SICH NEHMEN:**

- 1 l Wasser mit hohem Kalziumgehalt täglich

- 1 Portion pflanzlicher Joghurt oder pflanzliche Milch, angereichert mit Kalzium

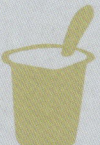

- 2 gute Kalziumquellen wie Kohl, Mandeln, Soja, mit Kalzium angereicherte pflanzliche Getränke (aus Soja, Mandeln oder Reis), Mehrkorn-Sauerteigbrot, frische Kräuter (Basilikum, Petersilie, Thymian), Fisch mit Gräten (z. B. Sardinen), Tofu, Sesam, getrocknete Bohnen, Brennnesseln, Amarant, Chiasamen, getrocknete Feigen, selbst gemachte Hühnerbrühe, Algen

 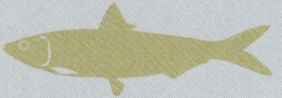 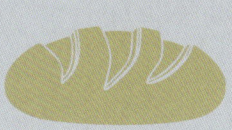 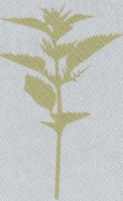

Und nicht vergessen: Regelmäßige körperliche Aktivität ist gut für die Knochen.

GRUNDLAGEN DER SPORTERNÄHRUNG
FETTE & ÖLE, NÜSSE & SAMEN:
HERZ-KREISLAUF-SYSTEM

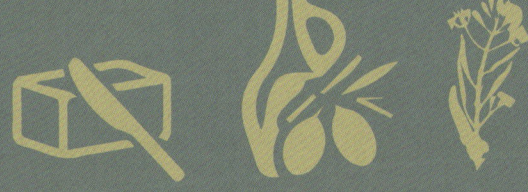

Zum Abschmecken von Rohkost verwendet, **verbessert Öl die Aufnahme von Vitaminen und Antioxidantien.**

Sie decken den **Bedarf an den essenziellen Fettsäuren** Omega-3 und Omega-6.

Sie gleichen die Aufnahme von Fettsäuren aus und tragen dazu bei, dass das **Herz-Kreislauf-System gut funktioniert.**

❶ MENGE

 MINIMUM ZUM ABDECKEN DES BEDARFS

 MÄNNER:
1,5 EL Rapsöl +
1,5 EL Olivenöl pro Tag

 FRAUEN:
1 EL Rapsöl +
1 EL Olivenöl pro Tag

Oliven- und Rapsöl können nach Belieben gemischt werden, oder man verwendet für die eine Mahlzeit Rapsöl, bei der anderen Olivenöl.

 DAZU NACH BELIEBEN

- **1–2-mal pro Tag:** Walnüsse, Leinsamen, Haselnüsse, Oliven oder Avocado
- **1–2-mal pro Woche:** Pistazien, Cashewkerne, Macadamianüsse, Paranüsse, Pinienkerne und Pekannüsse
- **1-mal pro Tag:** ein wenig Butter, morgens auf dem Brot

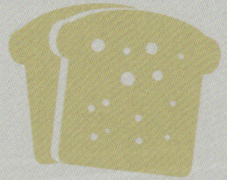

② QUALITÄT

ÖL ZUM ABSCHMECKEN
- **Natives Öl aus erster Kaltpressung** bevorzugen, denn es enthält mehr Vitamine und diverse sekundäre Pflanzenstoffe wie etwa Polyphenole, die wertvoll für die Gesundheit sind.
- Das Öl sollte in dunkle Flaschen abgefüllt sein und am besten an einem kühlen, dunklen Ort aufbewahrt werden, da es empfindlich auf Licht, Wärme und Sauerstoff reagiert.

FETT UND ÖL ZUM KOCHEN
- Hitzebeständiges Fett oder Öl verwenden.
- Fett oder Öl, das beim Erhitzen raucht oder dunkelbraun wird, ist nicht zum Kochen geeignet, da giftige Verbindungen entstehen können.

NÜSSE UND SAMEN
Rohe, nicht geröstete und **nicht gesalzene** Produkte wählen.

③ DIE BESTE WAHL

ZUM ABSCHMECKEN
- Für den täglichen Gebrauch sind Raps- und Olivenöl geeignet, um alle Bedürfnisse abzudecken.
- Für Abwechslung sorgen zum Beispiel Leinöl, Nussöl, Leindotteröl, Hanföl oder auch Lebertran.

ZUM BRATEN
- Olivenöl
- Nussöl
- Avocado-Öl

ZUM FRITTIEREN
- Kokosöl
- Erdnussöl

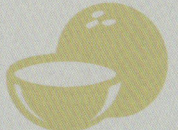

④ EINGESCHRÄNKT

ZUM ABSCHMECKEN
Öl mit hohem Gehalt an Omega-6-Fettsäuren (entzündungsfördernde Wirkung) nur eingeschränkt verwenden:
- Sonnenblumenöl
- Erdnussöl
- Arganöl
- Traubenkernöl
- Maiskeimöl

ZUM BRATEN
Fett, das nicht gut hitzebeständig ist, möglichst nicht verwenden:
- Butter
- Raffiniertes Sonnenblumenöl
- Raffiniertes Rapsöl
- Raffiniertes Leinöl

GRUNDLAGEN DER SPORTERNÄHRUNG

VERARBEITETE LEBENSMITTEL:
GEZUCKERT, FETT, GESALZEN

Es ist durchaus möglich, Genussmensch und dabei leistungsfähig zu sein, wenn man mit natürlichen Zutaten selbst kocht. In diesem Sinne finden Sie in diesem Buch zahlreiche einfache Rezepte, mit denen sich Genuss, Gesundheit und Leistungsfähigkeit verbinden lassen. Industriell verarbeitete Lebensmittel sehen wir skeptisch. Sie enthalten in der Regel zu viel Zucker, Salz, minderwertige Fette und alle möglichen Zusatzstoffe, sodass sie nur in sehr geringen Mengen konsumiert werden sollten, um gesund zu bleiben.

NUR SEHR EINGESCHRÄNKT GENIESSEN

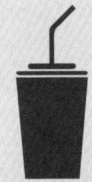
Erfrischungsgetränke führen zu **Gewichtszunahme** (Zucker) und wirken sich **negativ** auf die **Regeneration der Muskeln** aus (Phosphorsäure).

Wurstwaren und Aufschnitt enthalten **viel Salz**, viel **minderwertiges Fett** und steigern bei übermäßigem Verzehr das Riskio von Krebserkrankungen (Nitrite).

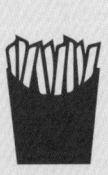
Frittiertes Essen enthält viele **Kalorien**, wenige Nährstoffe und unter Umständen **toxische Verbindungen** (Acrylamid, AGE). **Vor dem Training** sollte es auf jeden Fall **vermieden** werden, da es nur langsam verdaut wird.

Alkohol wirkt dehydrierend, beeinträchtigt die Qualität des **Schlafes, begünstigt die Gewichtszunahme** und mindert damit die sportliche Leistungsfähigkeit.

Je weniger industriell verarbeitete Lebensmittel Sie essen, umso besser werden Sie sich fühlen. Ab und an kann man sie durchaus konsumieren. Ernähren Sie sich zu Hause gesund und beschränken Sie den Verzehr solcher Produkte auf besondere Gelegenheiten wie Partys oder wenn Sie mit Freunden ausgehen. Hier unsere Richtlinien zur Häufigkeit, an die Sie sich halten sollten, wenn Sie in Form bleiben und Ihre Leistungsfähigkeit nicht einbüßen möchten.

- **Aufschnitt und Wurstwaren:** 1 Portion / Woche (außer magerer Schinken und Pute)
- **Kekse, Kuchen, Fein- und Hefegebäck:** 1 Portion / Woche
- **Käse:** 1 Portion / Tag
- **Chips, Frittiertes, Knabbergebäck** 1 Portion / Woche
- **Erfrischungsgetränke:** 1 Portion / Woche
- **Fast Food:** 1 Portion / alle vierzehn Tage

Wer abnehmen möchte, sollte diese Lebensmittel nur äußerst eingeschränkt genießen. Vor Wettkämpfen ganz darauf verzichten.

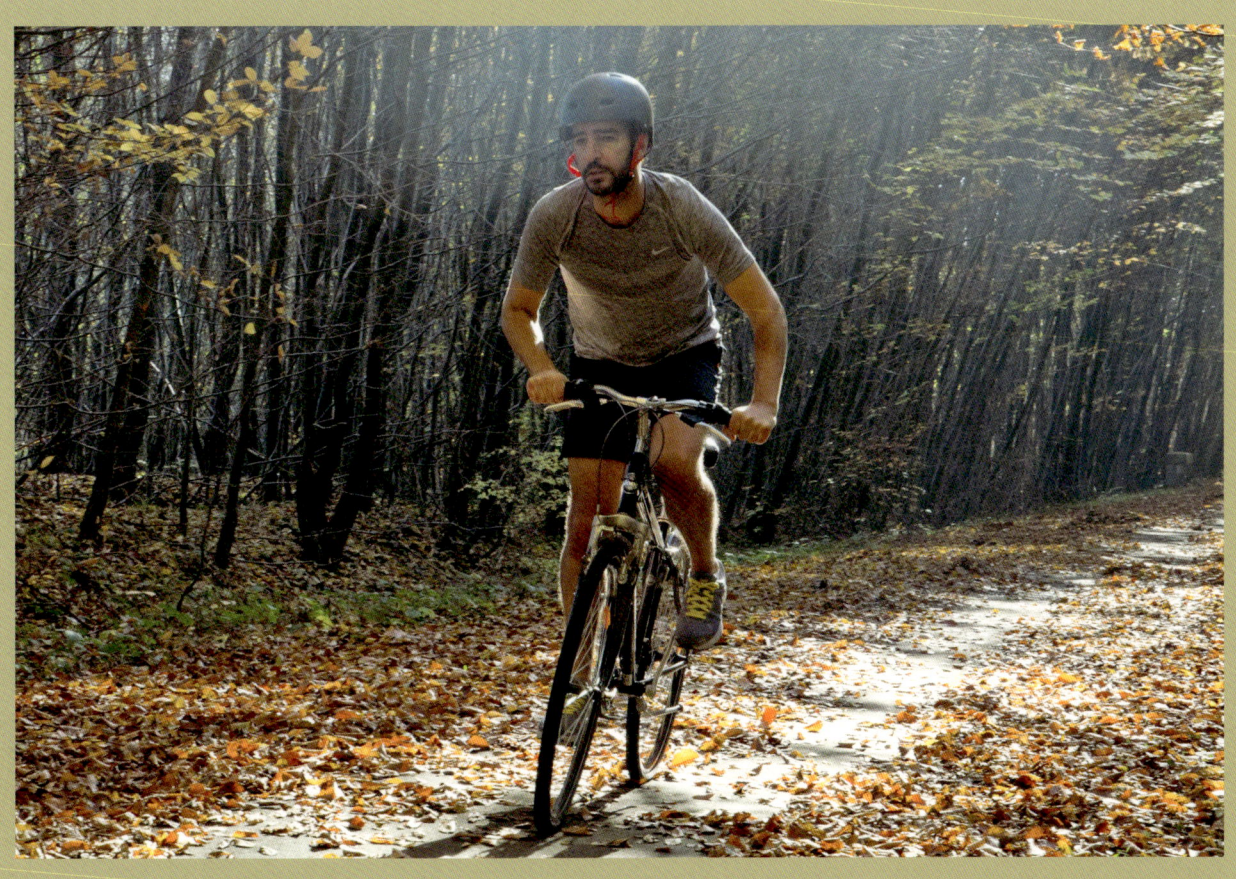

VERARBEITETE LEBENSMITTEL: GEZUCKERT, FETT, GESALZEN

GRUNDLAGEN DER SPORTERNÄHRUNG

ENERGIE FÜR DAS TRAINING

Welche Lebensmittel die besten Energielieferanten für das Training sind, hängt von Art, Dauer und Intensität der körperlichen Belastung ab. Die wichtigsten Kraftstoffe sind Glukose und Fettsäuren.

① GLUKOSE

Bei Glukose handelt es sich um einen Nährstoff, der bei der Verdauung von Kohlenhydraten aus unserer Nahrung entsteht. Die wichtigsten Quellen für Kohlenhydrate sind stärkehaltige Lebensmittel, Obst und Gemüse. Außerdem sind sie in speziell für die Sporternährung entwickelten Produkten (Sportgetränke, Energieriegel und -Gels) enthalten. Glukose dient der **Versorgung der Muskeln, des Herzens und des Gehirns** während körperlicher Aktivitäten. Sie wird in der Leber gespeichert, vor allem aber auch in den Muskeln, und ist damit eine schnell verfügbare Energiequelle für den Sportler während des Trainings.

Wird die über Kohlenhydrate aufgenommene Glukose nicht sofort verbraucht, lagert der Körper sie in Form von Glykogen ein, langen Glukose-Molekülketten.

Für Sportler ist es wichtig, dass der Körper ausreichend Glykogen zur Verfügung hat, da es eine schnelle Versorgung der Muskeln ermöglicht, vor allem bei körperlichen Aktivitäten mit hoher Intensität und/oder langer Dauer. Ein erschöpfter Glykogenspeicher geht mit körperlichen Erschöpfungserscheinungen und eingeschränkter Leistungsfähigkeit einher.

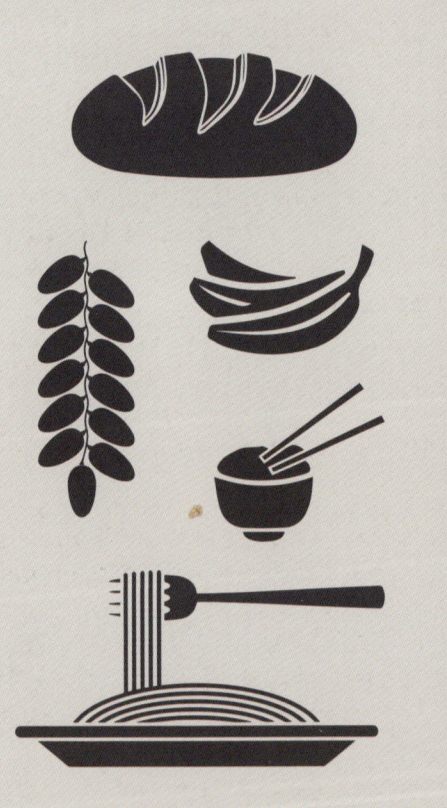

2 FETTSÄUREN

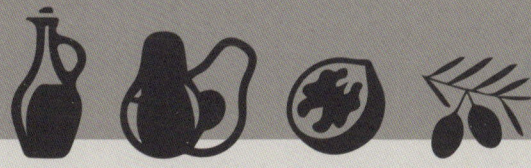

Fettsäuren sind Nährstoffe, die durch die Verdauung von in unserer Nahrung enthaltenen Fetten entstehen. Die ergiebigsten Quellen für Fettsäuren sind **fetter Fisch**, **pflanzliches Öl** sowie **Nüsse, Kerne und Samen.** Fettsäuren haben den Vorteil, eine fast unbegrenzte Energiequelle für körperliche Aktivitäten zu sein. Allerdings sind sie während des Trainings nicht so schnell verfügbar und nicht so effektiv wie Glukose. Je länger das Training dauert, umso mehr leert sich allerdings der Glykogenspeicher und umso stärker steigt der Verbrauch an Fettsäuren. Der Anteil der Fettsäuren an der Energieversorgung verhält sich umgekehrt proportional zur Intensität des Trainings.

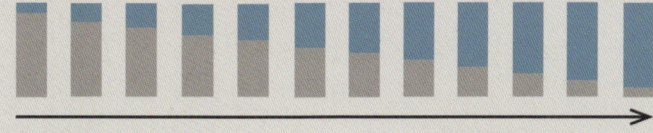

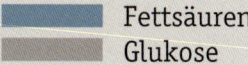

Fettsäuren
Glukose

Hohe Intensität
Sprint

Niedrige Intensität
Gehen

3 PHOSPHOKREATIN

Phosphokreatin ist in kleinen Mengen in den Muskeln zu finden. Diese Substanz ermöglicht es dem Körper, **sehr schnell Energie zu produzieren**, allerdings nur für wenige Sekunden, denn der Vorrat ist sehr begrenzt. Phosphokreatin ist nützlich bei Beanspruchungen von kurzer, aber sehr hoher Intensität wie Sprints, Sprünge oder Gewichtheben.

4 AMINOSÄUREN

Aminosäuren sind die **Grundbausteine von Proteinen:** Jedes Protein besteht aus mehreren Aminosäuren. Strenggenommen handelt es sich dabei nicht um Energielieferanten. Doch wenn der Körper seinen Energiebedarf nicht ausschließlich mit Glykogen abdecken kann, was vor allem bei langen und intensiven Trainingseinheiten der Fall ist, fängt er an, Muskelproteine zu verbrennen, um Energie aus den Aminosäuren zu gewinnen. Der Körper setzt diese Art der Energieproduktion aber nur als allerletzten Ausweg ein, da sie zur Abnahme der Muskelkraft führen kann. Während langer Trainingseinheiten ist es deshalb wichtig, Aminosäuren über Sportgetränke aufzunehmen, um die Muskeln zu schonen.

GRUNDLAGEN DER SPORTERNÄHRUNG

SPORTGETRÄNKE

Sportgetränke erfüllen **mehrere Funktionen**. Sie sorgen für gute Hydratation während des Trainings und beugen der Erschöpfung der Energiereserven (Glykogen) vor. Vor allem bei Wettkämpfen und körperlicher Beanspruchung, die länger als anderthalb Stunden dauert, sind sie nützlich.

❶ ZUSAMMENSETZUNG VON SPORTGETRÄNKEN

➤ **SPORTGETRÄNKE SOLLTEN ENTHALTEN:**

Wasser für die Hydratation, **Kohlenhydrate** für die Energie und **Natrium,** um den durch das Schwitzen abgesunkenen Natriumspiegel (Hyponatriämie) auszugleichen und die Aufnahme von Kohlenhydraten sowie die Geschwindigkeit der Rehydratation zu verbessern.

➤ **AUSSERDEM KÖNNEN SIE ENTHALTEN:**

Kalium (gut bei starker Hitze oder starkem Schwitzen), **Vitamin B1** für die bessere Aufnahme von Kohlenhydraten und, optional, Vitamin C, das eine antioxidative Wirkung hat.

❷ ÜBER KOHLENHYDRATE IN SPORTGETRÄNKEN

➤ Sportgetränke sollten Kohlenhydrate mit hohem glykämischem Index (Glukose, Maltodextrin) enthalten, am besten eine Kombination aus **Glukose + Fruktose** oder **Maltodextrin + Fruktose**, damit die Kohlenhydrate während des Trainings schnell verwertet werden können.

➤ Der **Fruktose-Anteil** darf nicht zu hoch sein, da dies zu **Verdauungsproblemen** führen kann.

➤ **Maltodextrine** sind empfehlenswert, weil sie **neutral schmecken** und **gut verdaulich** sind.

➤ Die **Menge** an **Kohlenhydraten** hängt von der **Temperatur** ab: Bei kaltem Wetter sollte das Getränk mehr Kohlenhydrate enthalten als bei warmen Wetter, da der Körper mehr Energie verbraucht, wenn es kalt ist.

③ WEITERE AUSWAHLKRITERIEN

➤ Das Getränk sollte dem Sportler **gut schmecken**. Das ist das wichtigste **Auswahlkriterium**.

➤ Das Getränk sollte **isotonisch** oder leicht **hypotonisch** sein. Ein isotonisches Getränk hat eine ähnliche Nährstoffkonzentration wie Blut, ist daher **leicht aufzunehmen** und führt selten zu **Verdauungsproblemen**.

④ SPORTGETRÄNKE IM ÜBERBLICK

➤ **AUSWAHLKRITERIEN**
- Angenehmer Geschmack
- Isotonisch
- Temperatur zwischen 10 und 15 °C

➤ **NATRIUM**
400–700 mg/Liter, entspricht 1–1,7 g Salz/Liter

➤ **ART DER KOHLENHYDRATE**
Glukose / Maltodextrin + Fruktose

➤ **MENGE DER KOHLENHYDRATE**
- Umgebungstemperatur > 15 °C: 20–40 g/Liter
- Kühle Umgebung < 10 °C: 40–60 g/Liter
- Kühle Umgebung < 10 °C + Training > 3 Std.: 70–90 g/Liter (Maltodextrin + Fruktose gemischt, für bessere Verdaulichkeit)

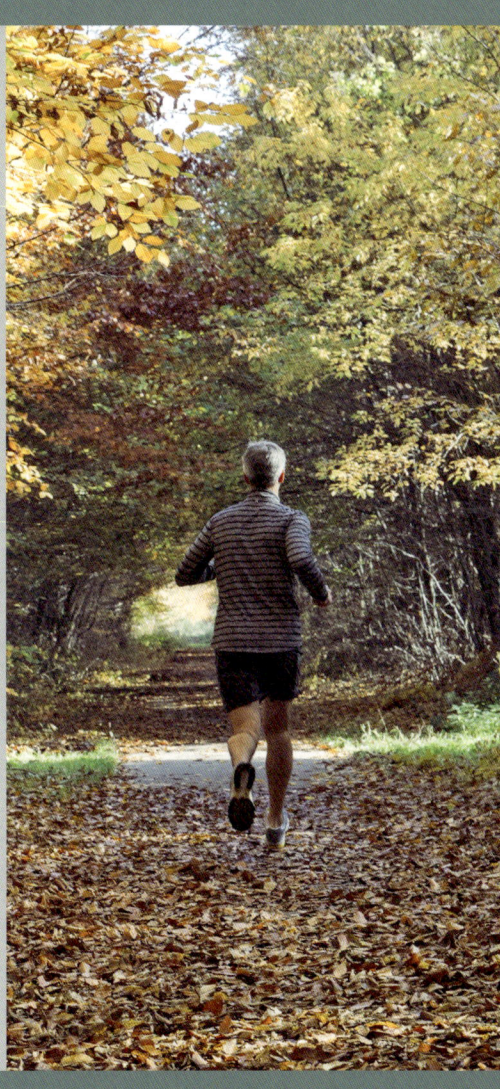

GRUNDLAGEN DER SPORTERNÄHRUNG

OMEGA-3-FETTSÄUREN UND SPORT

① VITALES GLEICHGEWICHT

➤ Omega-3 und Omega-6 sind zwei sogenannte **essenzielle Fettsäuren,** unser Organismus kann sie nicht selbst produzieren. Daher ist es so wichtig, sie über die Nahrung aufzunehmen.

➤ Um **positiv auf das Herz-Kreislauf-System** zu wirken und gegen **entzündliche Erkrankungen** zu helfen, müssen Omega-3- und Omega-6-Fettsäuren in einem bestimmten Verhältnis aufgenommen werden. Empfohlen wird die **Aufnahme von Omega-6 und Omega-3 in einem Verhältnis von vier zu eins**, aktuell liegt die durchschnittliche Aufnahme in den Industrieländern aber bei zehn bis 20 zu eins!

② DIE VORTEILE VON OMEGA-3-FETTSÄUREN

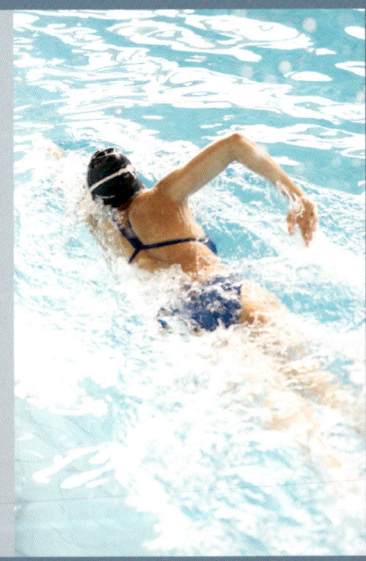

➤ Omega-3-Fettsäuren wirken **entzündungshemmend** und mindern die Dauer und Intensität von Muskelkater.

➤ Sie können die Durchlässigkeit der Zellmembranen und die **Zirkulation roter Blutkörperchen** verbessern.

➤ Sie können den **Fettverbrauch** während des Trainings **fördern.**

➤ Sie sind unverzichtbar für eine **gute Gehirnfunktion.**

➤ Sie können den Aufbau von **Muskelmasse** erleichtern und Erschöpfungserscheinungen vorbeugen.

➤ Sie schützen das **Herz-Kreislauf-System**.

❸ DIE DREI ARTEN VON OMEGA-3-FETTSÄUREN

➤ **Alpha-Linolensäure (ALA)** ist in pflanzlichen Fetten enthalten (zum Beispiel in Rapsöl, Nüssen, Leinsamen, aber auch in Feldsalat).

➤ **Eicosapentaensäure (EPA)** und **Docosahexaensäure (DHA)** sind vor allem in fettreichen Fischen (Lachs, Sardinen, Forelle …) enthalten, in geringeren Mengen aber auch im Fett von Fleisch und Bio-Eiern.

➤ ALA kann in EPA und DHA **umgewandelt werden**, die Umwandlungsrate ist jedoch gering und es können entzündungsfördernde Moleküle dabei entstehen.

➤ Um den Bedarf zu decken, ist es wichtig, **Omega-3-Fettsäuren aus beiden Quellen** – tierisch und pflanzlich – zu sich zu nehmen. ALA werden oft nicht ausreichend aufgenommen.

❹ DIE BESTEN QUELLEN

➤ **ALA**

Leinöl und Leinsamen
Hanföl und Hanfsamen
Leindotteröl
Rapsöl
Feldsalat/Kopfsalat
Portulak
Walnüsse
Spinat
Algen

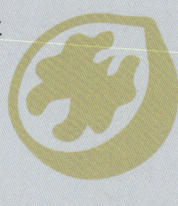
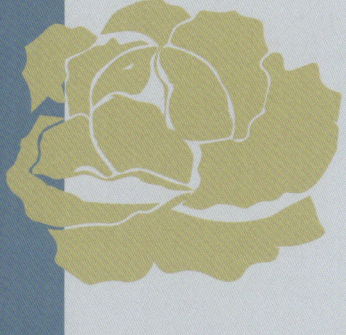
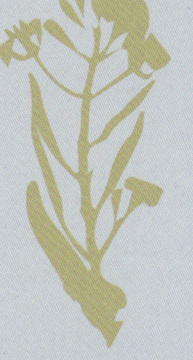

➤ **EPA UND DHA**

Lachs
Makrele
Hering
Sardine
Heilbutt
Lebertran
Eier und Fleisch von mit Leinsamen gefütterten Tieren

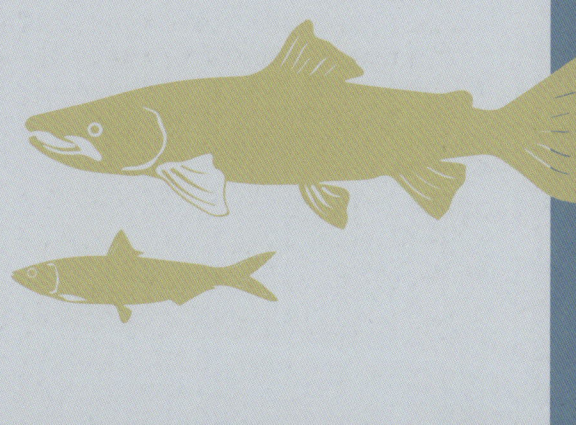

GRUNDLAGEN DER SPORTERNÄHRUNG

VOR DEM SPORT

❶ VOR DEM TRAINING

Informationen darüber, was vor dem Training gegessen werden sollte, finden Sie im entsprechenden Basiswissen:
- Für Frühstück vor dem Training siehe Seite 54
- Für Mittagessen vor dem Training siehe Seite 138
- Für einen Snack vor dem Training siehe Seite 90
- Für Abendessen vor dem Training siehe Seite 176

❷ VOR DEM WETTKAMPF

DIE ZIELE:
- Energiereserven (Glykogen) optimieren
- Verdauungsprobleme vermeiden
- Gute Hydratation sichern

❸ EINE WOCHE VORHER: GESUND ESSEN!

- Eine Woche vor einem Wettkampf sollte für eine ausgewogene Ernährung gesorgt werden, **reich an Vitaminen**, Mineralstoffen und Antioxidantien.

- Wettkampf bedeutet auch Verzicht: Vermeiden Sie alle industriell verarbeiteten Lebensmittel, die den Organismus ermüden.

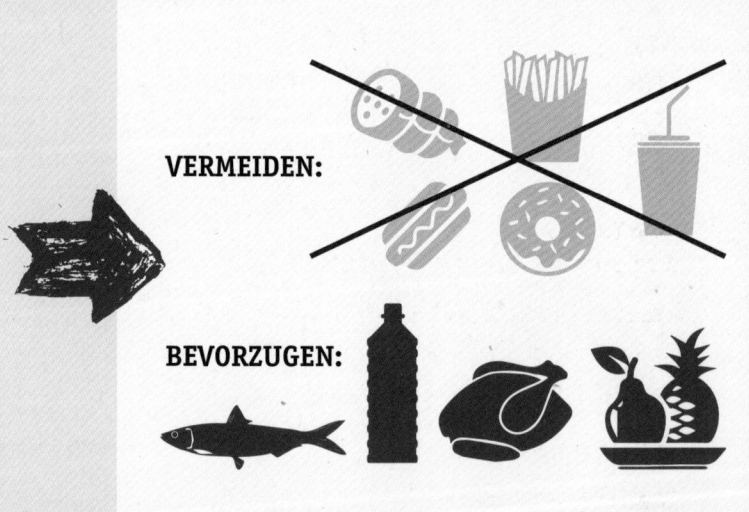

VERMEIDEN:

BEVORZUGEN:

❹ 1 BIS 3 TAGE VORHER: ENERGIERESERVEN ANLEGEN!

Ausreichende Energiereserven (Glykogen) sind notwendig, vor allem bei körperlicher Belastung von mehr als 1,5 Std. und/oder starker Intensität.

Ermüdung und Leistungsabfall während des Sports hängen mit der Leerung des Glykogenspeichers zusammen.

DAS BEDEUTET:
- Verzehr von stärkehaltigen Lebensmitteln auf 3 Mahlzeiten anheben.
- 1 kohlenhydratreiches Dessert zufügen.
- 1 bis 2 kohlenhydratreiche Snacks zufügen.
- Nach Bedarf 1 Fruchtsaft zum Essen trinken.

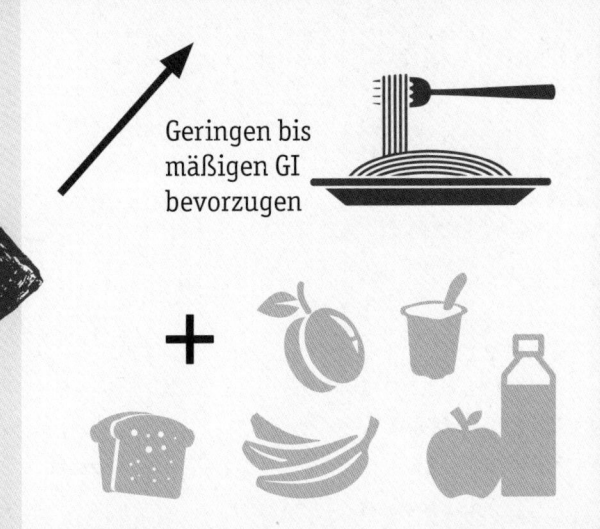

Geringen bis mäßigen GI bevorzugen

AUSREICHEND TRINKEN

Eine ausreichende Hydratation ist notwendig, um die Energiereserven zu steigern: Damit 1 g Kohlenhydrate in Form von Glykogen gespeichert werden kann, werden 3 g Wasser benötigt.

Siehe auch »Ausreichend Trinken«, Seite 12–13.

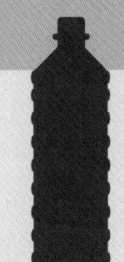

VERDAUUNGSPROBLEME VERMEIDEN

▷ Verdauungsprobleme während sportlicher Aktivitäten sind offenkundig sehr hinderlich.

▷ Um sie einzuschränken, sollten besonders ballaststoffreiche Lebensmittel vermieden werden, da sie die Verdauung anregen.

▷ Die Wahl der Lebensmittel ist der persönlichen Verträglichkeit anzupassen.

▷ Getrocknete Hülsenfrüchte und eingelegtes Gemüse meiden.

▷ Geschältes, entkerntes und gegartes Gemüse bevorzugen.

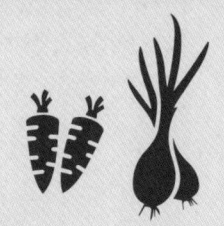

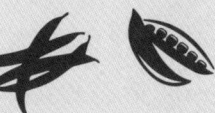

GRUNDLAGEN DER SPORTERNÄHRUNG

❺ DIE MAHLZEIT AM VORABEND

Diese Mahlzeit unbedingt während der Trainingsphase testen!

RICHTLINIEN FÜR DIE ZUSAMMENSTELLUNG:

- Hauptsächlich stärkehaltige Lebensmittel
- Nicht zu reichhaltig, nicht schwer verdaulich
- Keine fetten Saucen und sehr fetthaltigen Lebensmittel
- Potenziell irritierende Lebensmittel vermeiden (wie getrocknete Hülsenfrüchte, Rohkost, Kohl)

Beispiel: Kabeljaufilet, geschälte Zucchini, 1 TL Rapsöl, al dente gegarte Pasta, Fruchtkompott, Naturjoghurt

Die Menge der stärkehaltigen Lebensmittel ist an die persönliche Verträglichkeit sowie Dauer und Intensität der Belastung anzupassen.

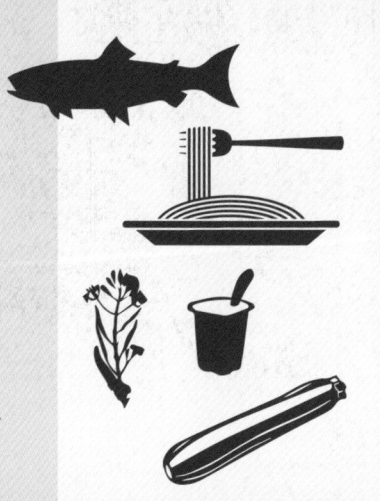

❻ LETZTE MAHLZEIT VOR DEM WETTKAMPF

Keine Experimente! Auch diese Mahlzeit muss während der Trainingsphase getestet und für gut befunden worden sein.

RICHTLINIEN FÜR DIE ZUSAMMENSTELLUNG:

- Die Mahlzeit muss spätestens 3 Stunden vor dem Wettkampf beendet worden sein.
- Sie muss leicht und gut verdaulich sein: Vermeiden Sie fette, ballaststoffreiche, stark gewürzte Speisen mit hohem Kaloriengehalt.
- Die Mahlzeit kann süß oder herzhaft sein.
- Empfehlenswert ist auch Energie-Kuchen (siehe Seite 71).

Beispiel: Sauerteigbrot, Fruchtkompott, etwas Honig, Magerquark, Tee

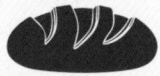  

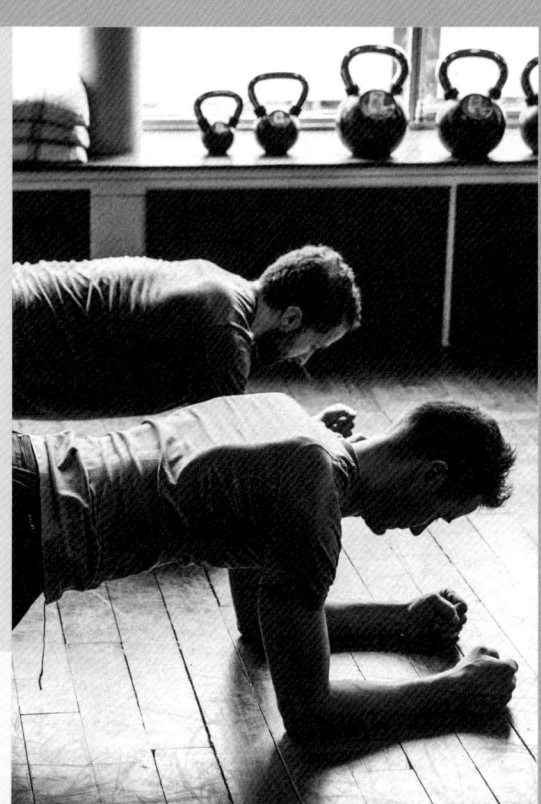

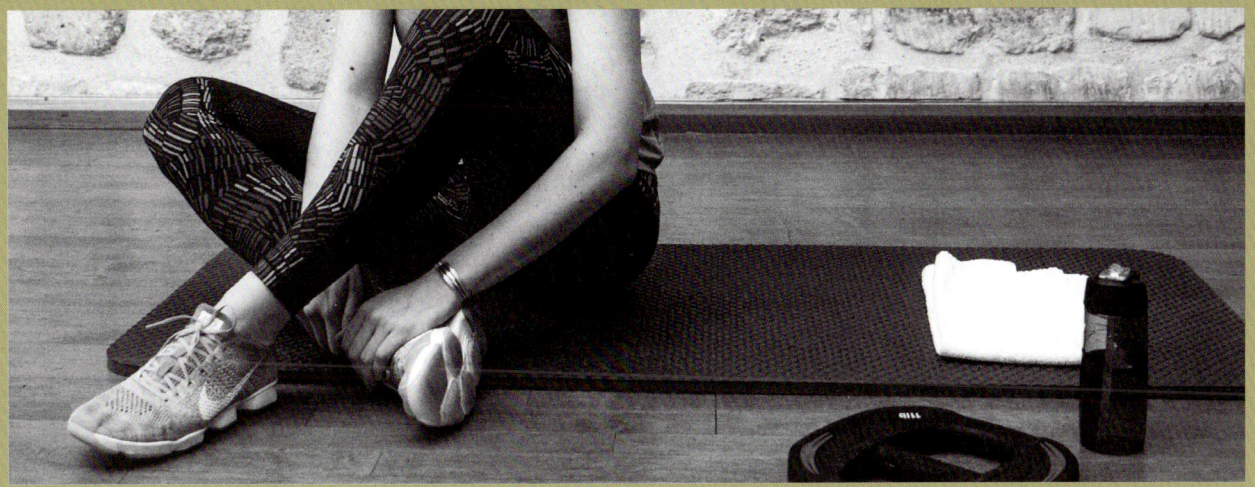

⑦ SNACKS BEIM WARTEN:
2 STD. BIS 40 MIN. VOR DEM START

Kleine Snacks vor dem Start helfen, das richtige Level an Hydratation und den glykämischen Index stabil zu halten. Sie sind aber nicht obligatorisch.

Keine gesüßten Getränke oder Sportgetränke direkt vor Beginn des Wettkampfs konsumieren, denn das kann eine reaktive Hypoglykämie (extremer Abfall des Blutzuckers) in Gang setzen.

RICHTLINIEN FÜR SNACKS BEIM WARTEN:
Während des Wartens etwas trinken oder einen leicht verdaulichen Snack zu sich nehmen.

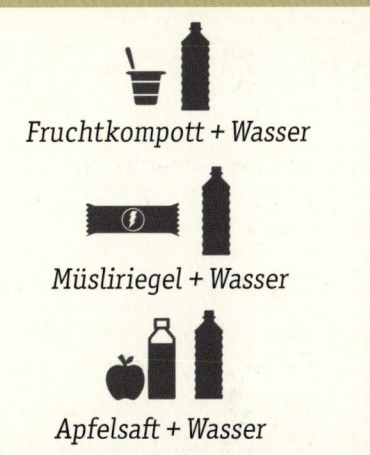

Fruchtkompott + Wasser

Müsliriegel + Wasser

Apfelsaft + Wasser

AUSREICHENDE HYDRATATION

- Starten Sie gut hydriert in den Wettkampf, um Ihre Gewinnchancen zu steigern.
- Regelmäßig kleine Mengen trinken, um vor dem Beginn des Wettkampfs nicht auf die Toilette gehen zu müssen.

Siehe auch »Ausreichend trinken«, Seite 12–13.

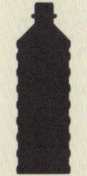

VOR DEM SPORT

GRUNDLAGEN DER SPORTERNÄHRUNG

WÄHREND DES SPORTS

1 VERDAUUNG UND KÖRPERLICHE AKTIVITÄT

- Das **Verdauungssystem** läuft während körperlicher Aktivitäten **auf Sparflamme**.
- Daher sollten **leicht verdauliche** Lebensmittel **bevorzugt** werden, am besten **Flüssigkeiten** mit **hohem glykämischem Index**.
- Bei langer körperlicher Belastung mit niedriger Intensität können auch feste, leicht verdauliche Lebensmittel integriert werden.

2 TRINKEN WÄHREND DES SPORTS

- Der Körper benötigt vor allem **Wasser**, **Kohlenhydrate** und **Natrium** sowie gegebenenfalls **Kalium**.
- Bei körperlicher Belastung von **sehr langer Dauer** oder beim **Krafttraining** wirken **Proteine** oder **Aminosäuren** (BCAA) gegen den Muskelabbau.
- Der **Bedarf an Kohlenhydraten** ist abhängig von **Temperatur, Dauer** und **Intensität** der körperlichen Aktivität.

20 g/Std.	60 g/Std.

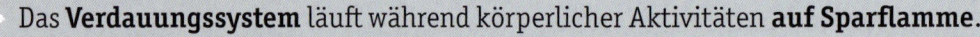

hohe Temperatur / niedrige Intensität	niedrige Temperatur / hohe Intensität

- Menge und Art der Lebensmittel sollten an die **persönliche Verträglichkeit** und die Art der körperlichen Aktivität angepasst sein.
- Nach Möglichkeit **regelmäßig** alle 15–30 Minuten etwas trinken und/oder eine Kleinigkeit essen. Ist das nicht möglich, die **Pausen nutzen**.

❸ DAUER DER AKTIVITÄT: OPTIONEN

0 STD — Optionen bei Aktivitäten bis 1,5 Std.

Während des Trainings: Wasser allein reicht aus.

Während des Wettkampfs:
- Nichts (nur bei niedriger Temperatur) *oder*
- Wasser *oder*
- Sportgetränk (siehe Seite 28–29) *oder*
- Energie-Gel + Wasser

1,5 STD — Optionen bei Aktivitäten von 1,5 bis 2,5 Std.
- Sportgetränk *oder*
- Energie-Gel + natriumreiches Wasser

2,5 STD — Optionen bei Aktivitäten von 2,5 bis 4 Std.
- Sportgetränk
- Energie-Gel + Wasser
- Energieriegel

Bei geringer Intensität:
- Banane
- Datteln
- Müsliriegel
- Rosinen
- Fruchtgelee
- Honigkuchen

4 STD + — Optionen bei Aktivitäten von 4 Std. und mehr
- Sportgetränk
- Energie-Gel + Wasser
- Energieriegel

Bei geringer Intensität:
- Suppe
- Putenfleisch
- Reismilch
- Kartoffelpüree
- Fadennudeln
- Cracker …

❹ BEI WETTKÄMPFEN: OPTIONEN

Auszuwählen abhängig von der Zeit zwischen den Wettkämpfen, den persönlichen Vorlieben und der individuellen Verträglichkeit.

VERFÜGBARE ZEIT

Weniger als 1 Std.: Wasser, verdünnter Fruchtsaft, Sportgetränk, Gel + Wasser, Sportriegel + Wasser

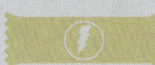

Zwischen 1–2 Std.: s.o. + Müsliriegel, Fruchtgelee, Kompott, Trockenfrüchte, Honigkuchen, Magerquark, Energie-Kuchen

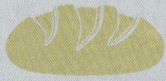

Mehr als 3 Std: Eine kleine, leichte Mahlzeit ist möglich. Leicht verdauliche Lebensmittel wie Weißbrot, weißen Reis, Putenbrust, Magerquark, Kompott und gegartes Gemüse wählen.

GRUNDLAGEN DER SPORTERNÄHRUNG

REGENERATION
DAS PRINZIP

Regelmäßiges Training ist besonders wichtig für Sportler, die ihre Leistung steigern möchten. Nach jeder körperlichen Anstrengung muss sich der Organismus regenerieren.

Ist die Regenerationsphase zu kurz, kann es zu chronischen Erschöpfungserscheinungen kommen und das Verletzungsrisiko steigt.

DIE ZIELE DER REGENERATION (ERNÄHRUNG)
- Die Nährstoffe wieder aufnehmen, die der Körper während der Belastung verbraucht hat.
- Abfallprodukte des Stoffwechsels eliminieren.
- Das physiologische Gleichgewicht des Stoffwechsels wiederherstellen.

1 REHYDRATATION

Während des Sports gleicht der Körper den von den Muskeln produzierten Wärmeüberschuss in Form von Wasserdampf über die Poren aus. Über das Schwitzen verliert der Körper Wasser und Natrium, die nach der körperlichen Belastung wieder aufgenommen werden sollten.

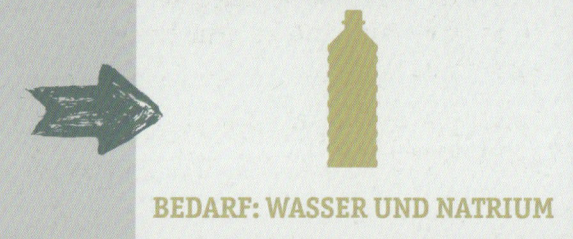

BEDARF: WASSER UND NATRIUM

2 ENERGIESPEICHER AUFFÜLLEN

Während des Sports greift der Körper zur Versorgung der Muskeln auf seine Energiespeicher zurück. Nach dem Sport müssen die Energiespeicher wieder aufgefüllt werden, damit ausreichend Energie für die nächsten Trainingseinheiten vorhanden ist.

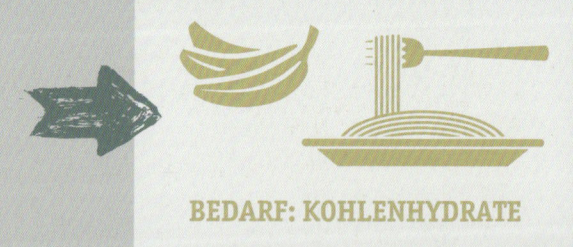

BEDARF: KOHLENHYDRATE

③ MUSKELFASERN WIEDER AUFBAUEN

Während des Sports kontrahieren die Muskeln und es kommt zu Mikrofaserrissen. Nach dem Sport müssen die Muskelfasern wieder aufgebaut werden.

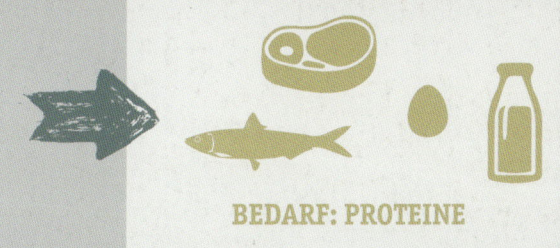

BEDARF: PROTEINE

④ FREIE RADIKALE NEUTRALISIEREN

Körperliche Aktivitäten steigern die Entstehung freier Radikale. Dabei handelt es sich um kleine Moleküle, die (wenn in zu großer Menge vorhanden) die Zellalterung beschleunigen und müde machen.

Nach dem Sport benötigt der Körper Antioxidantien, um die freien Radikale zu neutralisieren und das Gleichgewicht wiederherzustellen.

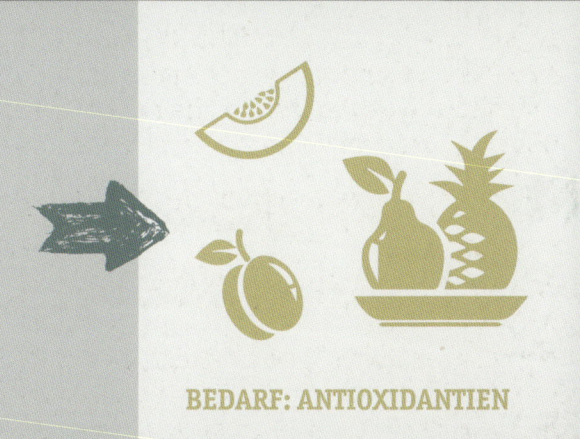

BEDARF: ANTIOXIDANTIEN

NACH DEM SPORT ZU VERMEIDEN:

Alkohol, sehr fetthaltige, industriell verarbeitete und nährstoffarme Lebensmittel

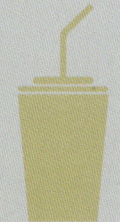 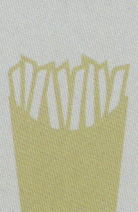 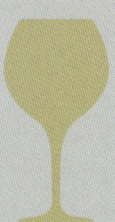 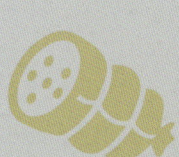 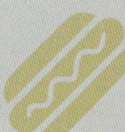 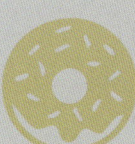

REGENERATION – DAS PRINZIP

GRUNDLAGEN DER SPORTERNÄHRUNG

DIE REGENERATION
NACH DEM TRAINING

WANN?
- Direkt nach der körperlichen Aktivität gibt es einen für die Regeneration besonders günstigen Zeitraum: das sogenannte **Stoffwechsel-Fenster**.
- Um dieses »Fenster« optimal zu nutzen und das körperliche Gleichgewicht wieder herzustellen, ist es notwendig, möglichst schnell **nach der körperlichen Aktivität wieder Nährstoffe aufzunehmen**.
- Am besten **30 Minuten** nach dem Training, spätestens innerhalb der auf das Training folgenden Stunde.

WIE?
- Eine **ausgewogene Mahlzeit** gleich nach dem Sport oder ein **Snack**, wenn es mehr als 1 Stunde dauert, bis man essen kann.
- Die Zusammensetzung der Mahlzeit hängt von der **Art, Dauer und Intensität der körperlichen Belastung** ab.
- Der Snack soll die Hauptmahlzeit nicht ersetzen, seine **Zusammensetzung** muss auf die **folgende Mahlzeit** und die **täglichen Bedürfnisse** des Sportlers **abgestimmt** sein.

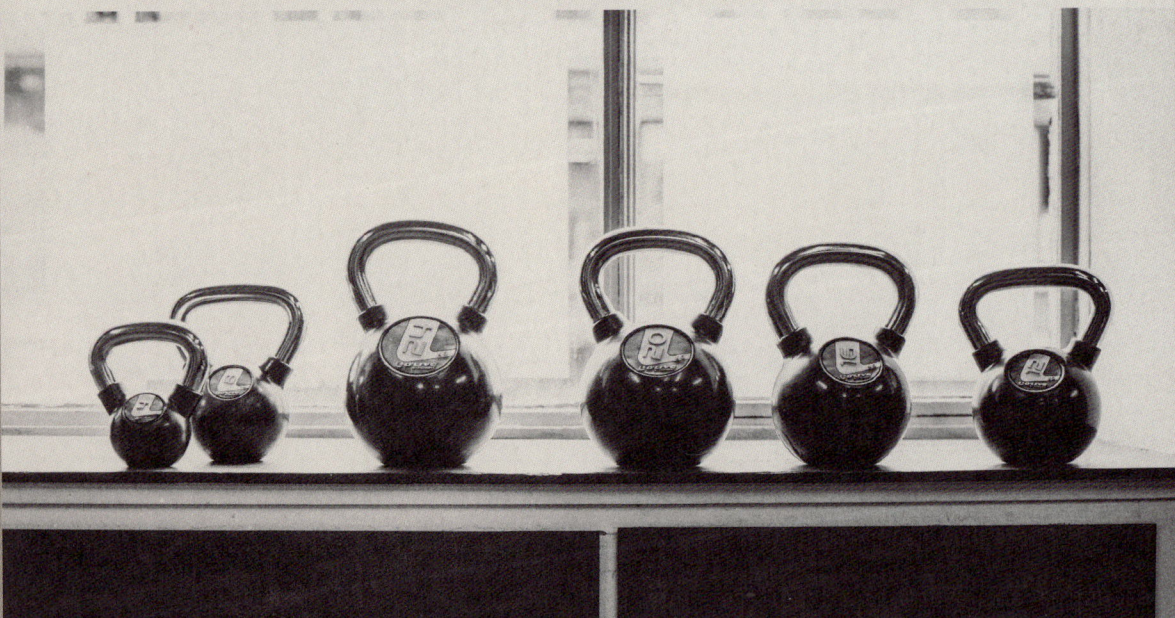

ESSEN INNERHALB DER ERSTEN 30 MIN. NACH DEM TRAINING

Wählen Sie je nach Art des Trainings aus einer oder mehreren Kategorien.

1. KURZES TRAINING, GERINGE INTENSITÄT

Wählen Sie 1 Element aus A.

2. MITTLERES TRAINING, MÄSSIGE INTENSITÄT

Wählen Sie 1 Element aus A + 1 Element aus C.

3. INTENSIVES UND/ODER LANGES TRAINING

Wählen Sie 1 Element aus A + 1 Element aus B + 1 Element aus C.

4. LANGES UND/ODER INTENSIVES TRAINING + STARKE BEANSPRUCHUNG DER MUSKELN MIT DEM ZIEL, MUSKELMASSE AUFZUBAUEN

Wählen Sie 1 Element aus A + 1 bis 2 Elemente aus B + 2 Elemente aus C.

  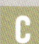

A
- 1 Banane
- 2–3 Clementinen
- 3 Datteln
- 10 Rosinen
- 1 Apfel
- 1 Birne
- 1 Orange
- 1 Pfirsich
- 1 Kaki
- 2 Kiwis
- 3–4 Aprikosen
- 4–5 Pflaumen
- ½ Grapefruit
- ½ Melone
- 1 Scheibe Wassermelone
- ¼ Ananas
- 30 g Gojibeeren
- 250 g Erdbeeren
- 150 g Himbeeren
- 15-20 Weintrauben
- 20 Kirschen
- 4 Dörrpflaumen
- 2 Feigen
- 1 Fruchtkompott (siehe Rezepte Seite 98–99)

B
- 1 Müsliriegel (siehe Rezept Seite 92)
- 1½–2 Scheiben Energie-Kuchen (siehe Rezept Seite 71)
- 2 kleine Scheiben Vollkornbrot
- 1 Scheibe Weizenbrot
- 2 TL oder 1 EL Honig
- 300 ml Sportgetränk à 60 g/l (siehe Seite 28–29)
- ½ Pitabrot
- 1 Maistortilla

C
- 250–300 ml fettarme Milch
- 250–300 ml Sojamilch (natur)
- 125 g Speisequark (20 %)
- 1½–2 Scheiben Puten-/Hähnchenbrust oder Schinken
- 2 Bio-Eier
- 40–50 g Thunfisch/Sardinen (natur)
- 70 g Makrele

Kurz = 30 Min. – 1 Std.
Mittel = 1 – 1,5 Std.
Lang = 1,5 – 2 Std.

Extrem leicht / sehr leicht / leicht = **GERINGE INTENSITÄT**
Recht leicht / eher schwer / schwer = **MÄSSIGE INTENSITÄT**
Recht schwer / sehr schwer / extrem schwer = **HOHE INTENSITÄT**

GRUNDLAGEN DER SPORTERNÄHRUNG

GLYKÄMISCHER INDEX UND SPORT

Der glykämische Index (GI) gibt an, wie sich die in einem Lebensmittel enthaltenen Kohlenhydrate auf den Blutzuckerspiegel auswirken.

❶ AUSWIRKUNGEN EINES NIEDRIGEN BZW. HOHEN GI

 **LEBENSMITTEL MIT NIEDRIGEM GI**

- Begünstigen die Speicherung von Kohlenhydraten in Form von Glykogen (Energiereserven)
- Ermöglichen es, körperliche Belastung von langer Dauer und/oder hoher Intensität aufrechtzuerhalten
- Verbessern die intellektuellen Fähigkeiten, da dem Gehirn stetig Glukose zugeführt wird
- Verhindern Ermüdung und sorgen für ein anhaltendes Sättigungsgefühl

 LEBENSMITTEL MIT HOHEM GI

- Unabhängig von den Mahlzeiten fördern Lebensmittel mit hohem GI die Zunahme von Körperfett.
- Direkt vor dem Sport konsumiert, können sie eine reaktive Hypoglykämie (extremer Abfall des Blutzuckerspiegels) in Gang setzen.

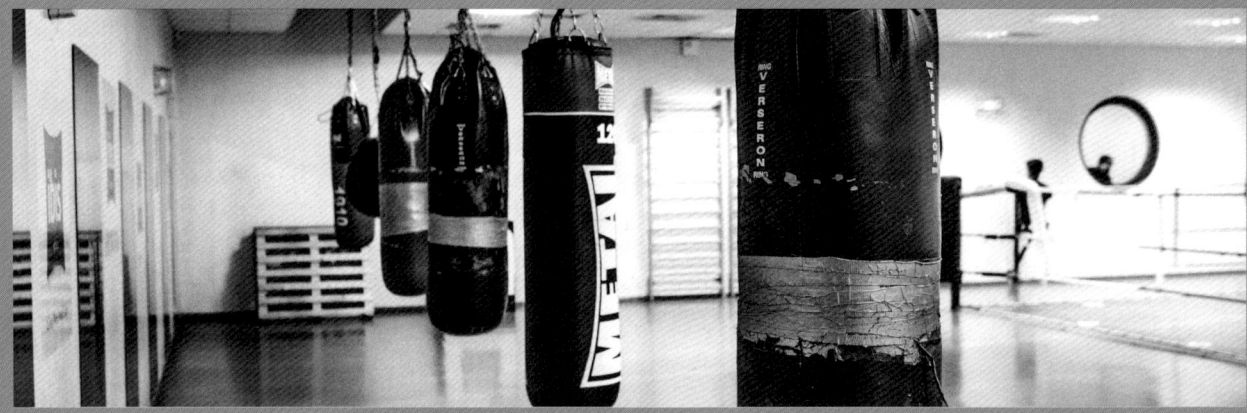

2 NIEDRIGEN, MITTLEREN UND HOHEN GI NUTZEN

NIEDRIGER GI
Mit zeitlichem Abstand zum Sport essen:

- al dente gegarte Nudeln oder Vollkornnudeln
- Süßkartoffeln
- Schwarzbrot
- Müsli (ohne Zucker)
- Haferflocken
- Linsen
- getrocknete Bohnen
- Erbsen
- Kichererbsen
- Bulgur
- Natur- und Wildreis
- Quinoa
- Buchweizen
- Apfel, Orange, Kiwi
- Banane (nicht zu reif)
- Gemüse
- Fruktose

MITTLERER GI
Kurz vor/nach dem Sport essen:

- Basmatireis
- getr. Feigen
- Kirschen
- Ananas

Übrigens: Der glykämische Index alleine reicht nicht als Auswahlkriterium aus, denn manche Lebensmittel mit niedrigem GI enthalten viel Einfachzucker, minderwertige Fette und sind nährstoffarm. Diese Lebensmittel tauchen nicht auf unseren Listen auf. Ansonsten ist dieser Indikator sehr hilfreich.

HOHER GI
Während des Sports oder direkt danach essen:

Während und nach dem Sport:
- Sportgetränk mit Glukose oder Maltodextrin
- Energie-Gel
- Rosinen
- Honigkuchen
- Müsliriegel
- reife Banane
- Fruchtgelee
- Datteln

Nach dem Sport zu vermeiden:
- weißer oder vorgegarter Reis
- Weißbrot
- Cornflakes
- Reiswaffeln
- gesüßte Frühstücksflocken
- süße Kekse
- Pommes frites
- Toastbrot
- Kartoffelpüree

3 FAKTOREN, DIE DEN GI BEEINFLUSSEN

- Die **Kochzeit**: Bissfest gegarte Nudeln haben einen niedrigeren GI als sehr weich gekochte Nudeln.
- Die **Zerkleinerung**: Eine Kartoffel hat einen niedrigeren GI als Kartoffelpüree.
- Die **Verarbeitung**: Der GI einer Orange ist niedriger als der von Orangensaft.
- Das **Vorhandensein von Ballaststoffen**: Vollkornreis hat einen niedrigeren GI als weißer Reis.

Es gilt zu beachten, dass ein hoher GI im Zuge einer ausgewogenen Mahlzeit weniger stark ins Gewicht fällt – deshalb ist es so wichtig, Mahlzeiten gut zusammenzustellen.

GRUNDLAGEN DER SPORTERNÄHRUNG

KÖRPERFETT REDUZIEREN

Die Reduktion von Körperfett mag auch für Sportler von ästhetischer Bedeutung sein, spielt aber vor allem für die Verbesserung von Schnelligkeit, Dynamik und Technik eine wichtige Rolle.

❶ DIE GLEICHUNG ZUR GEWICHTSABNAHME

ENERGIEZUFUHR < VERBRAUCH = GEWICHTSABNAHME

KRITERIEN FÜR ERFOLGREICHES ABNEHMEN:
- Die Reduktion des Körperfetts optimieren
- Die Muskelmasse erhalten
- In Form bleiben

❷ DEN RICHTIGEN RHYTHMUS FINDEN

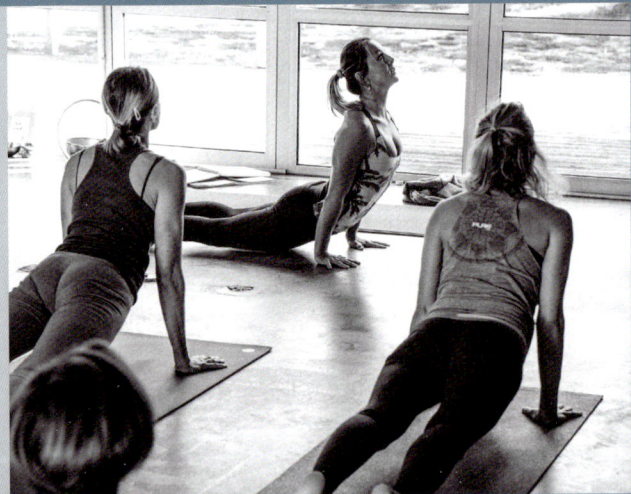

➤ Je **langsamer** die Gewichtsabnahme, desto besser erreicht man das **Körperfett**.

➤ **Zu schnelle** Gewichtsabnahme resultiert in einem **Verlust an Muskelmasse, Wasser** und einem **Rückgang der sportlichen Leistungen**.

➤ Die Energiezufuhr schrittweise zunächst um **500 kcal** und dann um **250 kcal** reduzieren, ohne jemals **1800 kcal** zu **unterschreiten**.

1. SCHRITT: AUSWAHL ÄNDERN

Dieser Schritt reicht oft aus, um Gewicht zu verlieren:

- Industriell verarbeitete Lebensmittel mit geringem Nährwert, wie gesüßte Getränke, Aufschnitt und Wurst, Gebäck, Käse, Pommes frites und Alkohol, nur in geringen Mengen verzehren oder ganz weglassen.
- Durch den Verzehr von Gemüse, Obst, stärkehaltigen Lebensmitteln mit niedrigem glykämischem Index, Fisch, Fleisch, fettarmen Milchprodukten und Wasser eine ausgewogene Ernährung herbeiführen.

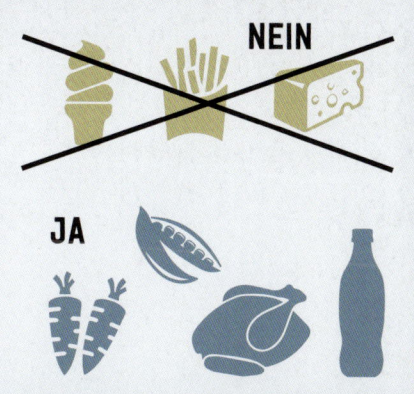

2. SCHRITT: MENGE REDUZIEREN

Die Menge an stärkehaltigen Lebensmitteln reduzieren, beginnend beim Abendessen.

- Immer an die Regel halten, dass täglich mehr Gemüse als stärkehaltige Lebensmittel auf dem Teller sein sollten.
- Ein einfacher aber effektiver Trick ist es, von kleineren Tellern zu essen.

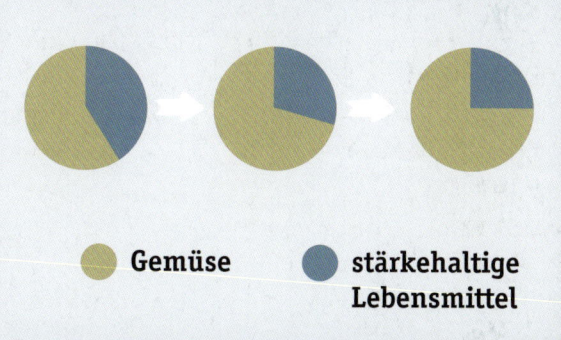

3. SCHRITT: MAHLZEITEN AUFTEILEN

Das Aufteilen der Mahlzeiten dient dazu, die Aufnahme von Lebensmitteln über den Tag zu verteilen, um so die Menge zu reduzieren.

Zum Beispiel: Das Dessert vom Mittagessen aufheben und als Snack nutzen.

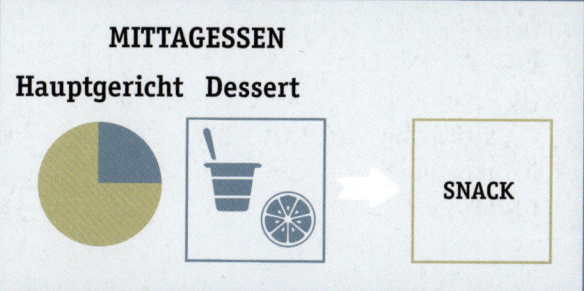

GRUNDLAGEN ZUR SPORTERNÄHRUNG

MUSKELMASSE AUFBAUEN

Beim Aufbau von Muskelmasse gilt es darauf zu achten, dass sich der Anteil an Körperfett nach Möglichkeit nicht erhöht.

① DIE DREI SÄULEN FÜR DEN AUFBAU VON MUSKELMASSE

| RICHTIG TRAINIEREN | + | RICHTIG ESSEN | + | RICHTIG REGENERIEREN |

② RICHTIG TRAINIEREN

 Ohne ausreichende Beanspruchung der Muskeln wird es nicht zu einer **Zunahme an Muskelmasse** kommen, ganz egal, wie viele Kalorien oder Proteine konsumiert werden.

 Je besser ein Sportler trainiert ist, umso mehr muss der Umfang des Trainings ausgeweitet und/oder die Qualität des Trainings verbessert werden.

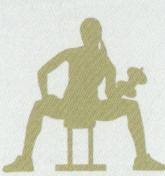
2 TRAININGS
>> Erhalt der Muskelmasse

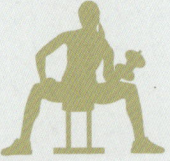
3 TRAININGS UND MEHR
>> Aufbau von Muskelmasse

3 RICHTIG ESSEN

- Für den Aufbau von Muskelmasse wird **mehr Energie** benötigt. Wenn man nicht ausreichend isst, kann man keine Muskelmasse aufbauen.
- Die Energiezufuhr schrittweise um **300 kcal bis 500 kcal** erhöhen.
- Eine ausgewogene Ernährung beibehalten und dabei **mehr stärkehaltige Lebensmittel** und **Proteine** verzehren, damit Muskelmasse aufgebaut werden kann.
- **Stärkehaltige Lebensmittel** sorgen dabei für die zum Aufbau von Muskelmasse benötigte Energie. Proteine liefern den Rohstoff für den Aufbau von Muskeln.
- Muskeln bestehen zu etwa 70 Prozent aus Wasser: **Ausreichend trinken nicht vergessen!** Werden Nahrungsergänzungsmittel für die Proteinzufuhr genommen, muss mehr Wasser getrunken werden.
- Im Laufe des Tages **1–3 Snacks** essen. Proteine werden nicht vom Körper gespeichert. **Die Aufteilung der Proteinzufuhr** regt den Anabolismus (Muskelaufbau) an.

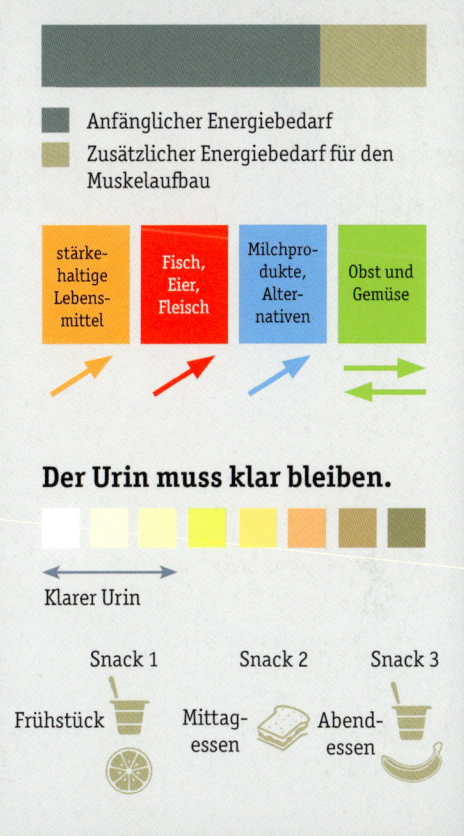

4 RICHTIG REGENERIEREN

- Die **Regeneration ist notwendig,** damit sich neue Muskelfasern bilden können.
- **Das Stoffwechselfenster direkt nach dem Sport nutzen** und eine Mahlzeit verzehren, die reich an Proteinen und Kohlenhydraten ist (siehe »Die Regeneration nach dem Training«, Seite 40–41).
- Zwischen den Sets und vor allem zwischen den Trainings **ausreichend Ruhezeit einhalten**. Mindestens 8 Stunden pro Nacht schlafen.

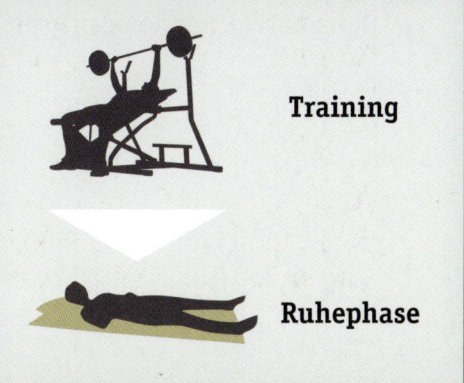

MUSKELMASSE AUFBAUEN

GRUNDLAGEN DER SPORTERNÄHRUNG

VEGETARISCHE ERNÄHRUNG

Wenn man es richtig anfängt, kann man sich als Sportler durchaus vegetarisch ernähren und dabei alle Bedürfnisse des Körpers abdecken.

❶ DAS ZIEL: VEGETARISCHER SPORTLER

▶ Vegetarier nehmen keine tierischen Produkte wie Fleisch, Wurst und Aufschnitt, Fisch und Meeresfrüchte zu sich, essen aber Eier, Milchprodukte und Honig.

▶ Das Ziel vegetarischer Sportler ist es, **Fleisch** und **Fisch** durch **andere Lebensmittel zu ersetzen**, um ihren Bedarf an Proteinen, Eisen, Zink, den Vitaminen D und B12 sowie an Omega-3-Fettsäuren abzudecken.

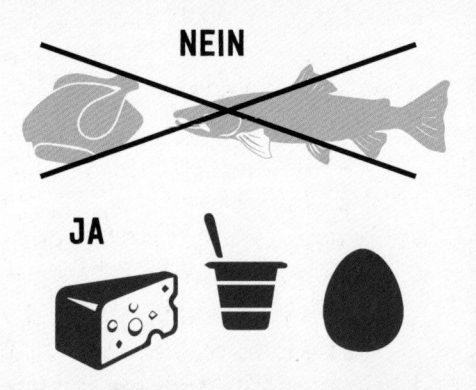

❷ DEN PROTEINBEDARF DECKEN

▶ Am besten unterschiedliche Lebensmittel wie Getreideprodukte + Hülsenfrüchte und/oder Nüsse und Samen kombinieren, um den Bedarf an essenziellen Aminosäuren abzudecken.

▶ Die Proteine aus Eiern und Milchprodukten sind qualitativ hochwertig und Vegetarier, die sie essen, haben keine Schwierigkeiten, ihren Proteinbedarf abzudecken.

▶ Sojaprodukte und Algen, Quinoa, Buchweizen, Getreidesprossen und Hanfsamen sind sehr gute pflanzliche Proteinquellen.

DIE SIEGER-KOMBINATIONEN:

- Reis + Spalterbsen
- Reis + rote Bohnen
- Grieß + Kichererbsen
- Mais + Bohnen
- Reis + Linsen
- Erdnüsse + Weizen
- Reis + Walnüsse
- Linsen + Haselnüsse

❸ DEN EISENBEDARF DECKEN

PROBLEM

Eisen aus pflanzlichen Lebensmitteln wird vom Körper nicht so gut absorbiert wie Eisen aus Fleisch und Fisch.

LÖSUNG

- **Vitamin C verbessert die Aufnahme von Eisen:** Zu den Mahlzeiten eine Vitamin-C-Quelle essen, wie Zitrusfrüchte, Kiwis, Paprika, Kohl, Petersilie.
- **Lebensmittel mit hohem Eisengehalt essen:** Algen, Haferflocken, Vollkornmehl, Linsen, getrocknete Feigen, Datteln, Pekannüsse, Rosinen, Weizenkeime, Pinienkerne, Petersilie, Kresse, Sauerampfer, Hirse und Fenchel.
- **Lebensmittel, welche die Aufnahme von Eisen verringern**, möglichst vermeiden: Die Tannine (Gerbstoffe) aus Tee und Kaffee verringern die Aufnahme von Eisen während der Mahlzeiten.

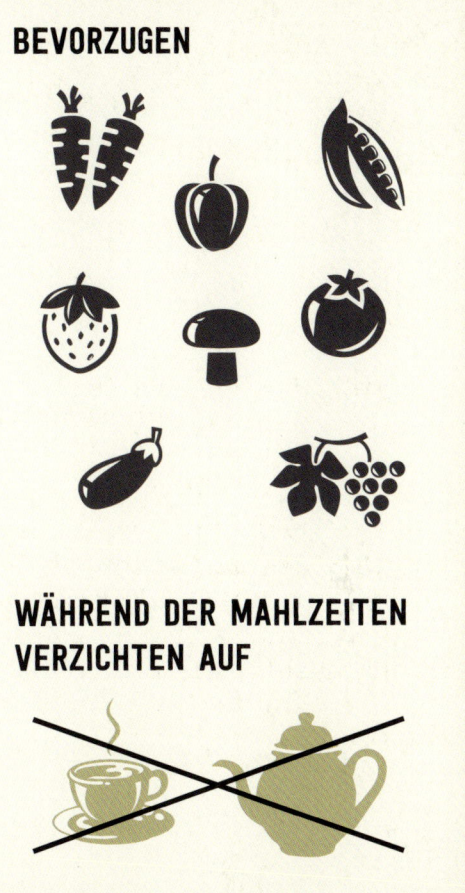

BEVORZUGEN

WÄHREND DER MAHLZEITEN VERZICHTEN AUF

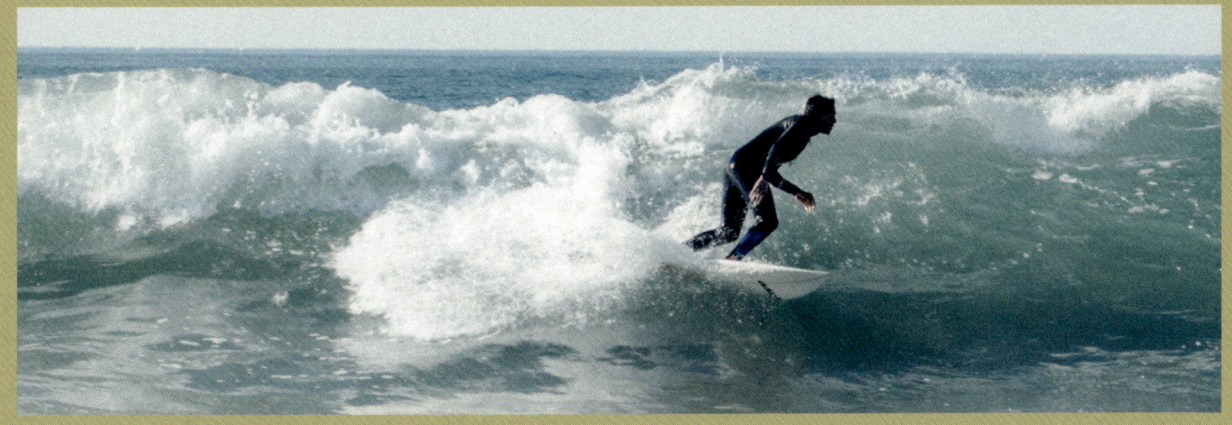

VEGETARISCHE ERNÄHRUNG

GRUNDLAGEN DER SPORTERNÄHRUNG

④ DEN ZINKBEDARF DECKEN

PROBLEM

Zinkmangel tritt bei Vegetariern häufiger auf als bei Nicht-Vegetariern, da dieses Spurenelement vor allem in Produkten tierischen Ursprungs enthalten ist. Darüber hinaus wird Zink pflanzlichen Ursprungs vom Körper weniger gut absorbiert.

LÖSUNG

Vegetarier stellen die ausreichende Versorgung mit Zink sicher, indem sie möglichst viele unterschiedliche Zinkquellen nutzen, wie Getreideflocken, getrocknete Hülsenfrüchte, Walnüsse, Getreide, Milchprodukte, Sauerteigbrot und Eier. Das Keimen und das Einweichen von Getreide und Hülsenfrüchten verbessert die Absorption von Zink.

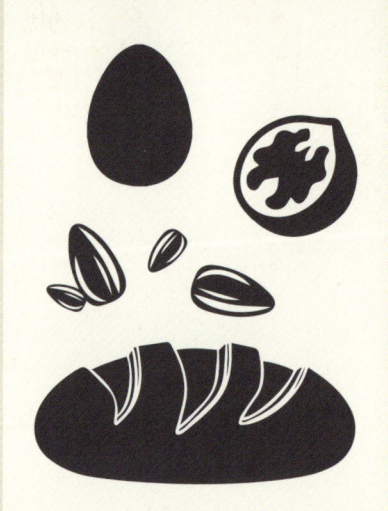

⑤ DEN BEDARF AN VITAMIN B$_{12}$ DECKEN

PROBLEM

Vitamin B$_{12}$ ist das einzige Vitamin, das nicht in pflanzlichen Produkten enthalten ist, es kommt ausschließlich in Lebensmitteln tierischen Ursprungs vor.

LÖSUNG

Eier und Milchprodukte enthalten ausreichend Vitamin B$_{12}$, um unseren Bedarf zu decken, wenn wir sie täglich konsumieren.

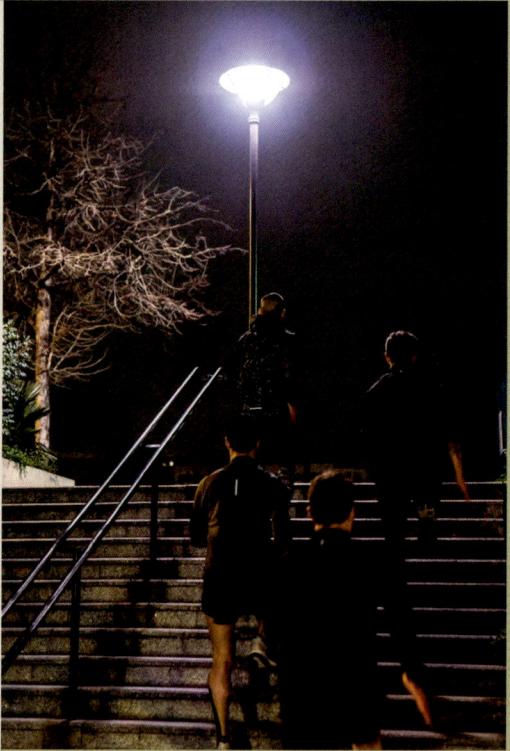

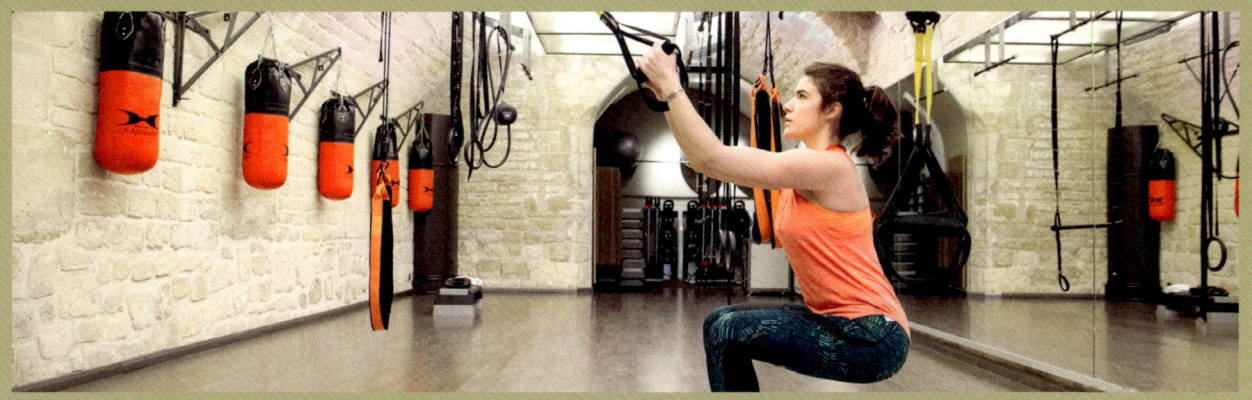

❻ DEN BEDARF AN OMEGA-3-FETTSÄUREN DECKEN

PROBLEM

Vegetarier leiden häufig unter einem Defizit an den Omega-3-Fettsäuren EPA und DHA (siehe »Omega-3-Fettsäuren und Sport«, Seite 30–31).

LÖSUNG

Eier von mit Leinsamen gefütterten Hühnern sind für Vegetarier besonders gut, da sie die besagten Omega-3-Fettsäuren EPA und DHA enthalten. Außerdem empfiehlt es sich, vor allem Speiseöle zu verwenden, die besonders reich an Omega-3-Fettsäuren sind, wie Leinöl, Leindotteröl und Hanföl.

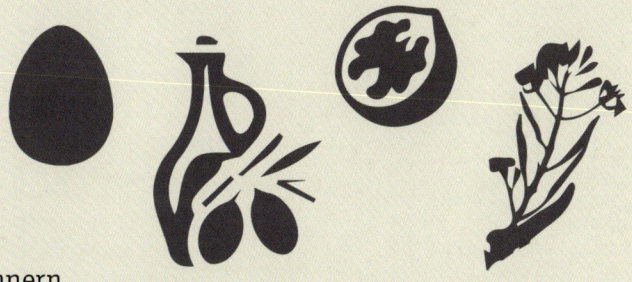

❼ SPORTLER UND VEGETARIER?

- Es ist durchaus möglich, sich als Sportler vegetarisch zu ernähren, solange man für eine ausgewogene Ernährung mit der richtigen Nährstoffzufuhr sorgt.
- Allerdings ist bei Vegetariern das Risiko für Vitamin- und Nährstoffmangel erhöht, vor allem in Bezug auf Vitamin B_{12}, aber auch Zink, Kalzium, Omega-3-Fettsäuren. Daher sollte man entsprechend angereicherte Produkte in Betracht ziehen.
- In jedem Fall sollte man sich professionelle Hilfe suchen, um die richtige Ernährung für sich zu finden und nach Bedarf die richtigen Nahrungsergänzungsmittel zu wählen.

VEGETARISCHE ERNÄHRUNG

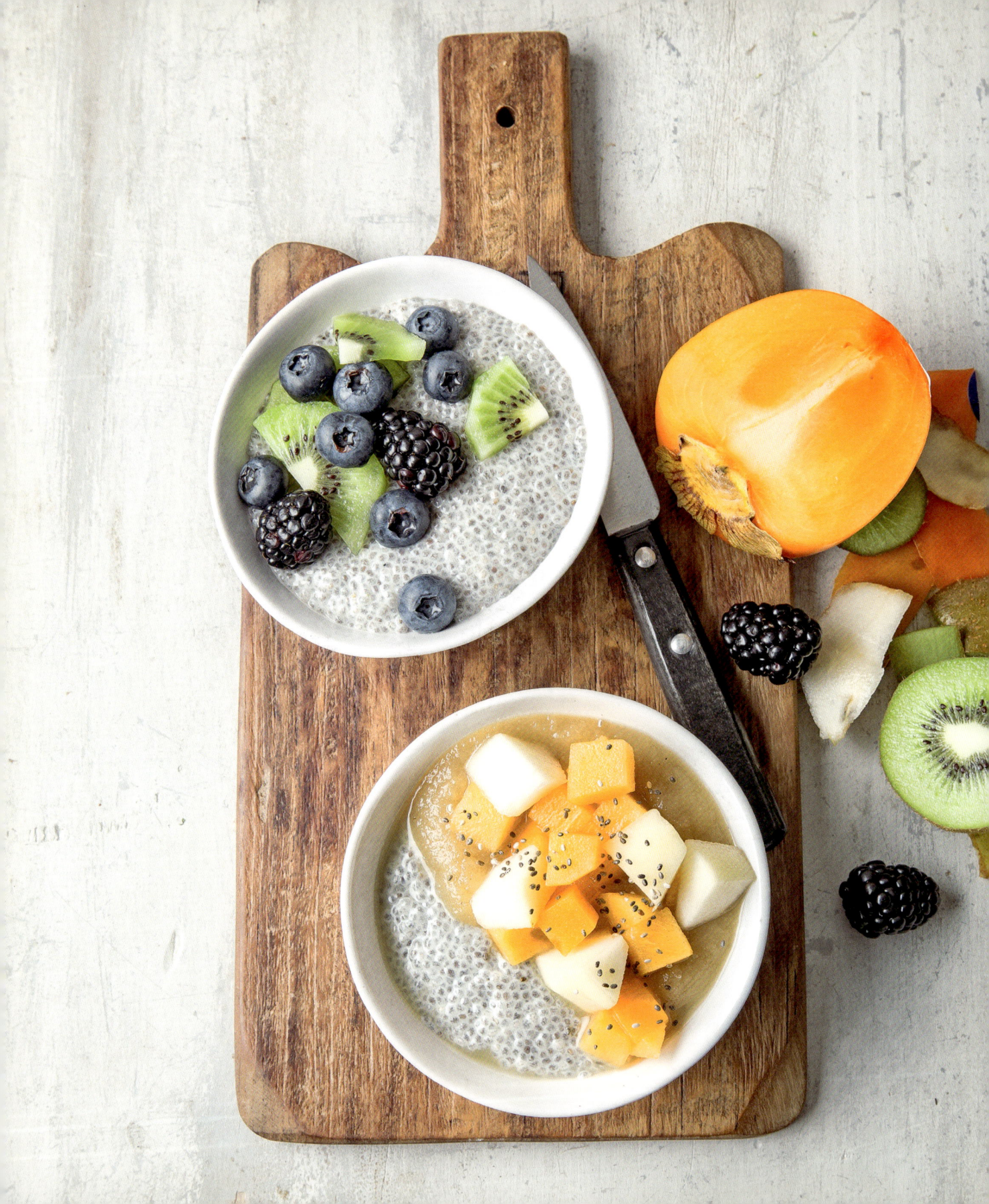

Das FRÜHSTÜCK

BASISWISSEN

Mit dieser ersten Mahlzeit des Tages können wir unseren Körper rehydrieren und unsere Batterien nach dem nächtlichen Fasten wieder aufladen.
Das Frühstück sollte uns den ganzen Vormittag bis zum Mittagessen satt halten, ohne Heißhungerattacken, und uns ein gutes Training ermöglichen, wenn eines für den Morgen geplant ist.

- Diese Mahlzeit ist besonders wichtig, da sie zu Beginn des Tages eingenommen wird, und sollte etwa 25 Prozent des täglichen Verzehrs ausmachen.
- Das Frühstück kann süß oder salzig sein. Fett- und proteinhaltige Lebensmittel sind gut geeignet, da Fette morgens gut verdaut werden und Proteine gut sättigen.
- Lebensmittel mit hohem glykämischem Index zum Frühstück, wie zum Beispiel gesüßter Fruchtsaft, Brötchen, Konfitüre und bereits gesüßte Milchprodukte, sind zu vermeiden.

DIE ZUSAMMENSTELLUNG HÄNGT VOM PERSÖNLICHEN GESCHMACK UND DER MAHLZEIT DES VORABENDS AB, ABER AUCH DAVON, OB TRAINIERT WERDEN SOLL ODER NICHT.

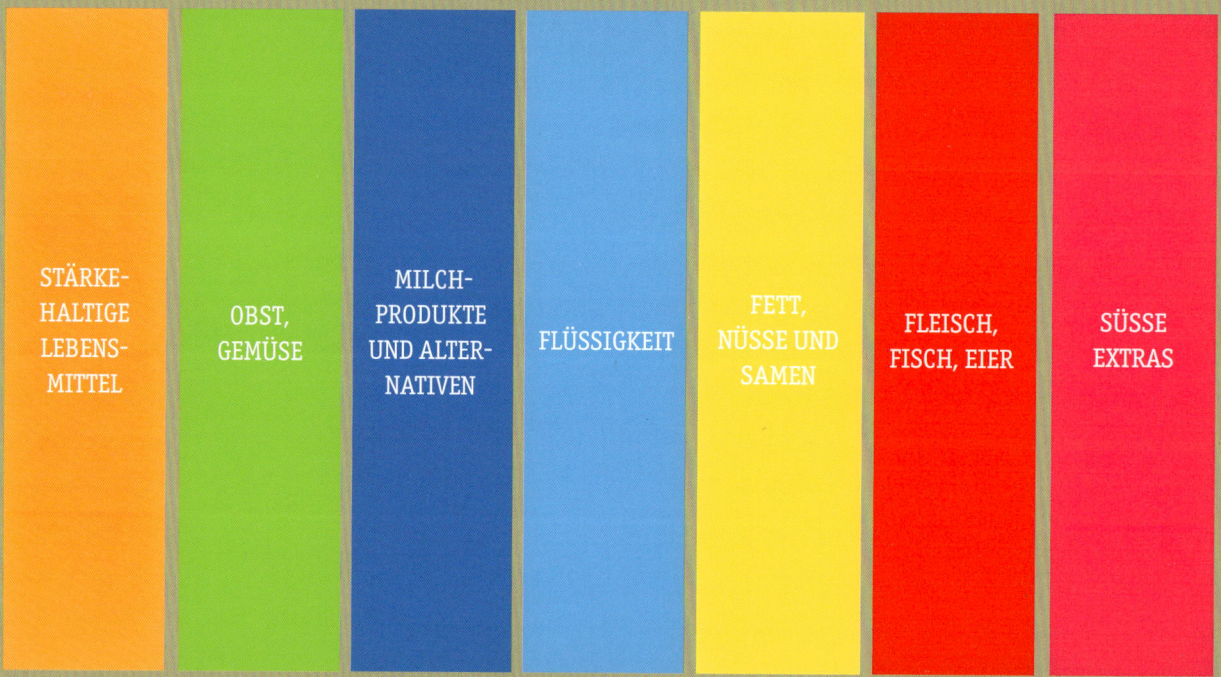

1 MINDESTENS:

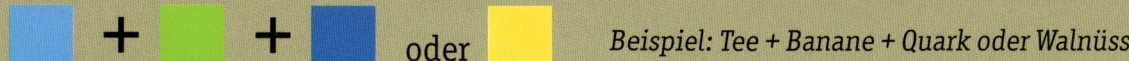 *Beispiel: Tee + Banane + Quark oder Walnüsse*

2 AM BESTEN:

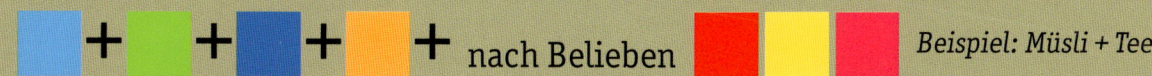 *Beispiel: Müsli + Tee*

BEVORZUGEN:

- 🟧 Haferflocken, Mehrkornbrot, Sauerteigbrot, Schwarzbrot, Basmatireis …
- 🟦 fettarme Milch, Quark (20 %), Naturjoghurt, Ziegenmilchjoghurt, Sojajoghurt, pflanzliche Milch (Soja-, Mandel-, Reismilch), Schafsfrischkäse …
- 🟨 Walnüsse, Mandeln, Avocado, Chiasamen, Leinsamen, Olivenöl, Butter …
- 🟥 Putenfleisch, Hühnerbrust, hart gekochtes Ei …
- 🟪 Honig, Ahornsirup, Kokosblütenzucker, stark entölter Kakao …

Rezepte dafür finden Sie auf den folgenden Seiten.

MEIDEN:

- 🟧 Puffmais, Puffreis, Reiswaffeln, Toastbrot, gesüßte Getreideflocken, Brötchen …
- 🟦 Fruchtjoghurt, aromatisierter Joghurt, gesüßte Milch …
- 🟥 Wurst und Schinken
- 🟪 Industriell verarbeitete Brotaufstriche, gesüßtes Kakaopulver, gesüßte Kekse, gesüßtes Hefegebäck …
- 🟩 Fruchtnektar, industriell verarbeiteter Fruchtsaft, Obstkonserven (in Sirup) …

Alle industriell verarbeiteten Lebensmittel.

TIPPS & TRICKS:

- Wenn das Training am frühen Morgen stattfindet, kann das Frühstück aufgeteilt werden, sodass man z.B. vor dem Training ein Stück Obst und ein Milchprodukt zu sich nimmt und hinterher ein Getreideprodukt.

Beispiel: Banane + Quark vor dem Training und 1 Müsliriegel während der Regeneration.

- Es ist am besten, wenn man sich Zeit für das Frühstück nimmt, doch wenn es einmal schnell gehen muss, kann man sich ein Frühstück zum Mitnehmen machen, z.B. ein paar Walnüsse und ein Stück Obst oder ein kleines süßes oder herzhaftes Sandwich.

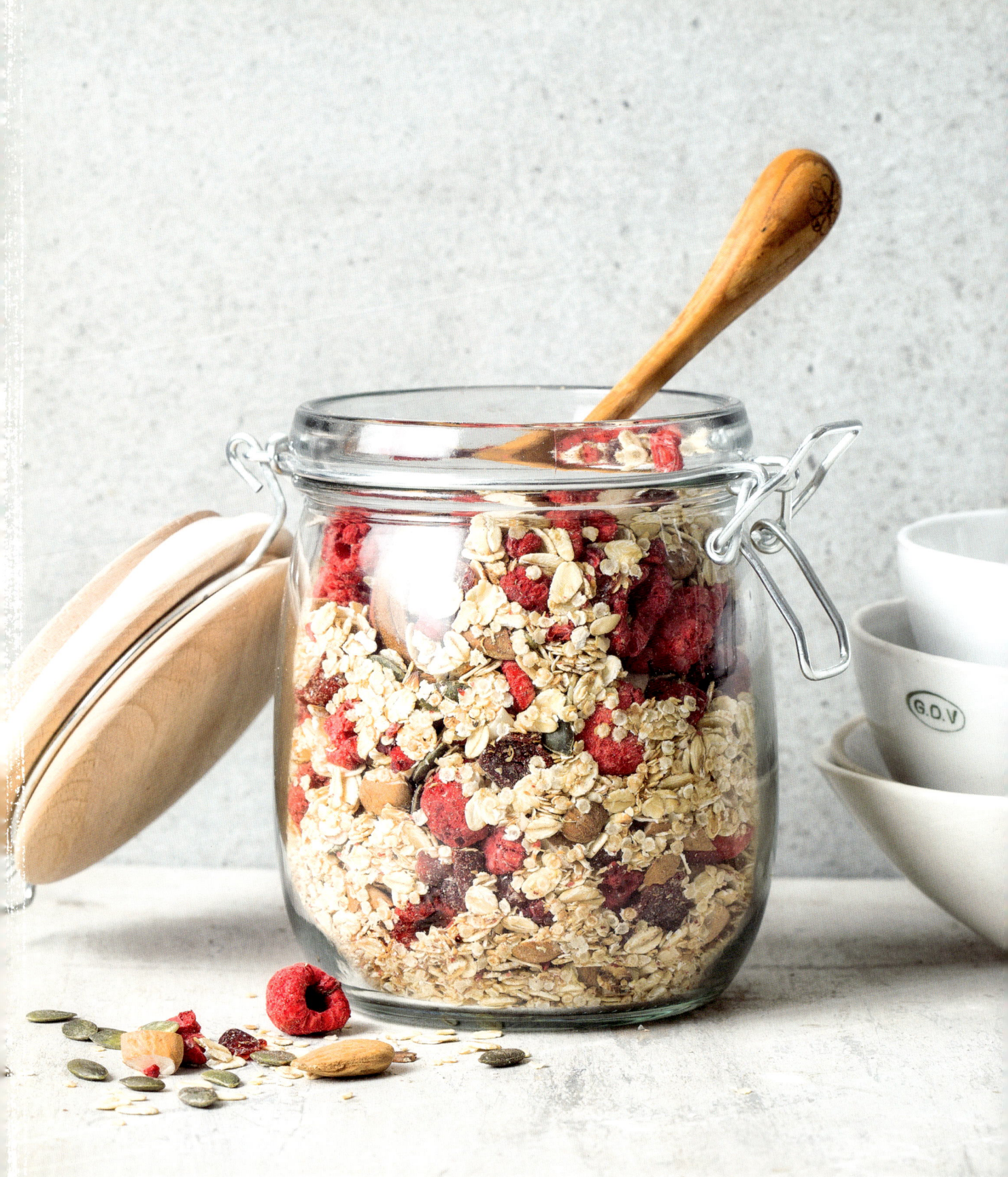

MÜSLI

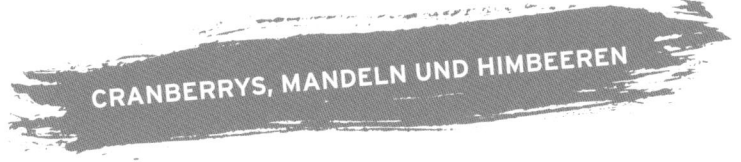
CRANBERRYS, MANDELN UND HIMBEEREN

Ergibt 300 g Müsli >> *Vorbereitung: 5 Min.* >> *Keine Garzeit*

- 100 G HAFERFLOCKEN
- 50 G QUINOAFLOCKEN
- ½ TL GEMAHLENE VANILLE (NACH BELIEBEN)
- 60 G MANDELKERNE
- 30 G GETROCKNETE CRANBERRYS
- 30 G KÜRBISKERNE
- 15 G GETROCKNETE HIMBEEREN (AUS DEM BIOLADEN)

Hafer- und Quinoaflocken mischen, falls gewünscht gemahlene Vanille dazugeben.

Die Mandeln grob hacken und zusammen mit den Cranberrys, Kürbiskernen und Himbeeren unter die Flocken mischen.

Das Müsli mit Milch (tierischer oder pflanzlicher), Sojajoghurt oder Quark servieren. Man kann es auch über Nacht in Milch einweichen oder mit etwas Milch kurz aufkochen.

Variationen:

- Knuspriger wird das Müsli, wenn man die Flocken in einer Pfanne bei mittlerer Hitze etwa 5 Minuten röstet, bevor sie mit den anderen Zutaten gemischt werden.

- Für eine orangefarbene Version die Cranberrys durch getrocknete Aprikosen und die Himbeeren durch getrocknete Physalis oder in kleine Stücke geschnittene getrocknete Mango ersetzen.

- Eine gelbe Variante entsteht, wenn man die Cranberrys durch Sultaninen und die Himbeeren durch getrocknete Bananen ersetzt.

Nährwert pro Portion:
Kalorien 583 kcal / Proteine 19 g / Kohlenhydrate 69 g / Fett 25 g

GRANOLA

KAKAO, PEKANNÜSSE, HASELNÜSSE, BANANEN

Ergibt 300 g Granola >> *Vorbereitung: 10 Min.* >> *Garzeit: 30 Min.*

- 2 EL KOKOSÖL
- 2 EL AHORNSIRUP
- 20 G PEKANNUSSKERNE
- 20 G HASELNUSSKERNE
- 100 G HAFERFLOCKEN
- 50 G PUFFREIS
- 1 EL KAKAOPULVER
- SALZ
- 40 G BANANENCHIPS (UNGESÜSST)

Den Backofen auf 170 °C vorheizen. Ein Backblech mit Backpapier auslegen.

In einem kleinen Topf Kokosöl und Ahornsirup zerlassen. Pekannuss- und Haselnusskerne hacken. In einer großen Schüssel die Haferflocken mit dem Puffreis, den gehackten Nusskernen, Kakao und einer Prise Salz mischen. Die flüssige Kokosöl-Ahornsirup-Mischung darübergießen und alles gründlich vermengen.

Die Mischung auf dem vorbereiteten Backblech verteilen. Im vorgeheizten Ofen 30 Minuten rösten, dabei mehrmals umrühren.

Vollständig abkühlen lassen. Die getrockneten Bananenchips untermischen. Das Granola in einem luftdicht verschlossenen Behälter aufbewahren.

Das Granola mit Milch (tierischer oder pflanzlicher), Quark oder Sojajoghurt essen.

Variationen:

- Mit Beeren: Den Kakao weglassen und die Bananen durch 40 g getrocknete oder gefriergetrocknete Beeren ersetzen. Anstelle der Haselnusskerne Kürbiskerne verwenden.

- Mit Herbstfrüchten: Den Kakao weglassen und die Bananen durch 40 g Trockenfrüchte wie Feigen, Datteln und Rosinen ersetzen. Anstelle der Pekannusskerne Walnüsse verwenden und den Puffreis durch Kastanienflocken ersetzen.

Nährwert pro Portion:
Kalorien 650 kcal / Proteine 14 g / Kohlenhydrate 76 g / Fett 32 g

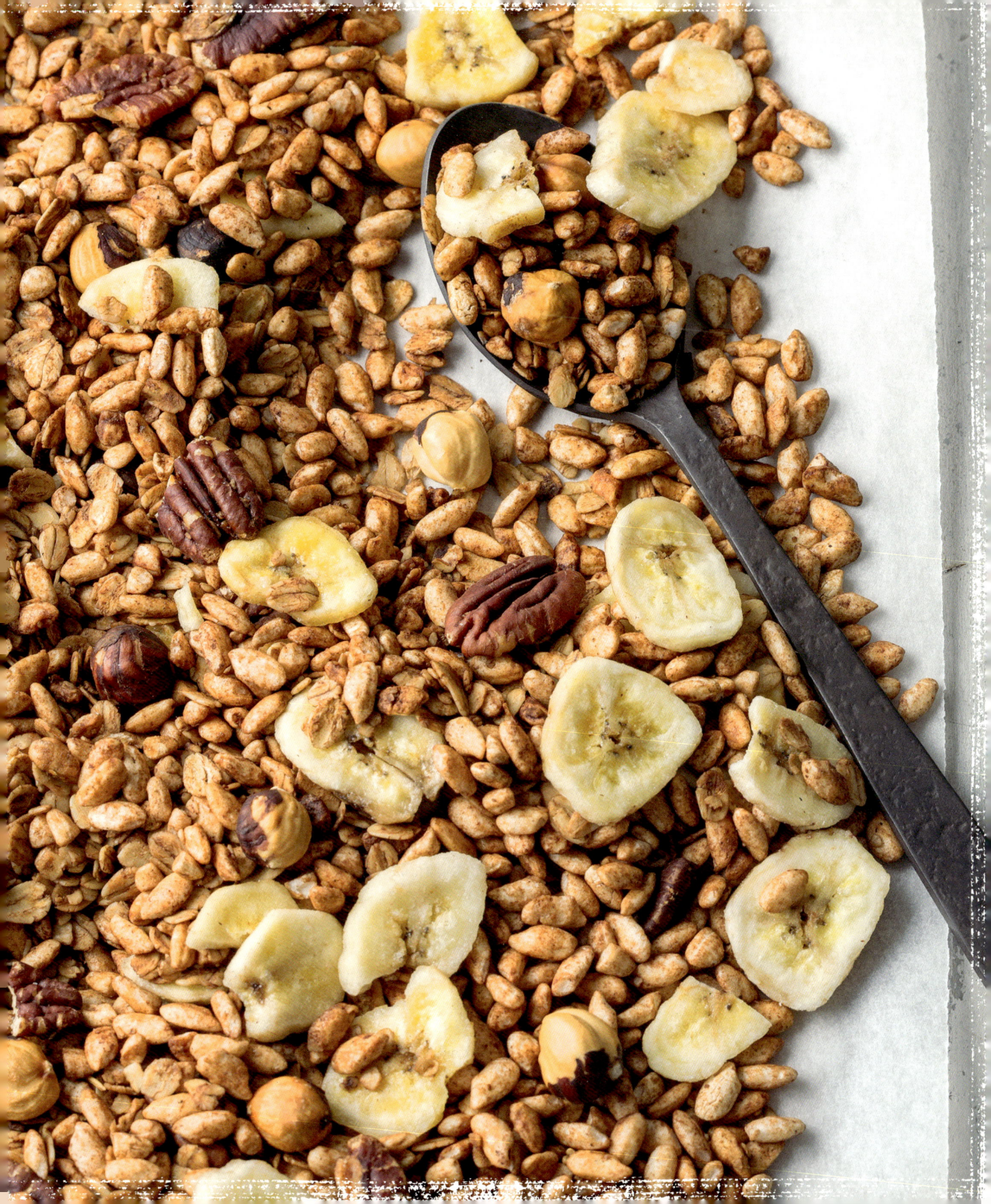

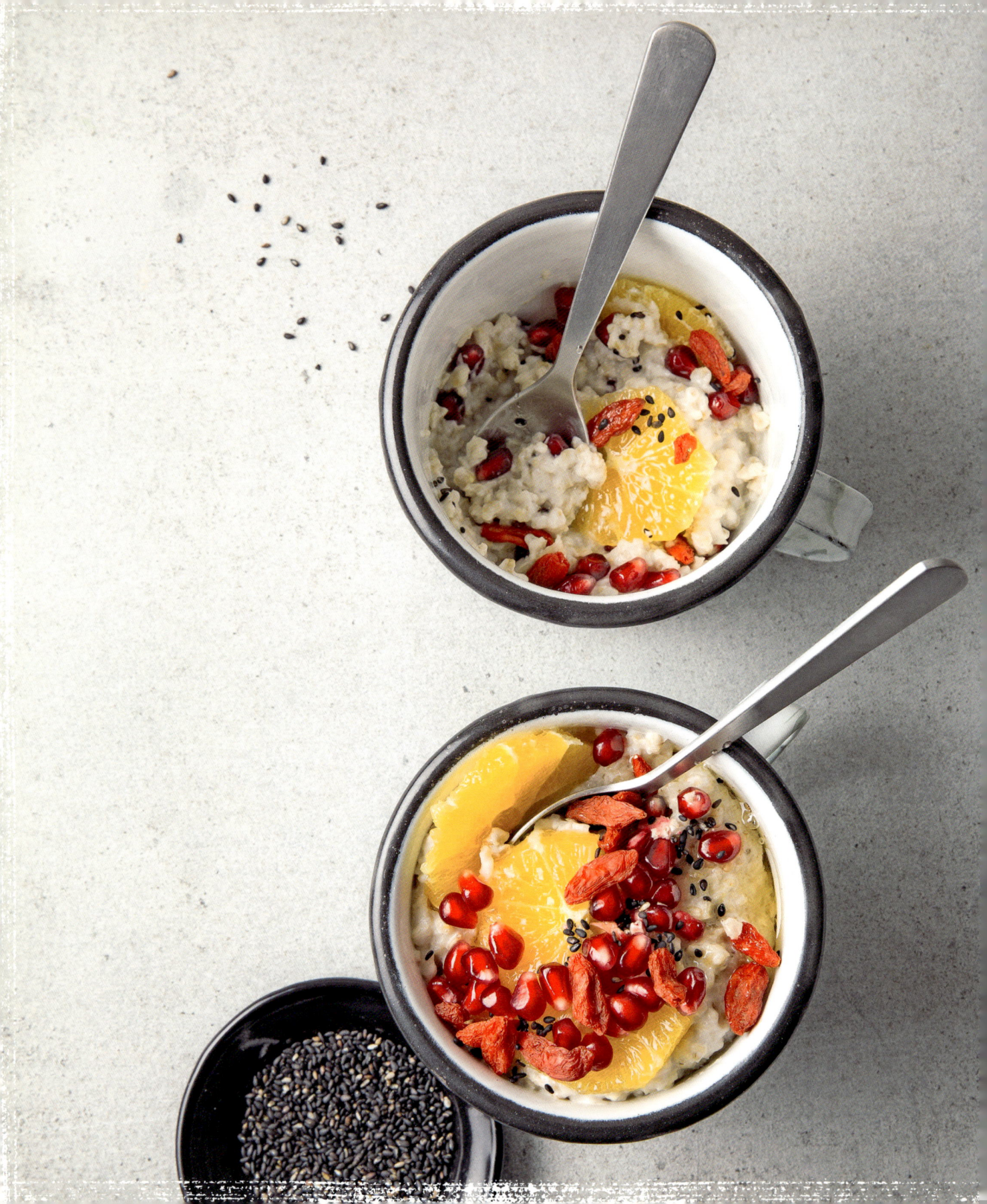

MINUTEN-PORRIDGE

ORANGE, GRANATAPFEL UND GOJIBEEREN
Für 1 Portion · Vorbereitung: 8 Min. · Garzeit: 5 Min.

½ BIO-ORANGE, 250 ML MANDELMILCH, 50 G HAFERFLOCKEN, ¼ GRANATAPFEL, 1 EL HONIG, 1 EL GOJIBEEREN, 1 TL SCHWARZE SESAMSAMEN

Die Orange waschen, abtrocknen und die Schale fein abreiben.

Mandelmilch, Haferflocken und Orangenabrieb in einen Topf geben und bei schwacher Hitze 5 Minuten unter regelmäßigem Rühren sanft köcheln lassen. Inzwischen die Orange schälen und in Scheiben schneiden. Die Granatapfelkerne auslösen.

Sobald das Porridge fertig ist, den Honig untermischen. Die Gojibeeren, Granatapfelkerne und Orangenscheiben auf dem Porridge anrichten. Zum Schluss mit Sesamsamen bestreuen.

Nährwert pro Portion: Kalorien 571 kcal / Proteine 13 g / Kohlenhydrate 100 g / Fett 13 g

KAKAO, BANANE, DATTELN UND WALNÜSSE
Für 1 Portion · Vorbereitung: 8 Min. · Garzeit: 5 Min.

250 ML SOJAMILCH, 50 G HAFERFLOCKEN, ½ BANANE, 3 DATTELN, EINIGE WALNUSSKERNE, 1 EL HONIG, 1 TL ROHKAKAO

Sojamilch und Haferflocken zusammen in einen Topf geben und bei schwacher Hitze 5 Minuten unter regelmäßigem Rühren sanft köcheln lassen. Inzwischen die Banane schälen und in Scheiben schneiden. Die Datteln entsteinen und in Stücke schneiden. Die Walnusskerne hacken.

Sobald das Porridge fertig ist, Honig und Kakao sorgfältig untermischen. Bananenscheiben, Datteln und Walnusskerne auf dem Porridge anrichten.

Nährwert pro Portion: Kalorien 677 kcal / Proteine 22 g / Kohlenhydrate 107 g / Fett 18 g

OVERNIGHT-PORRIDGE

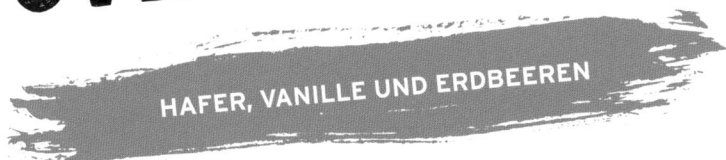

HAFER, VANILLE UND ERDBEEREN

Für 1 Portion >> Vorbereitung: 10 Min. >> Garzeit: 2 Min. >> Ruhezeit: 1 Nacht

½ VANILLESCHOTE ODER
½ TL GEMAHLENE VANILLE
250 ML MILCH
1 EL ROHRROHRZUCKER
50 G HAFERFLOCKEN
1 TL CHIASAMEN (NACH BELIEBEN)
100 G ERDBEEREN

Das Mark aus der Vanilleschote schaben, mit Milch und Zucker in einen Topf geben und zum Kochen bringen. Haferflocken und Chiasamen in einer Schüssel mischen und mit der kochenden Vanillemilch übergießen. Abgedeckt über Nacht ziehen lassen.

Am folgenden Morgen die Erdbeeren waschen, vom Stielansatz befreien und in Stücke schneiden. Das Porridge gut umrühren und mit den Erdbeeren servieren.

Variation:

Die Erdbeeren ganz nach Belieben durch andere Früchte der Saison ersetzen.

Nährwert pro Portion:
Kalorien 396 kcal / Proteine 17 g / Kohlenhydrate 68 g / Fett 6,3 g

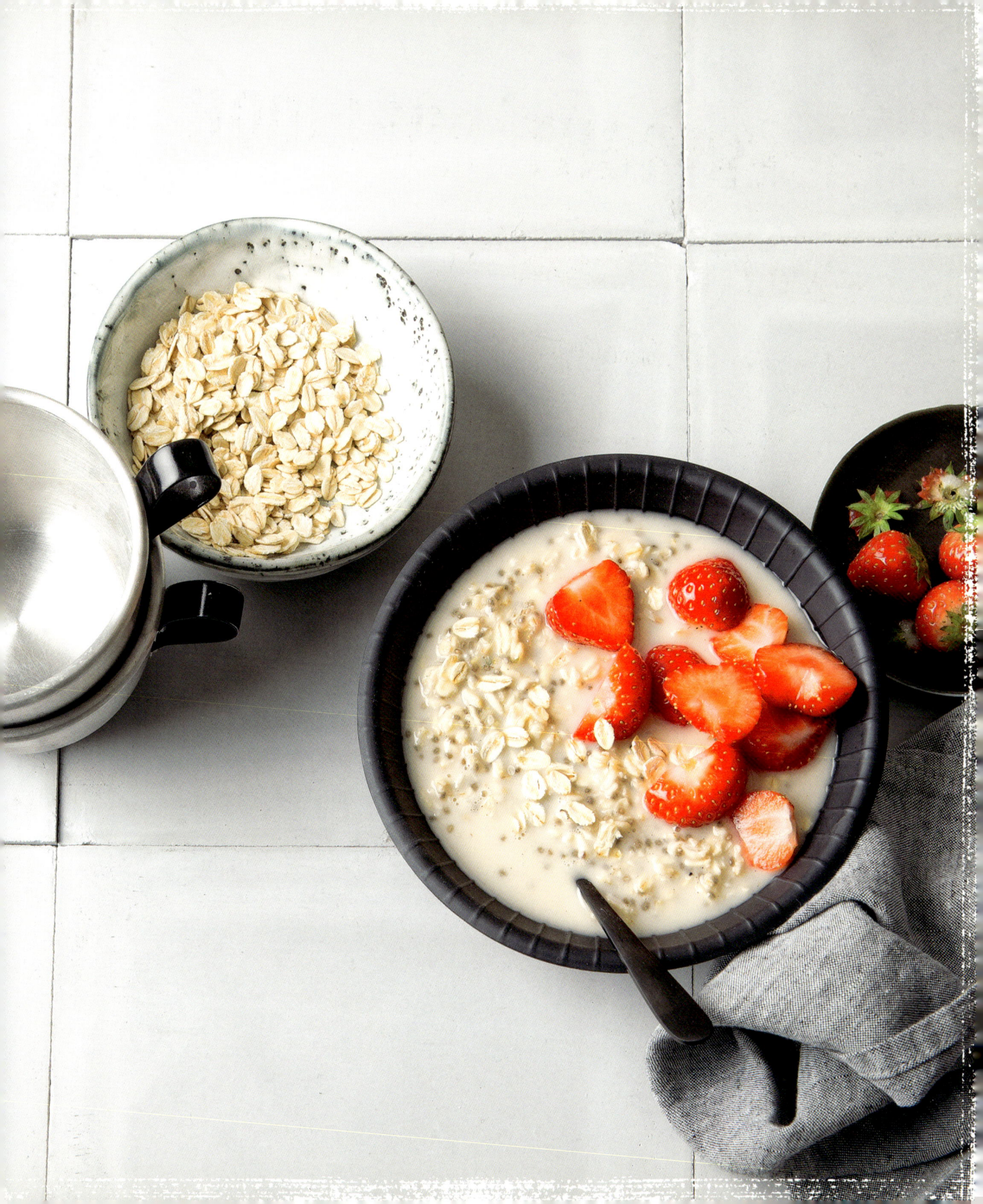

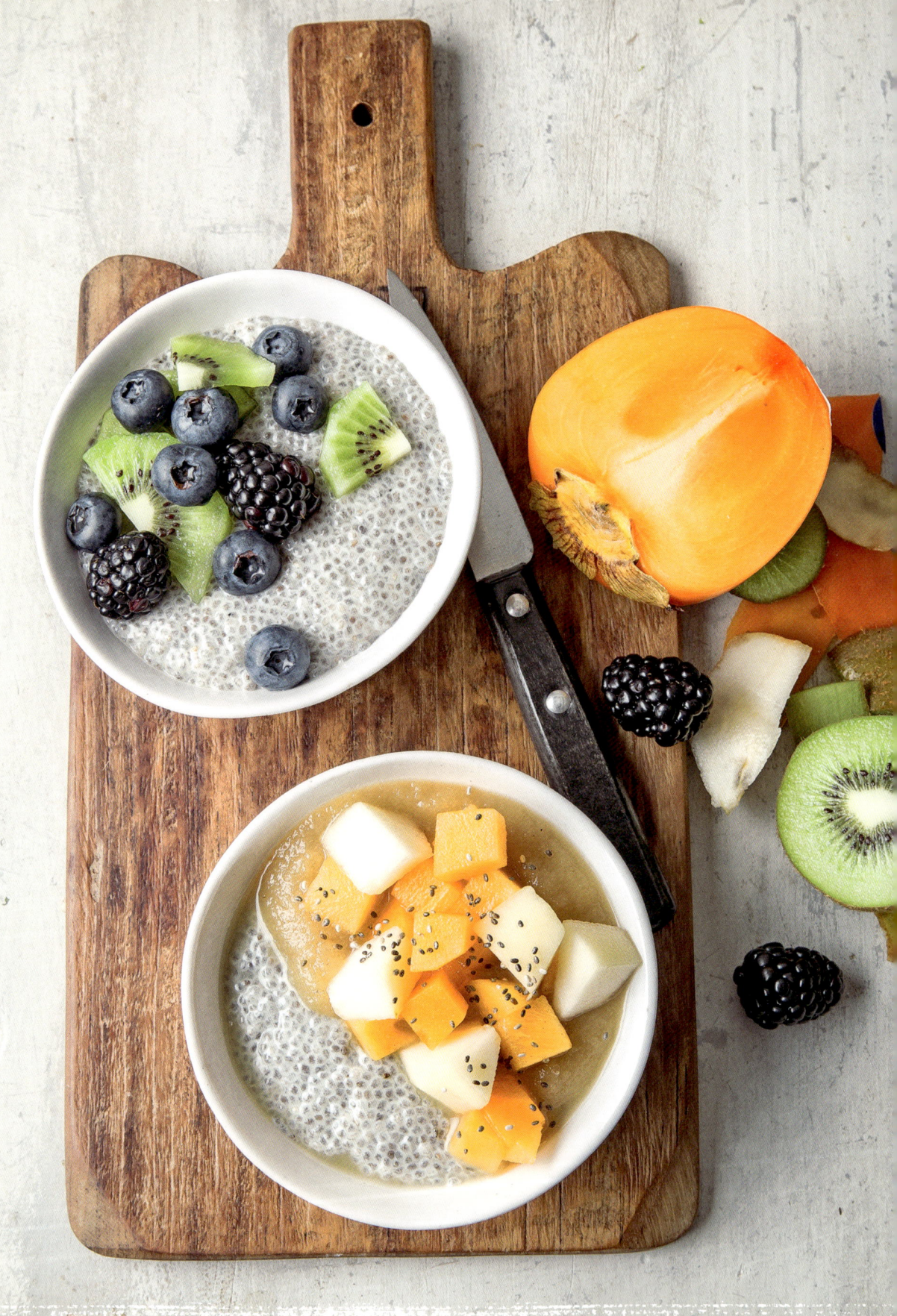

CHIAPUDDING

HEIDELBEEREN, BROMBEEREN, KIWI

Für 2 Personen · Vorbereitung: 5 Min. · Ruhezeit: 10 Min.

1 EL KOKOSBLÜTENZUCKER, 250 ML KOKOSMILCH, 1 KLEINER BECHER SOJAJOGHURT, 6 EL CHIASAMEN, 125 G HEIDELBEEREN, 50 G BROMBEEREN, 1 KIWI

Kokosblütenzucker, Kokosmilch und Sojajoghurt in einer Schüssel glatt rühren. Die Chiasamen untermischen und 10 Minuten quellen lassen. Inzwischen die Beeren waschen, die Kiwi schälen und in Würfel schneiden.

Den Chiapudding mit den frischen Früchten servieren.

Nährwert pro Portion: Kalorien 387 kcal / Proteine 8,5 g / Kohlenhydrate 41 g / Fett 12 g

APFEL, BIRNE UND KAKI

Für 2 Portionen · Vorbereitung: 5 Min. · Ruhezeit: 10 Min.

1 KLEINER BECHER SOJAJOGHURT, 1 EL ROHROHRZUCKER, 250 ML MANDELMILCH, 6 EL CHIASAMEN PLUS ETWAS MEHR ZUM BESTREUEN, ½ BIRNE, ½ KAKI, 100 G APFELMUS (UNGESÜSST)

Sojajoghurt und Zucker mit der Mandelmilch glatt rühren. Die Chiasamen untermischen und 10 Minuten quellen lassen. Inzwischen die Birne und die Kaki schälen und in Würfel schneiden.

Die gewürfelten Früchte und das Apfelmus auf dem Chiapudding anrichten, mit den restlichen Chiasamen bestreuen.

Nährwert pro Portion: Kalorien 644 kcal / Proteine 13 g / Kohlenhydrate 91 g / Fett 25 g

SMOOTHIE-SCHALEN

MANGO, BANANE, MARACUJA *Für 2 Portionen · Zubereitung: 5 Min.*

½ MANGO, 1 BANANE, 100 G SOJAJOGHURT, ¼ GRANATAPFEL, 1 MARACUJA, 1 EL KOKOS-CHIPS, 1 TL CHIASAMEN, 1 EL GETROCKNETE MAULBEEREN (AUS DEM BIOLADEN)

Mango und Banane schälen und in Würfel schneiden. Zusammen mit dem Sojajoghurt im Mixer oder mit dem Pürierstab glatt pürieren. Die Granatapfelkerne auslösen und die Maracuja aufschneiden.

Das Mango-Bananen-Püree auf zwei Schalen verteilen. Mit Granatapfelkernen, Kokos-Chips, Chiasamen und Maulbeeren garnieren. Eine Maracujahälfte auf jede Portion legen. Sofort servieren.

Nährwert pro Portion: Kalorien 300 kcal / Proteine 6 g / Kohlenhydrate 52,5 g / Fett 7 g

GRÜN *Für 2 Portionen · Zubereitung: 5 Min.*

½ AVOCADO, 1 BANANE, 1 KIWI, 2 EL JOGHURT, 60 G HIMBEEREN UND HEIDELBEEREN, 1 TL CHIASAMEN, 1 EL KÜRBISKERNE, 1 TL ZERSTOSSENE HANFSAMEN, 1 EL GOJIBEEREN

Avocado, Banane und Kiwi schälen und würfeln. Zusammen mit dem Joghurt im Mixer oder mit dem Pürierstab glatt pürieren. Das Püree auf zwei Schalen verteilen.

Himbeeren und Heidelbeeren waschen und trocken tupfen.

Zum Servieren die frischen Beeren, Chiasamen, Kürbiskerne und Hanfsamen sowie die Gojibeeren auf die beiden Schalen verteilen. Sofort servieren.

Nährwert pro Portion: Kalorien 332 kcal / Proteine 8 g / Kohlenhydrate 32 g / Fett 19 g

ROSA *Für 2 Portionen · Zubereitung: 5 Min.*

60 G HIMBEEREN, 60 G HEIDELBEEREN, 1 BANANE, 2 EL JOGHURT, ½ PFIRSICH, 1 EL MANDELKERNE, 1 TL CHIASAMEN, 30 G BROMBEEREN

Himbeeren und Heidelbeeren waschen und in den Mixer geben. Die Banane schälen, in Würfel schneiden und dazugeben. Die Früchte zusammen mit dem Joghurt pürieren.

Den Pfirsich waschen und in Spalten schneiden.

Das Fruchtpüree auf zwei Schalen verteilen und mit Mandeln und Chiasamen bestreuen. Pfirsichspalten und Brombeeren darauf arrangieren. Sofort servieren.

Nährwert pro Portion: Kalorien 258 kcal / Proteine 5,5 g / Kohlenhydrate 45 g / Fett 6,5 g

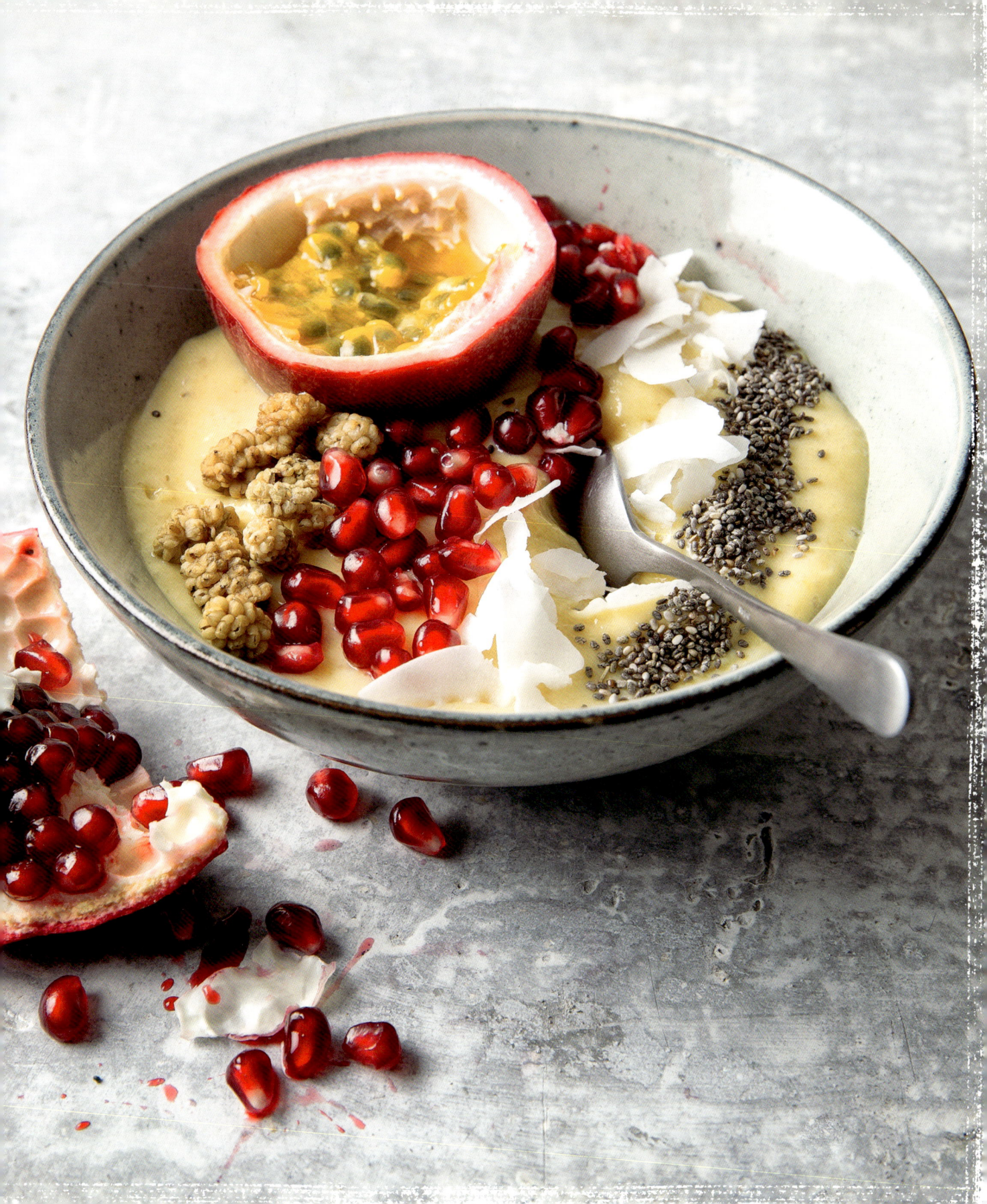

BEGEGNUNGEN MIT SPORTLERN

GARY, SURFLEHRER

Von April bis Oktober gibt Gary Surfkurse an der Côte Basque. Pro Tag sind das sechs Stunden intensiver Sport im Wasser, um die Leidenschaft für das Wellenreiten weiterzugeben.

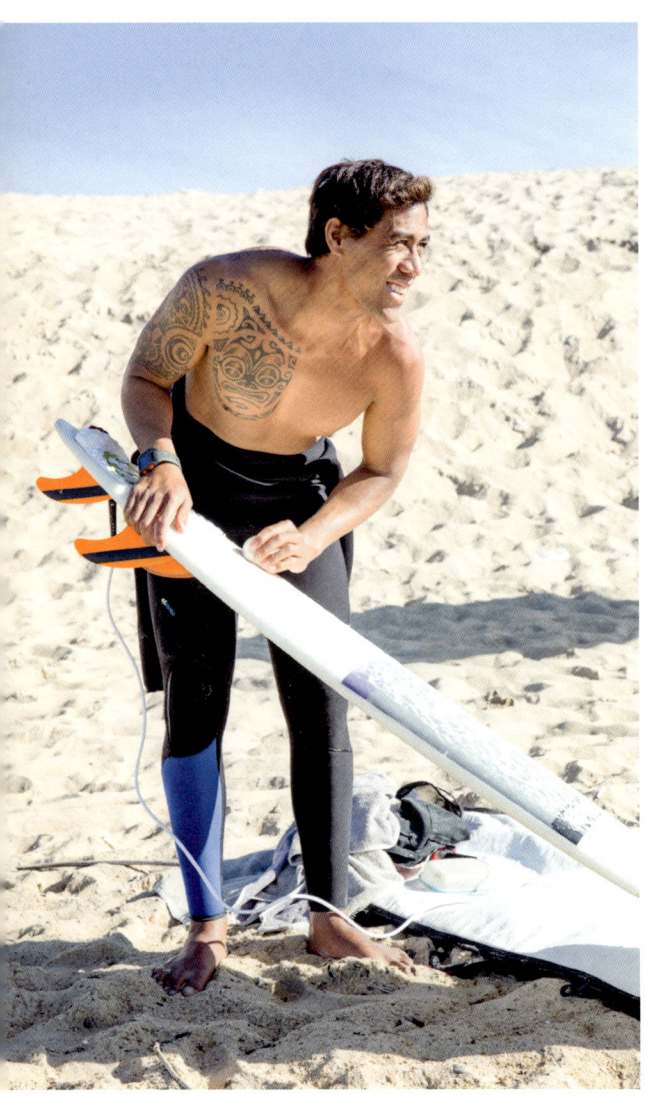

»Bis 2010 war ich jeden Winter mit dem Snowboard in der Halfpipe. In dieser Zeit habe ich mehrfach die französischen Meisterschaften und den Weltcup gewonnen. Auch an den Olympischen Spielen habe ich zweimal teilgenommen. Damals habe ich praktisch alles gegessen und nicht groß darauf geachtet, was auf meinem Teller gelandet ist. Ich habe nur auf meine Ernährungsberater gehört: täglich Fleisch und Joghurt essen. Da ich an Polyarthritis leide, bin ich oft mit Gelenkschmerzen aufgewacht. Um das zu ändern, habe ich 2009 damit begonnen, meine Ernährung umzustellen. Ich habe gelernt, auf Fleisch, Milchprodukte und Gluten zu verzichten und ernähre mich seitdem **makrobiotisch**.«

Wie sieht die makrobiotische Ernährung in deinem Alltag aus?

»Meine Mahlzeiten setzen sich durchweg aus vielen kleinen Portionen zusammen, für die ich jeweils Verschiedenes vorbereite: zum Beispiel Quinoa, Avocado, ein wenig gedünsteten Spinat mit Tomaten und Knoblauch und so weiter. Einfach, lecker und vor allem sehr nahrhaft!«

Dein Lieblingsrezept?

»Zum Frühstück, bevor ich fast den ganzen Tag im Wasser bin, mache ich am liebsten glutenfreie,

BEGEGNUNGEN MIT SPORTLERN

vegane Pfannkuchen. Dafür püriere ich 250 ml Mandelmilch, 50 Gramm Buchweizen, 50 Gramm Vollkornreismehl, den Saft einer Zitrone, zwei Teelöffel Kokosöl, einen Esslöffel Ahornsirup oder eine Dattel, drei Esslöffel Chiasamen, eine Banane, gemahlene Vanille oder Zimt und einen Esslöffel Kokosraspel. Die Masse lasse ich 15 Minuten ruhen und backe die Pfannkuchen dann in einer nur leicht mit Kokosöl gefetteten Pfanne (überschüssiges Öl wische ich mit Küchenpapier weg). Dazu gibt es frisches, saisonales Obst.«

Außer dem Surfen praktiziert Gary inzwischen auch Yoga.

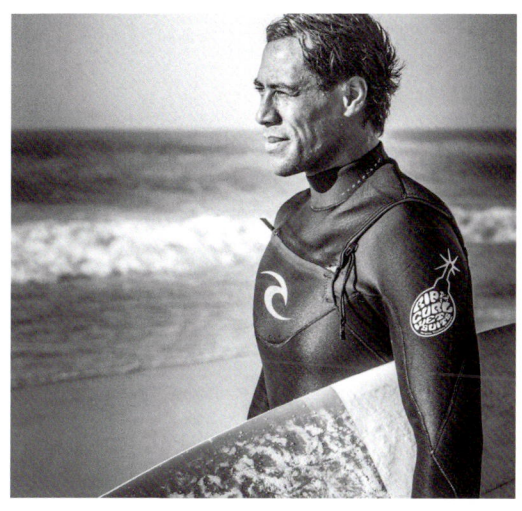

»Beim Surfen kommen alle Muskeln zum Einsatz, und das verbraucht eine Menge Energie. Beim Yoga dagegen finde ich meine Mitte wieder und das **notwendige Gleichgewicht**, *was auch unmittelbar mit meiner Ernährung zusammenhängt. Seit ich sie umgestellt habe, fühle ich mich viel besser und habe deutlich weniger krankheitsbedingte Schmerzen. Ich glaube, wenn ich meine Ernährung schon früher umgestellt hätte, hätte ich beim Snowboarden noch bessere Leistungen erzielen können.«*

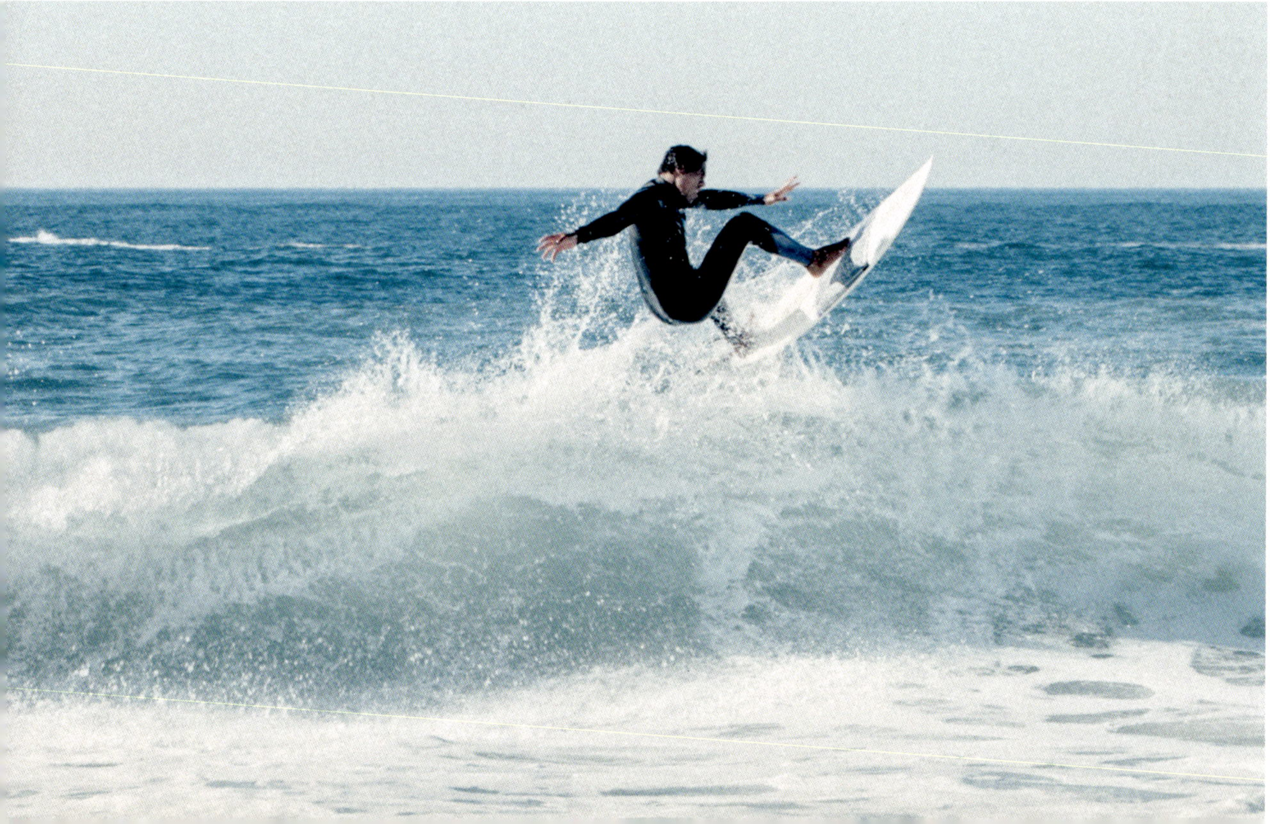

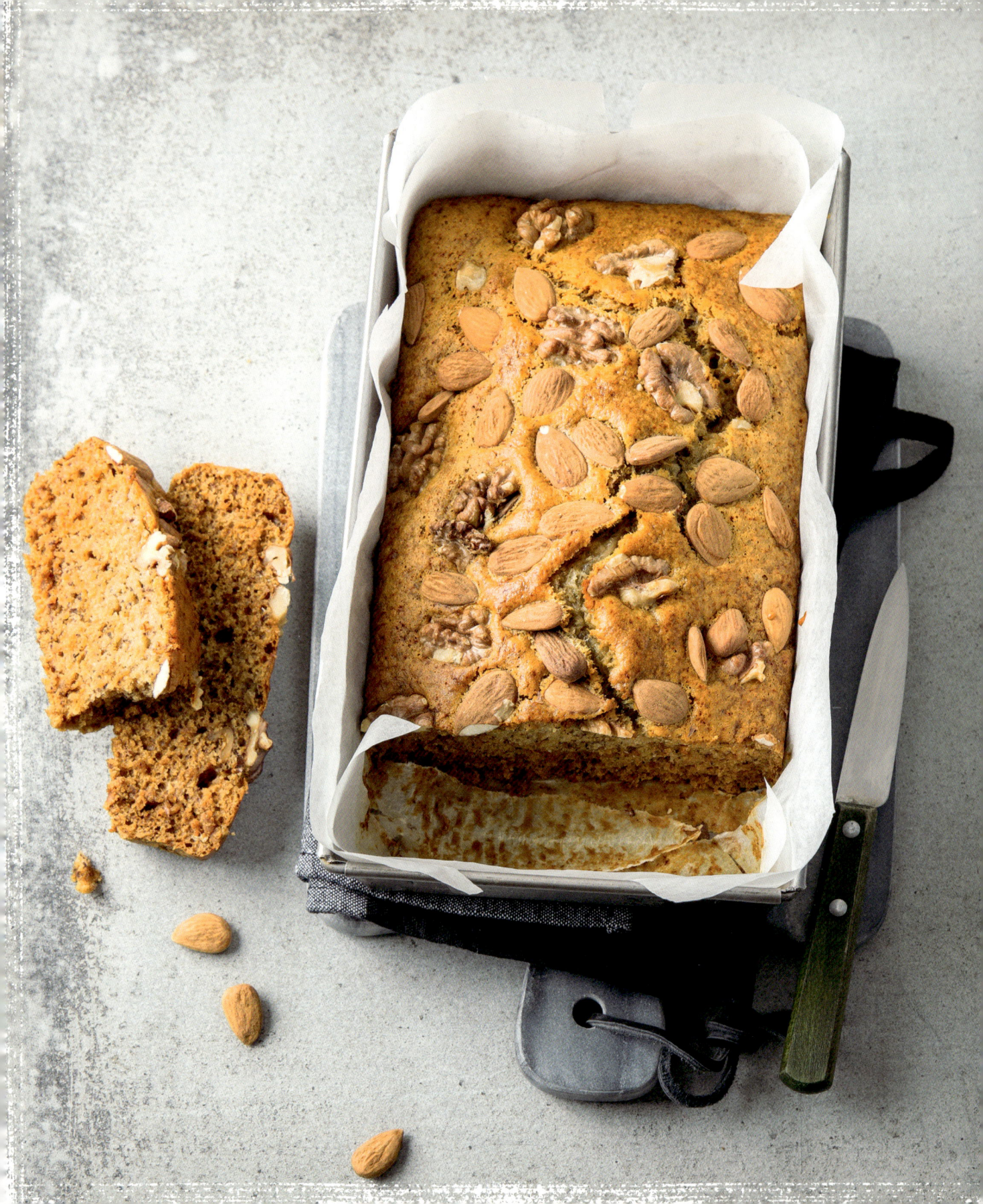

ENERGIE-KUCHEN

HONIG, MANDELN UND WALNÜSSE

Ergibt 1 Kuchen >> Vorbereitung: 15 Min. >> Garzeit: 1 Std.

- 250 G FLÜSSIGER HONIG
- 50 G BRAUNER ZUCKER
- 150 ML SOJAMILCH
- 1 EL RAPSÖL
- 250 G WEIZENMEHL
- 1 TL NATRON
- ½ TL SALZ
- 2 BANANEN
- 30 G WALNUSSKERNE
- 30 G MANDELKERNE

Den Backofen auf 150 °C vorheizen. Eine Kastenform mit Backpapier auslegen.

In einem kleinen Topf Honig, Zucker, Sojamilch und Rapsöl verrühren und zum Kochen bringen.

Mehl, Natron und Salz in eine Schüssel sieben. Die heiße Honigmischung dazugießen und rühren, bis eine glatte Masse entstanden ist. Die Bananen schälen, mit einer Gabel zerdrücken und unter die Masse mischen. Die Masse in die vorbereitete Form füllen, mit Walnüssen und Mandeln bestreuen und im vorgeheizten Ofen 1 Stunde backen.

Den fertig gebackenen Kuchen aus dem Ofen nehmen, 5 Minuten in der Form abkühlen lassen und dann auf ein Gitter stürzen. Nach dem Auskühlen in Frischhaltefolie wickeln und kühl aufbewahren.

Nährwert pro Portion (2 Stücke):
Kalorien 517 kcal / Proteine 9 g / Kohlenhydrate 100 g / Fett 9 g

GEHALTVOLLE SMOOTHIES
MIT PFLANZLICHER MILCH UND GETREIDEFLOCKEN

MANGO-KOKOS *Für 2 Gläser · Zubereitung: 5 Min.*

250 ML KOKOSMILCH, 2 EL HAFERFLOCKEN, 1 EL KOKOSRASPEL, 1 EL GETROCKNETE PHYSALIS, 1 MANGO, SAFT VON 1 ORANGE

Kokosmilch, Haferflocken, Kokosraspel und Physalis in den Mixer geben.

Die Mango schälen und entsteinen. Das Fruchtfleisch zu den anderen Zutaten in den Mixer geben.

Den Orangensaft dazugießen und das Ganze glatt pürieren.

Nährwert pro Portion: Kalorien 227 kcal / Proteine 3,5 g / Kohlenhydrate 38,5 g / Fett 6,5 g

AVOCADO-APRIKOSE-MANDEL *Für 2 Gläser · Zubereitung: 5 Min.*

1 GETROCKNETE APRIKOSE (SOFT), 2 EL QUINOAFLOCKEN, 250 ML MANDELMILCH, 1 AVOCADO, 1 APRIKOSE, SAFT VON 1 LIMETTE

Die getrocknete Aprikose in Stücke schneiden und zusammen mit den Quinoaflocken und der Mandelmilch in den Mixer geben.

Die Avocado halbieren und entsteinen, die Aprikose waschen und entsteinen. Das Fruchtfleisch von Avocado und Aprikose zusammen mit dem Limettensaft in den Mixer geben.

Die Zutaten kurz pürieren, bis ein glatter Smoothie entstanden ist.

Nährwert pro Portion: Kalorien 332 kcal / Proteine 8 g / Kohlenhydrate 32 g / Fett 19 g

ERDBEER-HIMBEER-HANF *Für 2 Gläser · Zubereitung: 5 Min.*

2 EL ZERSTOSSENE HANFSAMEN, 250 ML REISMILCH, 120 G ERDBEEREN, 50 G HIMBEEREN, 1 EL GOJIBEEREN

Hanfsamen und Reismilch in den Mixer geben.

Die Beeren waschen, den Stielansatz der Erdbeeren entfernen und die Früchte halbieren.

Die frischen Beeren und die Gojibeeren ebenfalls in den Mixer geben und das Ganze glatt pürieren.

Nährwert pro Portion: Kalorien 438 kcal / Proteine 10,5 g / Kohlenhydrate 38 g / Fett 32,5 g

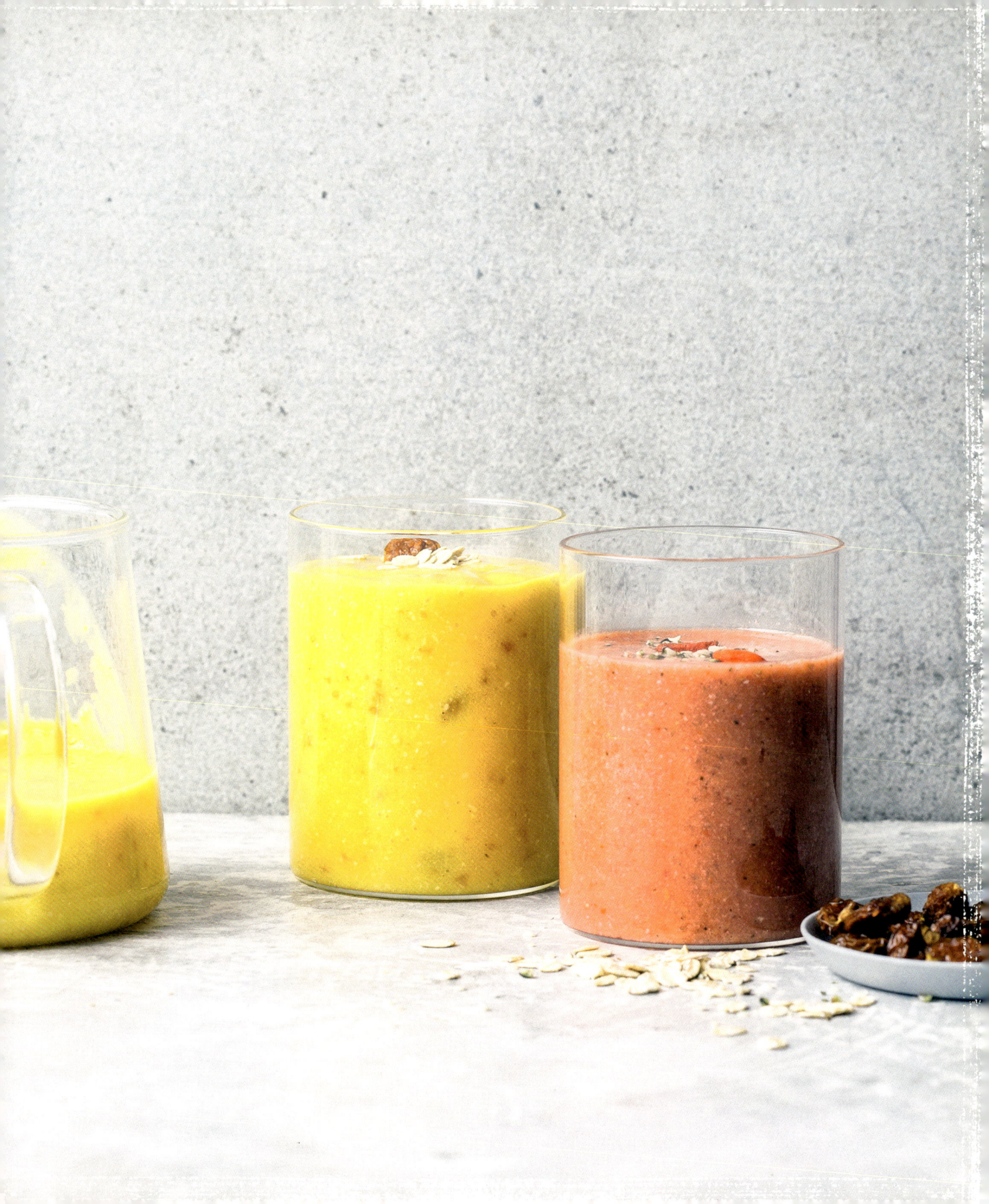

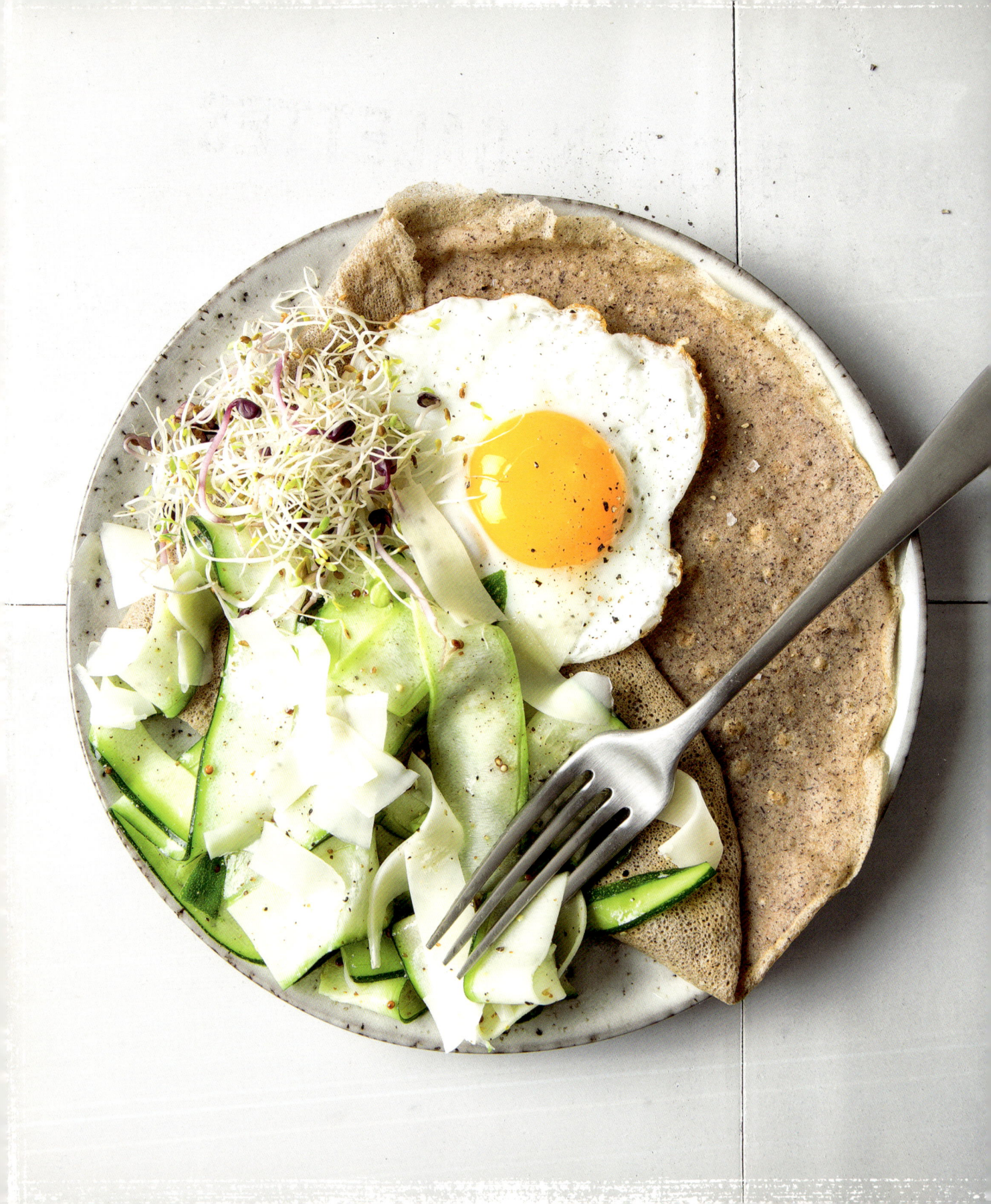

BUCHWEIZEN-GALETTES, BELEGT

SPIEGELEI, KÄSE, ROHE ZUCCHINI, SPROSSEN, SENF

Für 2 Portionen >> Vorbereitung: 25 Min. >> Garzeit: 5 Min. >> Ruhezeit: 1 Nacht

FÜR DIE GALETTES
(ETWA 8 STÜCK)
150 G BUCHWEIZENMEHL
3 G SALZ
1 EI
2 EL RAPSÖL, PLUS ETWAS ÖL ZUM BRATEN

FÜR DEN BELAG
½ ZUCCHINI
40 G BEAUFORT (FRANZÖSISCHER KUH-ROHMILCHKÄSE)
1½ TL OLIVENÖL
2 EIER
1½ TL SENF
1 HANDVOLL GEMISCHTE SPROSSEN
FLEUR DE SEL, PFEFFER

Die Galettemasse am Vorabend zubereiten: Mehl und Salz in eine Schüssel geben. Mit 350 ml Wasser, dem Ei und dem Öl verrühren. Über Nacht in den Kühlschrank stellen.

Ist die Masse zu fest, noch etwas Wasser unterrühren. Eine Pfanne auf dem Herd erhitzen und mit Öl ausreiben. Etwas Galettemasse hineingießen, dünn auf dem Pfannenboden verteilen und 2 Minuten braten. Die Galette wenden und von der anderen Seite ebenfalls 2 Minuten braten. Mit der restlichen Masse weitere Galettes backen, wie beschrieben. Pfannkuchen, die nicht sofort gebraucht werden, können in Frischhaltefolie gewickelt im Kühlschrank aufbewahrt oder eingefroren werden. Zwei Galettes im Ofen warm halten oder kurz vor dem Sevieren in der Pfanne aufwärmen.

Die Zucchini waschen, trocken tupfen und mit dem Sparschäler in Streifen schneiden. Den Käse würfeln.

Eine Bratpfanne mit Öl ausreiben und 2 Spiegeleier darin braten. Leicht mit Fleur de Sel und Pfeffer würzen.

Zum Servieren die warmen Galettes mit Senf bestreichen, je ein Spiegelei in die Mitte setzen und die Zucchinistreifen, Käsewürfel und Sprossen rundherum verteilen. Zum Schluss mit Olivenöl beträufeln.

Nährwert pro Galette:
Kalorien 364 kcal / Proteine 16 g / Kohlenhydrate 16,5 g / Fett 26 g

BELEGTES VOLLKORNBROT

AVOCADO, ZITRONE, HÜTTENKÄSE UND SONNENBLUMENKERNMUS

Für 2 Portionen >> *Zubereitung: 6 Min.*

- 1 AVOCADO
- ½ ZITRONE
- 2 SCHEIBEN VOLLKORNBROT
- 1 EL SONNENBLUMENKERNMUS (ODER MUS VON ANDEREN KERNEN ODER NÜSSEN)
- 2 EL HÜTTENKÄSE
- 1 TL GEMISCHTE KERNE UND SAMEN
- FLEUR DE SEL, PFEFFER

Die Avocado halbieren, entsteinen und schälen. Die Hälften in Scheiben schneiden. Den Saft der Zitrone auspressen.

Das Brot toasten. Jede Scheibe mit dem Sonnenblumenkernmus bestreichen und jeweils eine halbe Avocado darauf arrangieren. Den Hüttenkäse auf dem Brot verteilen, mit Zitronensaft beträufeln und mit den Kernen und Samen bestreuen. Mit Fleur de Sel und Pfeffer würzen.

Variationen:

- Anstelle von Sonnenblumenkernmus Hummus oder Algentatar verwenden.
- Ein paar Blätter Spinat oder Rucola, Sprossen oder frische Kräuter dazugeben.

Nährwert pro Portion:
Kalorien 516 kcal / Proteine 14 g / Kohlenhydrate 45,5 g / Fett 31 g

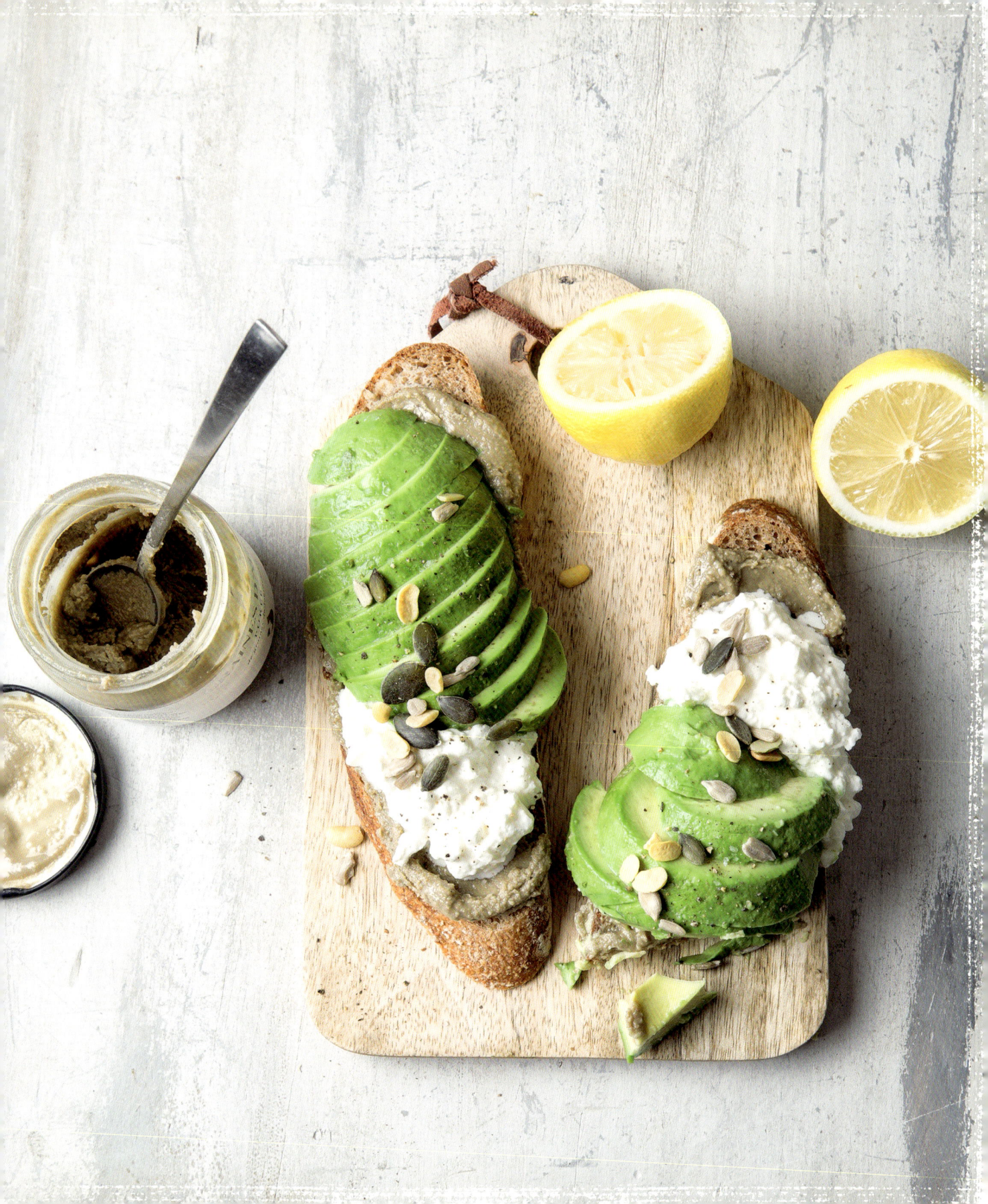

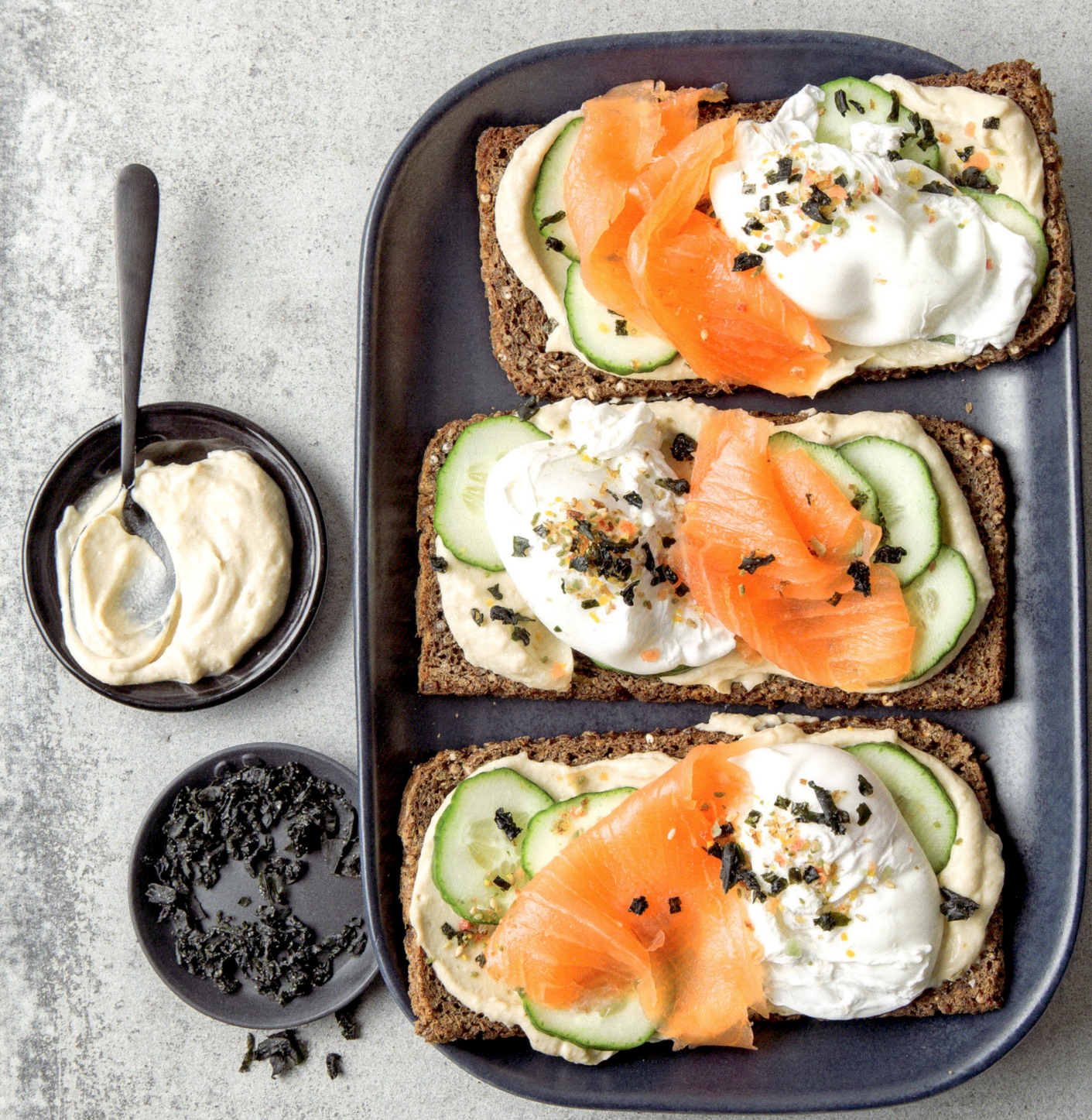

BELEGTES SCHWARZBROT

POCHIERTE EIER, EDAMAME-HUMMUS, LACHS UND ALGEN

Für 2 Portionen >> Vorbereitung: 6 Min. >> Garzeit: 5 Min.

- ¼ GURKE
- 1 EL WEISSWEINESSIG
- 2 EIER
- 2 SCHEIBEN SCHWARZBROT
- 2 EL HUMMUS (AUS DEM BIOLADEN)
- 2 SCHEIBEN RÄUCHERLACHS
- 1 TL ALGENFLOCKEN (AUS DEM BIOLADEN)
- 1 TL GOMASIO (SESAMSALZ; AUS DEM BIOLADEN)

Die Gurke waschen und in Scheiben schneiden.

Einen mittelgroßen Topf zu drei Vierteln mit Wasser füllen, den Essig dazugeben und das Wasser zum Kochen bringen. Jedes Ei in eine Tasse aufschlagen.

Sobald das Wasser kocht, die Temperatur reduzieren und das erste Ei pochieren. Dafür das Wasser am besten umrühren, sodass ein Strudel in der Mitte entsteht. Das Ei in diesen Strudel gleiten lassen, damit sich das Eiweiß um das Eigelb legt. Das zweite Ei danach ebenso pochieren.

Das Broat toasten und mit Hummus bestreichen. Gurkenscheiben, Lachs und pochiertes Ei auf den Brotscheiben arrangieren. Mit Algenflocken und Gomasio bestreuen.

Nährwert pro Portion:
Kalorien 470 kcal / Proteine 25 g / Kohlenhydrate 47 g / Fett 20 g

VOLLKORN-SANDWICH

GURKE, RÜHREI, SPINAT, HÄHNCHEN

Für 2 Portionen >> Vorbereitung: 20 Min. >> Garzeit: 8 Min.

1 HÄHNCHENBRUSTFILET
OLIVENÖL
2 EIER
½ GURKE
5 EL GRIECHISCHER JOGHURT
1 EL SENF
4 SCHEIBEN VOLLKORNBROT
1 HANDVOLL BABYSPINAT
SALZ, PFEFFER

Das Hähnchenbrustfilet in einer Pfanne oder auf dem Grill mit ein paar Tropfen Olivenöl 6 Minuten braten, dabei nach der Hälfte der Zeit wenden. In Scheiben schneiden und beiseitestellen.

Die Eier in eine Schüssel aufschlagen und mit der Gabel verquirlen. Mit je einer Prise Salz und Pfeffer würzen. In einer kleinen Pfanne ein paar Tropfen Olivenöl bei mittlerer Temperatur erhitzen, die verquirlten Eier hineingießen und unter gelegentlichem Rühren stocken lassen.

Die Gurke waschen und in sehr feine Scheiben schneiden. In einer kleinen Schüssel den Joghurt mit dem Senf verrühren, mit Salz und Pfeffer abschmecken.

Die Brote mit der Senfcreme bestreichen. Zwei Scheiben mit Gurken, Hähnchenfleisch, Rührei und Spinat belegen und dann mit den beiden restlichen Brotscheiben abdecken.

Nährwert pro Portion:
Kalorien 676 kcal / Proteine 35 g / Kohlenhydrate 80 g / Fett 24 g

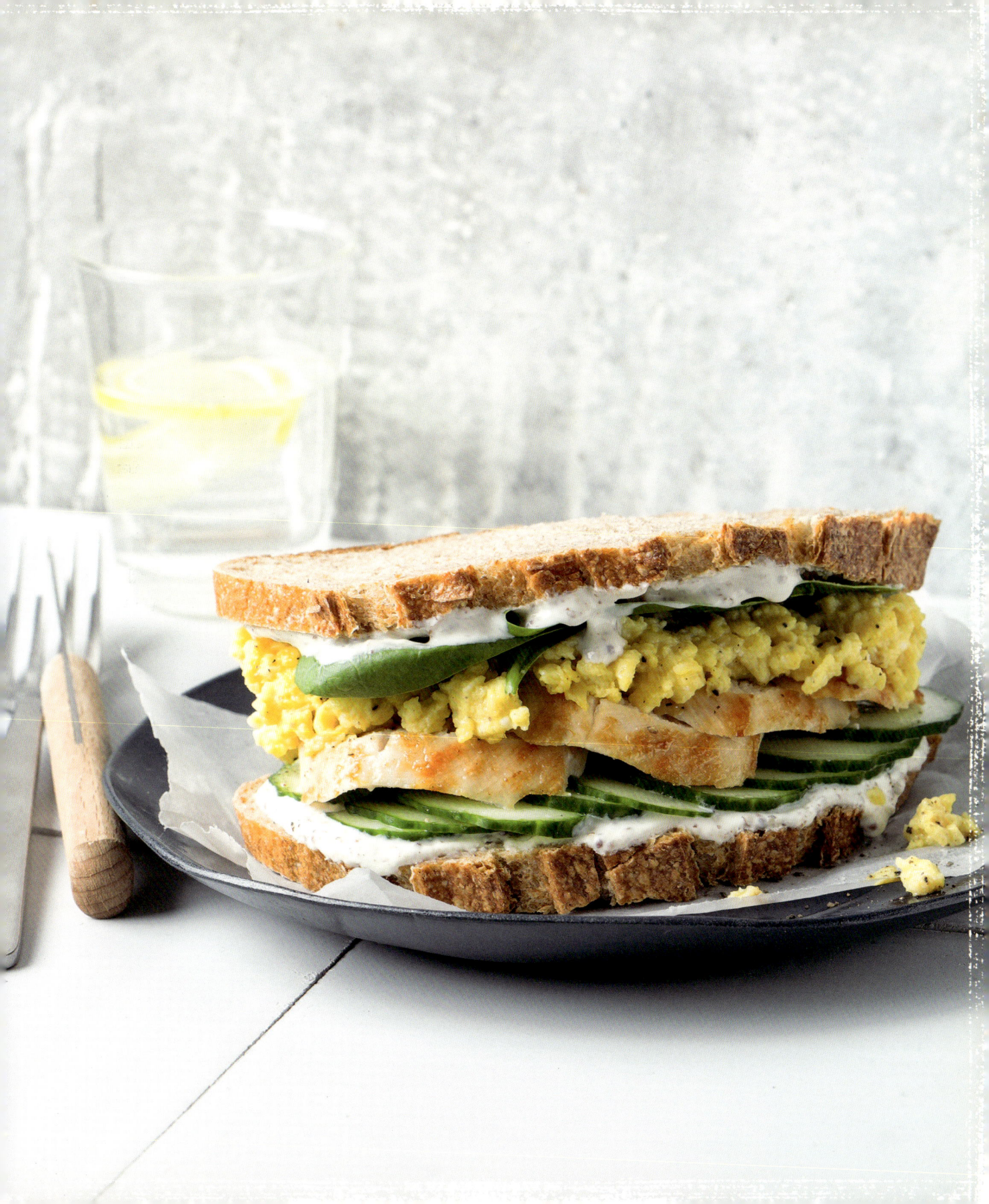

ANTIOXIDANTIEN-SÄFTE

OBST UND GEMÜSE *Für 1 Glas · Zubereitung: 5 Min.*

2 MÖHREN, 1 GRÜNER APFEL (GRANNY SMITH), 1 KLEINE ROTE BETE, 1 STÜCK (1 CM) INGWER

Möhren und Apfel waschen, Rote Bete schälen. Alles in Stücke schneiden und mit dem Ingwer durch den Entsafter treiben. Den Saft umrühren und sofort genießen.

Nährwert pro 100 ml: Kalorien 67 kcal / Proteine 2,5 g / Kohlenhydrate 9,5 g / Fett 2 g

GREEN DETOX *Für 1 Glas · Zubereitung: 5 Min.*

1 GRÜNER APFEL (GRANNY SMITH), 2 BLATT GRÜNKOHL, 1 STANGE SELLERIE, ½ GURKE, 1 HANDVOLL SPINAT

Alles waschen, in Stücke schneiden und durch den Entsafter treiben. Den Saft umrühren und sofort genießen.

Nährwert pro 100 ml: Kalorien 80 kcal / Proteine 2 g / Kohlenhydrate 17 g / Fett 0,5 g

YELLOW POWER *Für 1 Glas · Zubereitung: 5 Min.*

1 GRÜNER APFEL (GRANNY SMITH), 1 KLEINE GELBE BETE (ODER 2 MÖHREN), 2 BIO-ORANGEN, 1 STÜCK (1 CM) FRISCHE KURKUMA

Apfel und Gelbe Bete waschen und in Stücke schneiden. Die Orangen schälen.

Apfel, Gelbe Bete, Orangen und Kurkuma durch den Entsafter treiben. Den Saft umrühren und sofort genießen.

Nährwert pro 100 ml: Kalorien 67 kcal / Proteine 1,5 g / Kohlenhydrate 14,5 g / Fett 0,5 g

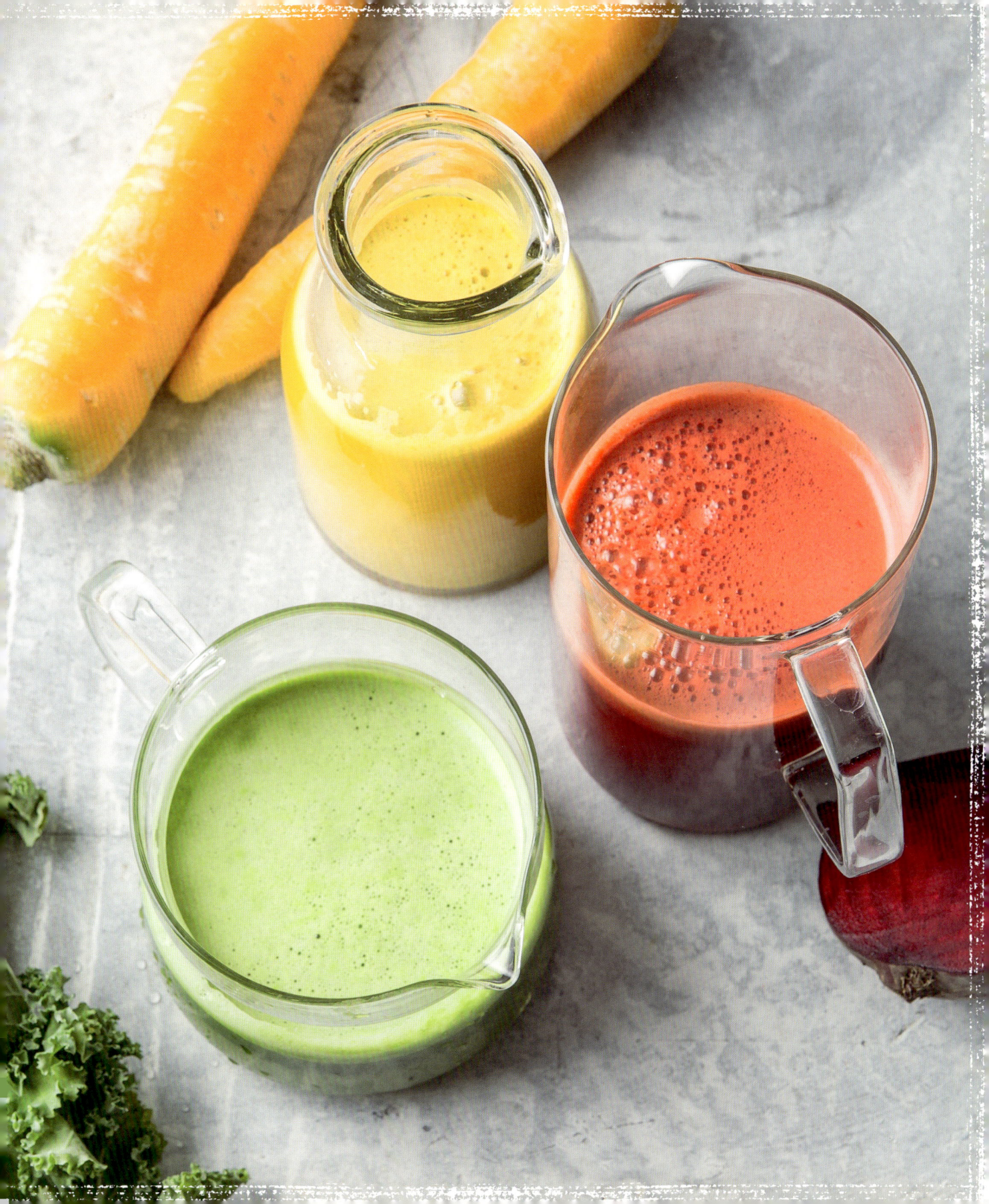

BEGEGNUNGEN MIT SPORTLERN

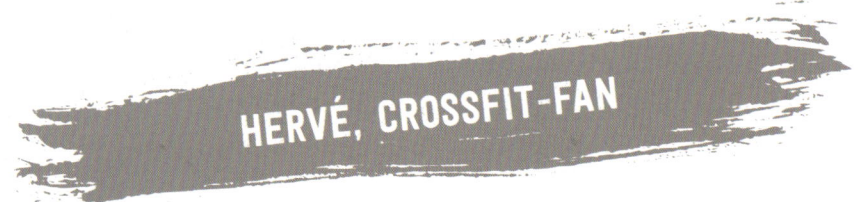

HERVÉ, CROSSFIT-FAN

Hervé hat zum Wachwerden seine ganz eigene Routine entwickelt: Zwei Stunden CrossFit jeden Morgen, bevor er zur Arbeit geht ... CrossFit ist eine Fitness-Trainingsmethode, die für erhöhte körperliche Leistungsfähigkeit und Ausdauer sorgt.

»Ich habe mich entschlossen, mein Cross-Fit-Training am frühen Morgen zu machen, da ich weiß, dass ich zu diesem Zeitpunkt in Ruhe trainieren kann, ohne dass ich durch Anrufe beruflicher Art oder von Freunden gestört werde. Bevor ich zum Training gehe, esse ich in der Regel nichts. Falls ich mich ausgelaugt fühle, trinke ich etwas Orangensaft und esse ein paar Datteln, aber das kommt eher selten vor. Ich ziehe es vor, **Sport und Verdauung nicht zu kombinieren**, da beides den Körper deutlich beansprucht. Nüchtern fühle ich mich leicht, doch wenn ich vor dem Training esse, dann fühle ich mich meistens erschöpft.

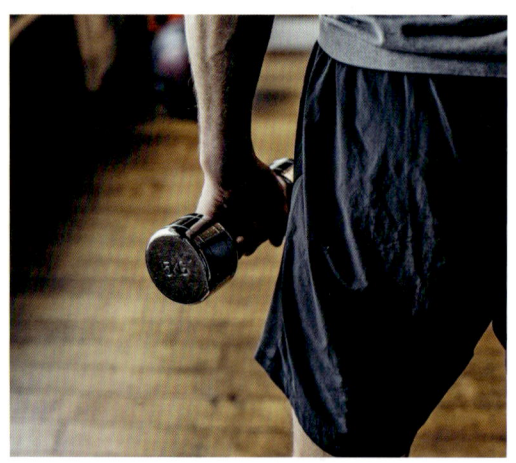

Nach dem Sport habe ich dann Hunger. Wenn ich vom Training direkt zur Arbeit gehe, nehme ich mir einen selbst gemachten, gut zu transportierenden Obst-Shake (Orange, Birne, Aprikose – je nach Saison) mit Haferflocken, Gojibeeren, Cashewkernen, Rosinen und Haselnussmilch mit – etwa 700 ml. Das ist ein **großes Frühstück**, die größte Mahlzeit des Tages, denn ich halte mich an die Volksweisheit: **Frühstücken wie ein Kaiser, Mittagessen wie ein König, Abendessen wie ein Bettelmann.** Das hilft mit dabei, mein Gewicht zu halten.

Mittags und abends esse ich viel frisches Gemüse, angemacht mit Olivenöl oder Kokosmilch und abgeschmeckt mit Gewürzen, ergänzt durch Getreide und Hülsenfrüchte und nur wenig Fleisch (ein- bis zweimal pro Woche). Ich versuche, es ganz aus meiner Ernährung zu streichen, habe bisher aber noch nicht den Weg gefunden, mich mit einer 100 Prozent vegetarischen Ernährung satt zu fühlen. Daran muss ich noch arbeiten. Wenn man daran gewöhnt ist, täglich Fleisch zu

BEGEGNUNGEN MIT SPORTLERN

essen, muss man ziemlich umdenken, um sich Mahlzeiten ohne vorstellen zu können. Aber natürlich erlaube ich mir auch Ausnahmen, wenn ich weiß, dass sie gut zubereitet sind (Hausmannskost, Fleisch, Dessert). **Bei industriell verarbeiteten Lebensmitteln mache ich allerdings keine Kompromisse**, ich vermeide sie, wo ich kann. Ich habe mich auch entschieden, auf tierische Milchprodukte (Joghurt, Milch, Butter, Käse) zu verzichten und habe recht schnell die Vorteile gespürt: **Ich fühle mich leichter und habe eine bessere Verdauung**. Wenn ich mich auf diese Weise gesund und ausgewogen ernähre, **mit wenig Fleisch und ohne Milchprodukte**, fühle ich mich auch im Training gut. Wenn ich mich aber über längere Zeit nicht an diese Grundsätze halte, dann spüre ich schnell die Erschöpfung.«

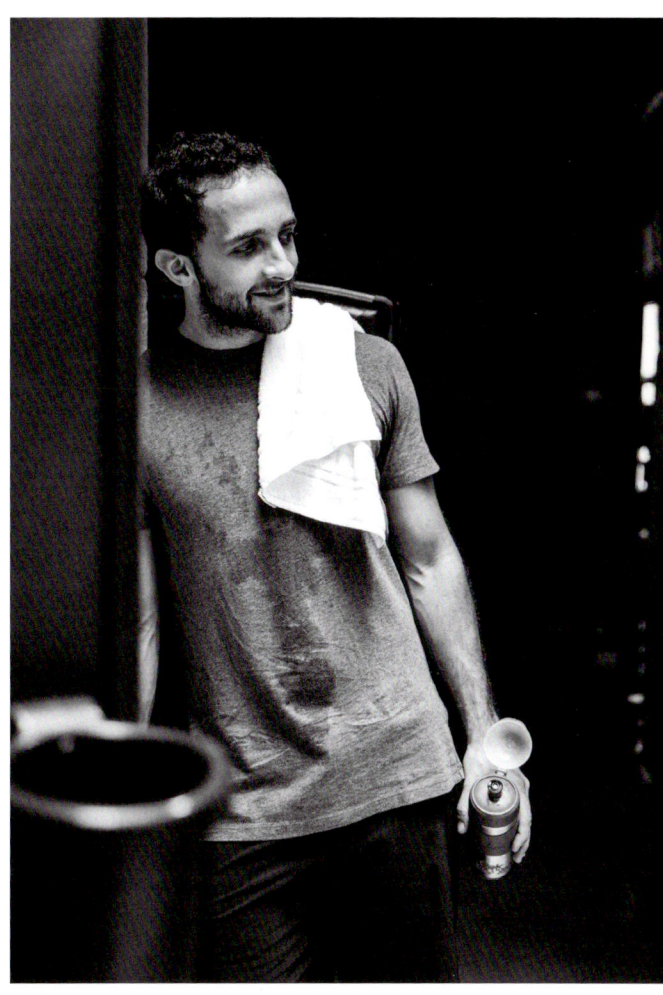

Hervés Lieblingszutaten: Cashewkerne hat er in einer großen Brotbox immer dabei und nascht tagsüber davon. Hochwertiges Olivenöl (in Bioqualität und aus erster Kaltpressung) zum Kochen und Abschmecken.

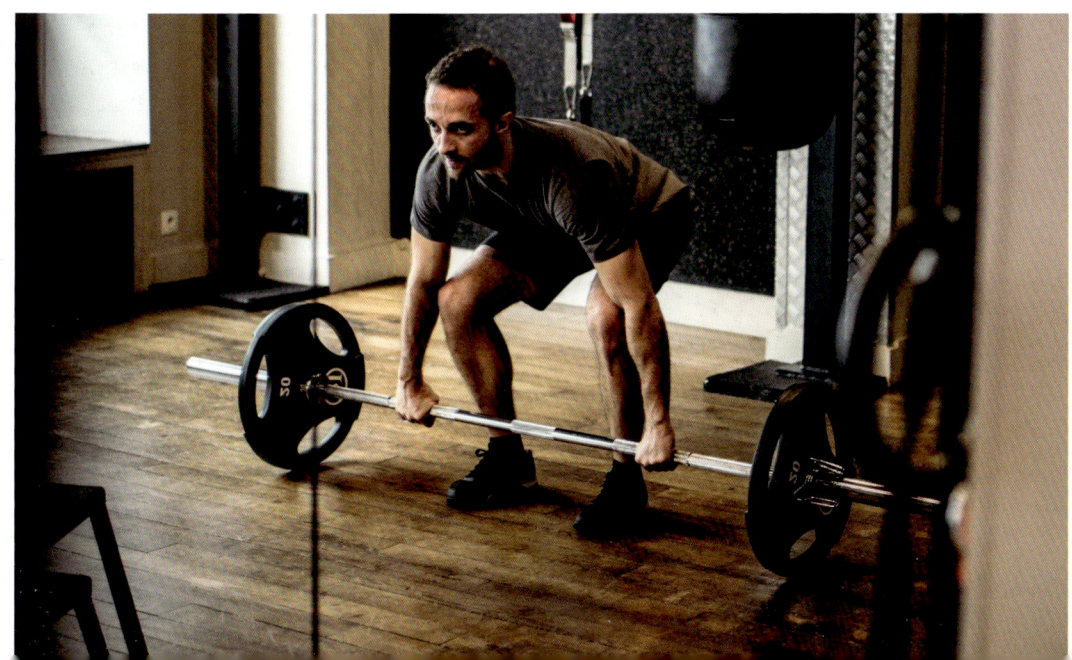

SÜSSKARTOFFEL-PANCAKES

Ergibt 15 Pancakes >> *Vorbereitung: 20 Min.* >> *Garzeit: 15 Min.*

1 KLEINE SÜSSKARTOFFEL (400 G GEGARTES FRUCHTFLEISCH)
4 EIER
50 G DINKELMEHL (ODER WEIZENMEHL)
½ PÄCKCHEN BACKPULVER
400 ML BUTTERMILCH
SALZ UND FRISCH GEMAHLENER SCHWARZER PFEFFER (FÜR EINE SALZIGE VERSION) ODER
1 EL ROHRZUCKER (FÜR EINE SÜSSE VARIANTE)
PFLANZENÖL ZUM BRATEN

Die Süßkartoffel schälen, würfeln und 10 Minuten dämpfen.

Die gegarte Süßkartoffel zusammen mit Eiern, Mehl und Backpulver im Mixer zu einer glatten Masse verarbeiten. Die Buttermilch nach und nach dazugießen. Nach Belieben mit Salz und Pfeffer oder dem Zucker abschmecken.

Eine Crêpepfanne bei mittlerer Temperatur erhitzen und sehr leicht mit Öl fetten (überschüssiges Öl mit Küchenpapier entfernen). Eine Kelle der Masse in die heiße Pfanne gießen, auf dem Boden verteilen und 1 Minute backen, dann wenden und 1 Minute von der anderen Seite backen. Die übrigen Pancakes ebenso backen.

Die Pancakes zum Beispiel mit frischem Obst (Bananen, Beeren), Ahornsirup oder Honig servieren.

Nährwert pro Pancake:
Kalorien 67 kcal/Proteine 2,5 g/Kohlenhydrate 9,5 g/Fett 2 g

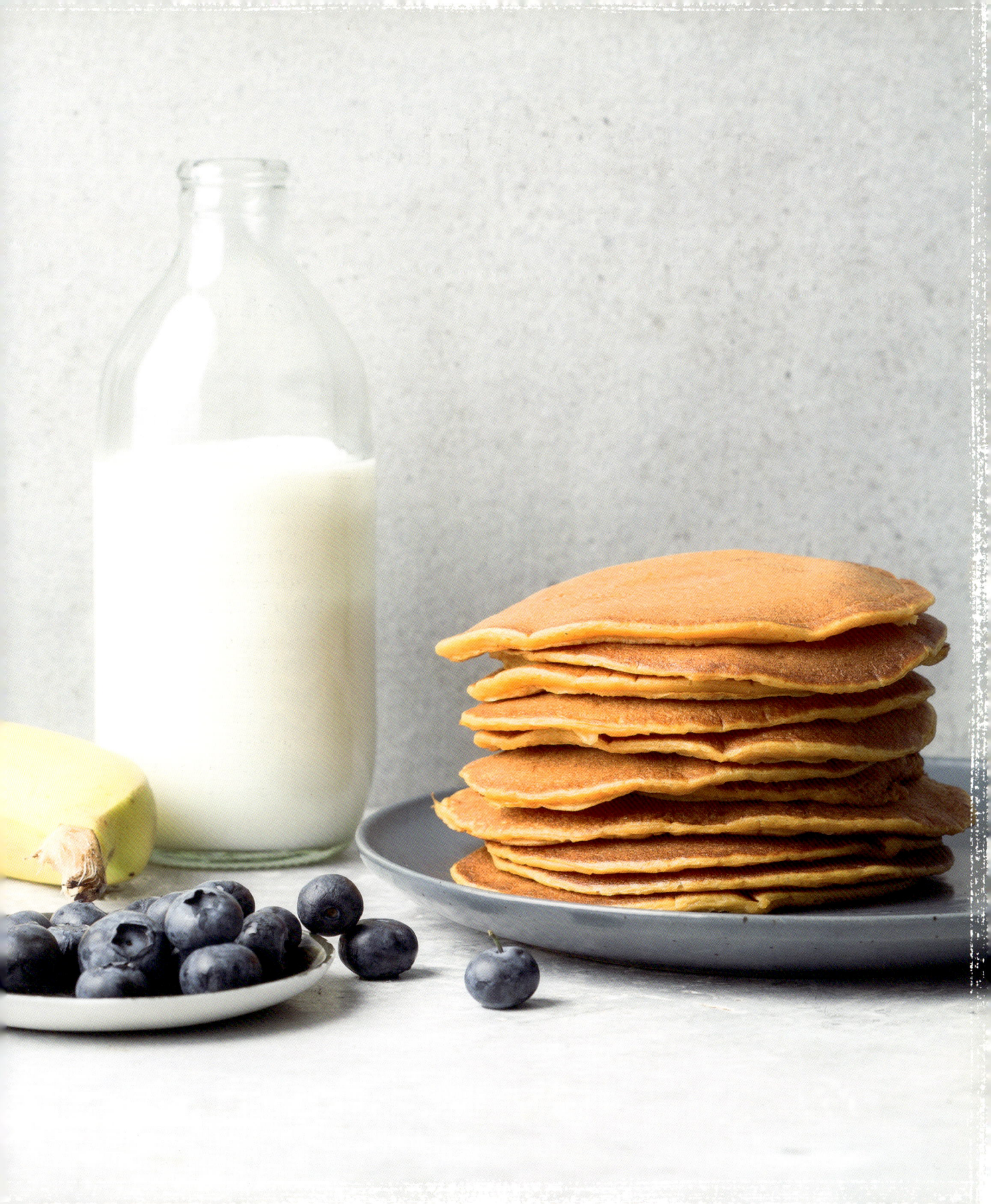

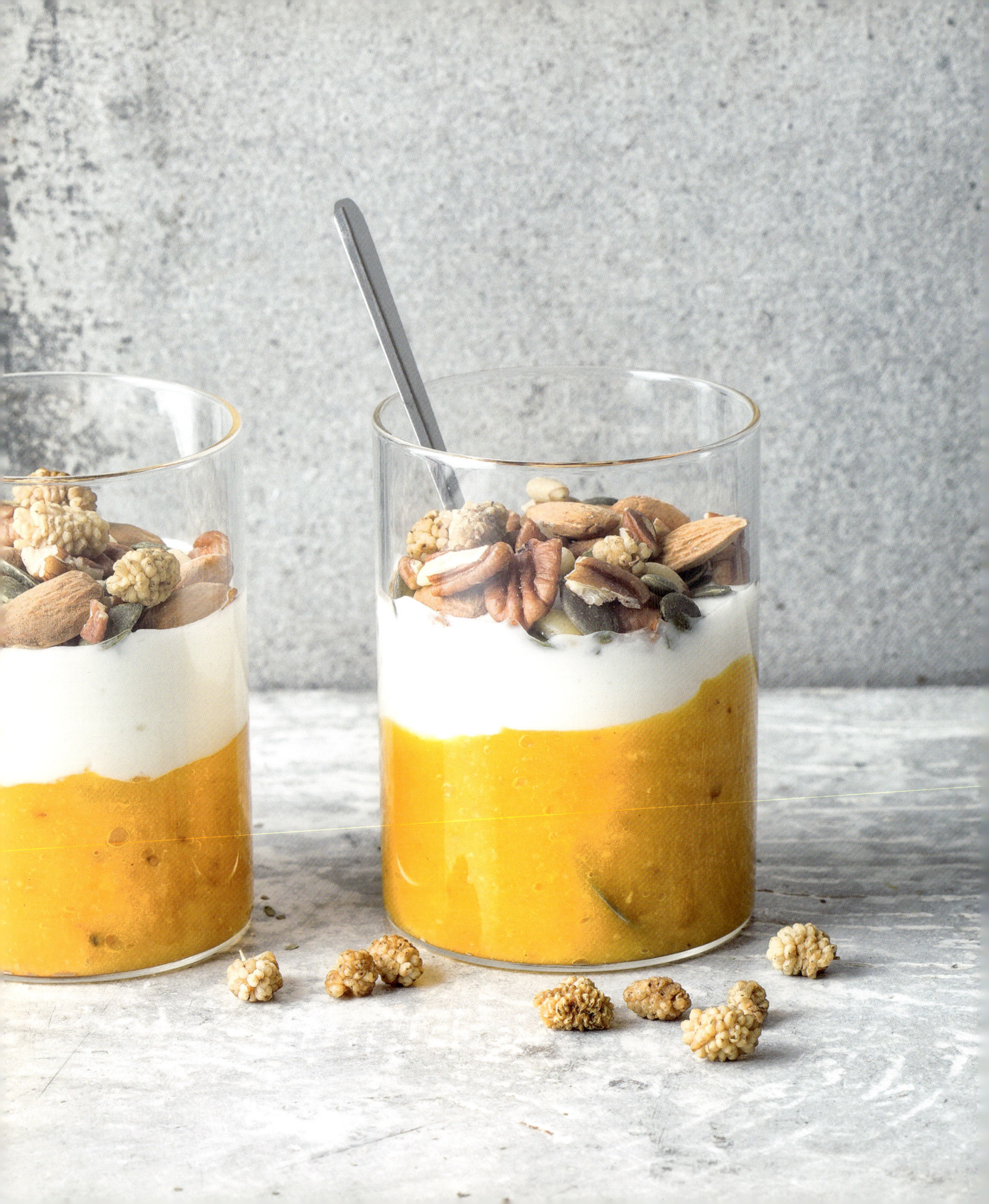

Die SNACKS

BASISWISSEN

Kleine Zwischenmahlzeiten füllen die Energiespeicher wieder auf und verhindern Heißhungerattacken. Die Snacks vor dem Sport müssen leicht verdaulich sein und die Energie und Nährstoffe für ein effizienteres Training liefern. Snacks nach dem Training sollten die Regeneration unterstützen, wenn es bis zur nächsten Mahlzeit noch dauert.

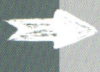 Je nach sportlichem Ziel und Trainingsplan können 1 bis 3 Snacks pro Tag verzehrt werden. In den meisten Fällen ist 1 Snack aber ausreichend.

 Wenn zwischen zwei Hauptmahlzeiten mehr als 5 Stunden liegen, wie das zwischen Mittag- und Abendessen häufig der Fall ist, sollte ein Snack eingeplant werden.

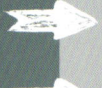 In der Regel sollte man Zwischenmahlzeiten 1,5 Stunden vor dem Training oder direkt danach einnehmen, falls die nächste Mahlzeit mehr als 1 Stunde nach dem Training stattfinden wird.

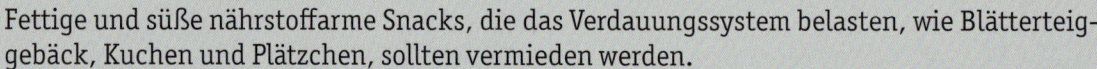 Fettige und süße nährstoffarme Snacks, die das Verdauungssystem belasten, wie Blätterteiggebäck, Kuchen und Plätzchen, sollten vermieden werden.

DIE ZUSAMMENSETZUNG DER SNACKS HÄNGT VON DER ART, DAUER UND INTENSITÄT DER KÖRPERLICHEN BELASTUNG AB SOWIE VON DER VERDAULICHKEIT. IM FOLGENDEN GEHT ES UM SNACKS VOR DEM SPORT (FÜR SNACKS NACH DEM SPORT SIEHE SEITE 40).

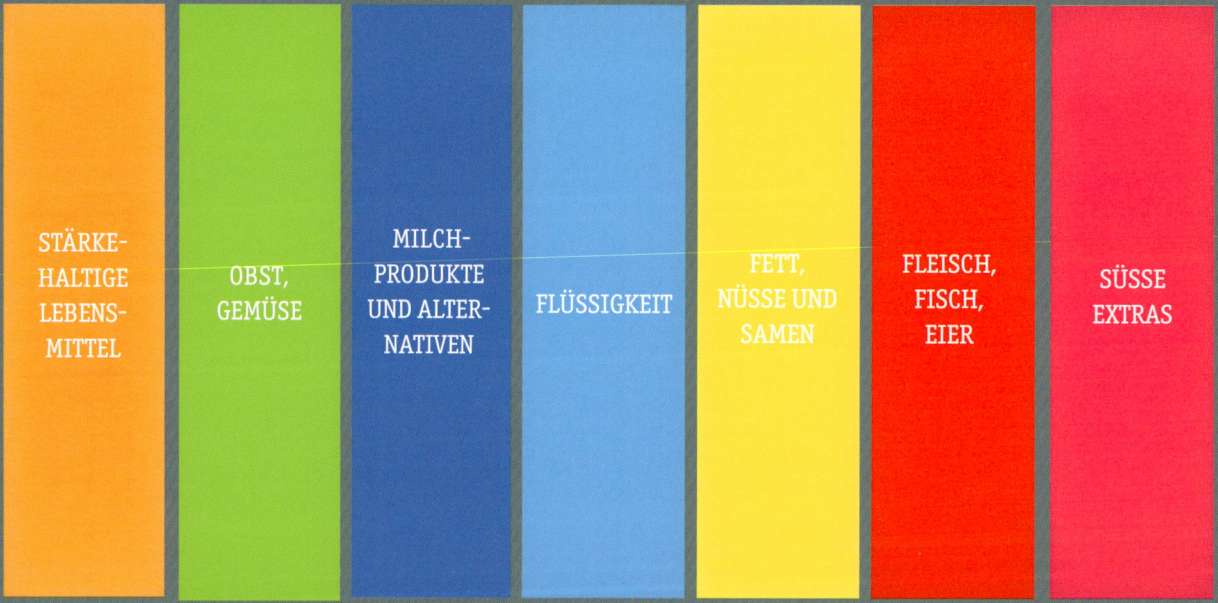

① **KEIN TRAINING ODER LEICHTE MAHLZEIT:**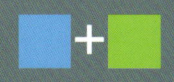

② **LEICHTES HUNGERGEFÜHL UND TRAINING MITTLERER INTENSITÄT:**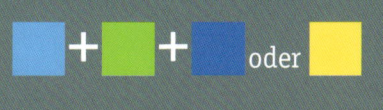

③ **STARKER HUNGER UND TRAINING HOHER INTENSITÄT:**

🟥 bei starker Muskelbeanspruchung

🟥 bei hohem Energieverbrauch

ZU BEVORZUGEN:

🟧 Haferflocken, Mehrkornbrot, Sauerteigbrot, Schwarzbrot, Basmatireis …

🟦 fettarme Milch, Quark (20 %), Naturjoghurt, Ziegenmilchjoghurt, Sojajoghurt, pflanzliche Milch (Soja-, Mandel-, Reismilch), Schafsfrischkäse …

🟨 Walnüsse, Mandeln, Avocado, Chiasamen, Leinsamen, Olivenöl, Butter …

🟥 Putenfleisch, Hähnchenbrustfilet, hart gekochtes Ei …

🟥 Honig, Ahornsirup, Kokosblütenzucker, stark entölter Kakao …

Rezepte dafür finden Sie auf den folgenden Seiten.

ZU VERMEIDEN:

🟧 Puffmais, Puffreis, Reiswaffeln, Toastbrot, gesüßte Getreideflocken, Brötchen …

🟦 Käse, Fruchtjoghurt, aromatisierter Joghurt, gesüßte Milch …

🟥 Wurst und Schinken

🟥 Industriell verarbeitete Brotaufstriche, gesüßtes Kakaopulver, gesüßte Kekse, süßes Hefegebäck, Blätterteig, Kuchen und Torten …

🟩 Fruchtnektar, industriell verarbeiteter Fruchtsaft, Obstkonserven (in Sirup) …

Alle industriell verarbeiteten Lebensmittel.

ZEIT FÜR DIE VERDAUUNG:

- Je näher das Training rückt, desto besser sind leicht verdauliche Lebensmittel.
- Weniger als 1 Stunde vor dem Training sollte man nur sehr leicht verdauliche Lebensmittel wie eine Banane, Fruchtkompott, verdünnten Fruchtsaft oder ein paar Trockenfrüchte zu sich nehmen.
- Wenn Sie vor dem Training keine Zeit für eine Zwischenmahlzeit hatten und die letzte Mahlzeit schon länger zurückliegt, können Sie ein Sportgetränk oder einen Energieriegel mitnehmen.

DIE SNACKS

VOR DEM SPORT

MÜSLIRIEGEL

KÜRBISKERNE, PISTAZIEN UND GETROCKNETE APRIKOSEN

Ergibt etwa 10 Müsliriegel >> *Vorbereitung: 10 Min.* >> *Garzeit: 25 Min.*

- 70 G AGAVENDICKSAFT
- 3 EL PFLANZENÖL
- 50 G GETROCKNETE APRIKOSEN
- 40 G MANDELKERNE
- 30 G KÜRBISKERNE
- 20 G PISTAZIENKERNE
- 150 G GROBE HAFERFLOCKEN
- 120 G FEINE HAFERFLOCKEN
- 60 G NUSSMUS
- 50 G HONIG
- 20 G ROHRROHRZUCKER
- FLEUR DE SEL

Den Backofen auf 160 °C vorheizen.

Agavendicksaft und Öl in einem kleinen Topf erhitzen und gut verrühren.

Die Aprikosen in Stücke schneiden und die Mandelkerne hacken. In eine große Schüssel geben und mit Kürbiskernen, Pistazien, Haferflocken, dem Nussmus, der Agavendicksaft-Mischung, Honig und Zucker sowie einer Prise Fleur de Sel sorgfältig mischen.

Eine quadratische oder rechteckige Backform mit Backpapier auslegen und die Mischung gleichmäßig darin verteilen. Im vorgeheizten Ofen 25 Minuten backen.

Aus dem Ofen nehmen und 5 Minuten ruhen lassen. Dann in Riegel schneiden und vollständig abkühlen lassen.

Nährwert pro 1 Müsliriegel:
Kalorien 280 kcal/Proteine 7 g/Kohlenhydrate 33 g/Fett 13 g

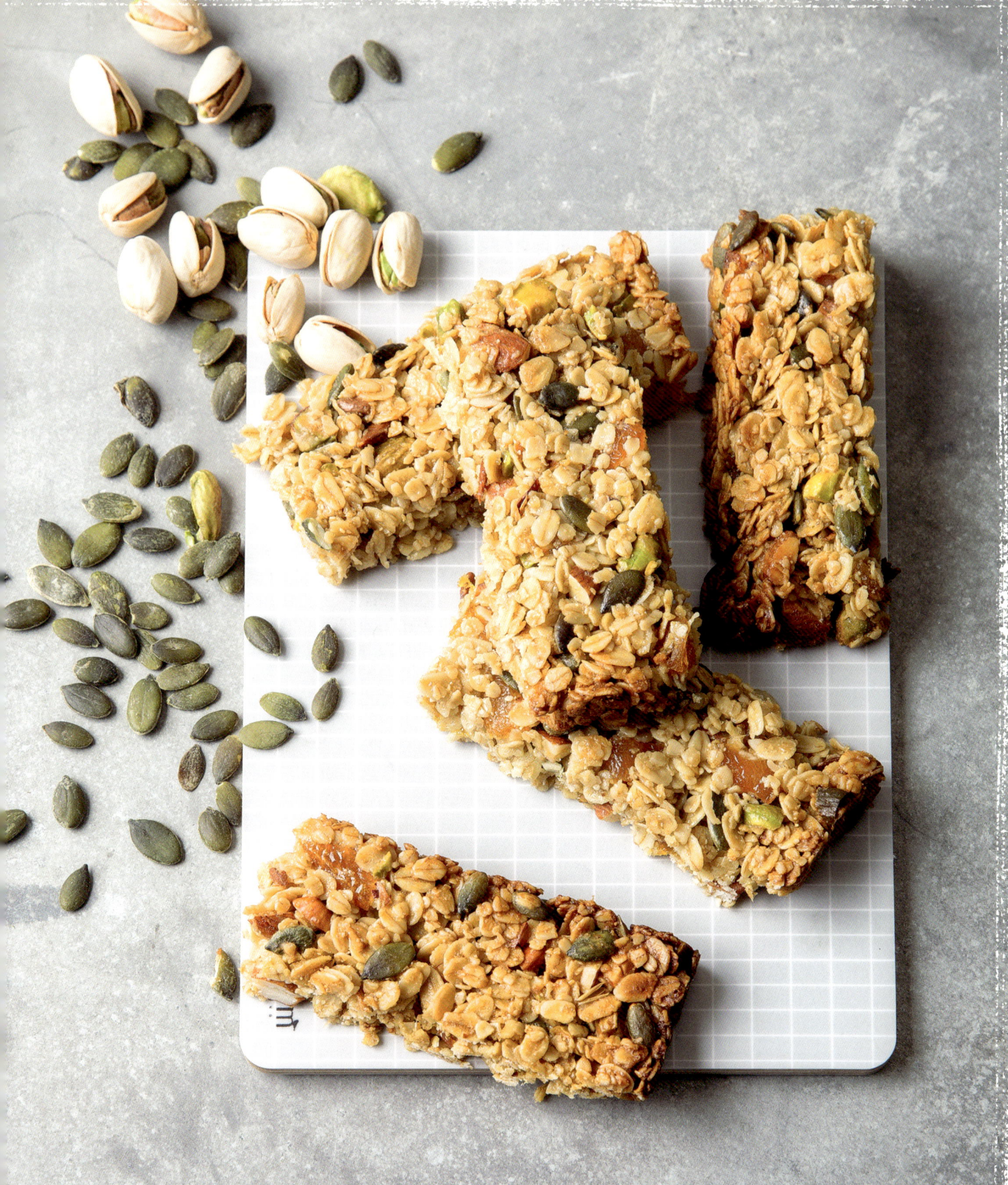

VOR DEM SPORT UND WÄHREND DES SPORTS (LANGES TRAINING)

RAW ENERGY BALLS

ERDNUSSMUS UND KAKAO

Ergibt 3 Bällchen · Zubereitung: 5 Min.

6 DATTELN, 1½ GEHÄUFTE EL ERDNUSSMUS, 1 EL ROHES KAKAOPULVER, 1 TL CHIASAMEN, 1 EL HAFERFLOCKEN, 2 EL KAKAO-NIBS

Die Datteln entsteinen und in die Küchenmaschine geben. Mit Erdnussmus, Kakao, Chiasamen und Haferflocken zerkleinern, bis die Masse gerade eben zusammenhält. Aus der Masse Kugeln à 30 g formen und in den Kakao-Nibs wälzen.

Nährwert pro 1 Bällchen: Kalorien 225 kcal/Proteine 6,5 g/Kohlenhydrate 21,5 g/Fett 12,5 g

CASHEWKERNE, APRIKOSE, GOJIBEERE UND KOKOS

Ergibt 3 Bällchen · Zubereitung: 5 Min.

1 GEHÄUFTER EL CASHEWKERNMUS, 6 GETROCKNETE APRIKOSEN (SOFT), 1 EL GOJIBEEREN, 1 EL KOKOSRASPEL, 1 TL CHIASAMEN, 1 HANDVOLL KOKOS-CHIPS

Cashewkernmus, Aprikosen, Gojibeeren, Kokosraspel und Chiasamen in der Küchenmaschine zerkleinern, bis die Masse gerade eben zusammenhält. Kugeln à 30 g daraus formen und in den Kokos-Chips wälzen.

Nährwert pro 1 Bällchen: Kalorien 137 kcal/Proteine 3,5 g/Kohlenhydrate 13 g/Fett 8 g

MANDEL, FEIGE UND MATCHA

Ergibt 3 Bällchen · Zubereitung: 5 Min.

1 GEHÄUFTER EL MANDELMUS, 4 GETROCKNETE FEIGEN (SOFT), 1 EL QUINOAFLOCKEN, 1 TL CHIASAMEN, 1 EL GEMAHLENE MANDELN, MATCHAPULVER

Mandelmus, Feigen, Quinoaflocken, Chiasamen und gemahlene Mandeln in der Küchenmaschine zerkleinern, bis die Masse gerade eben zusammenhält. Zu Kugeln à 30 g formen und in Matchapulver wälzen.

Nährwert pro 1 Bällchen: Kalorien 179 kcal/Proteine 4,5 g/Kohlenhydrate 21,5 g/Fett 8 g

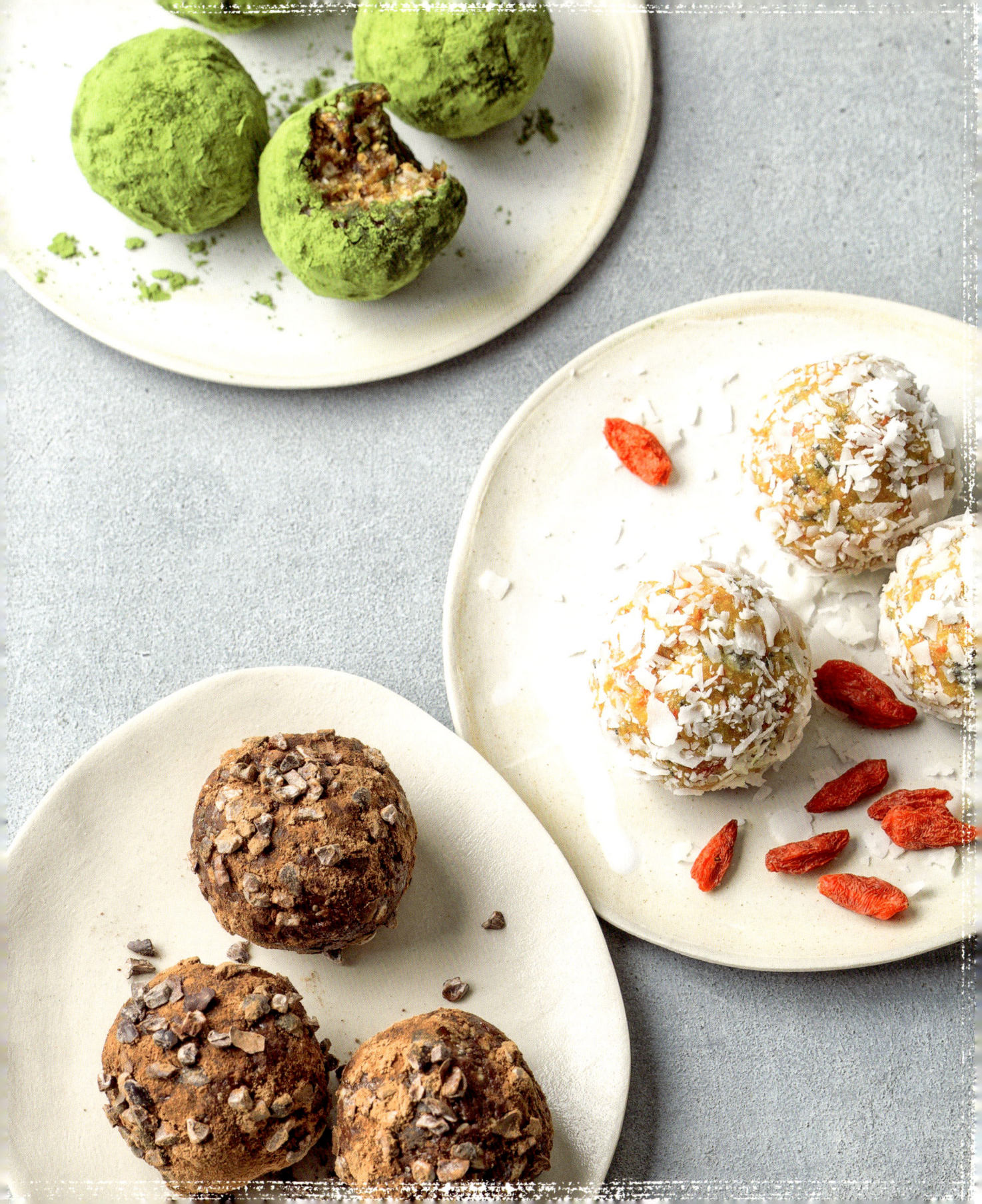

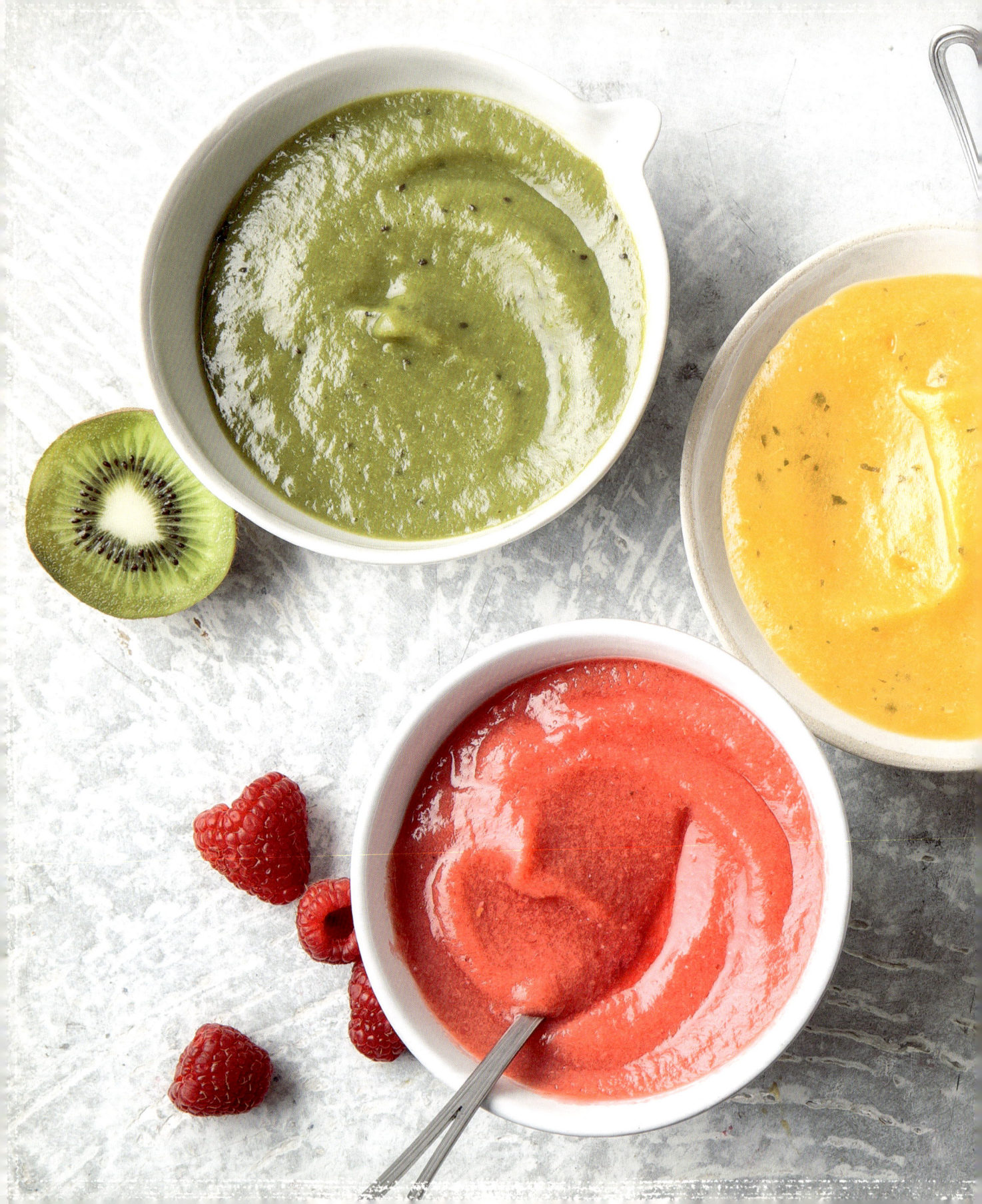

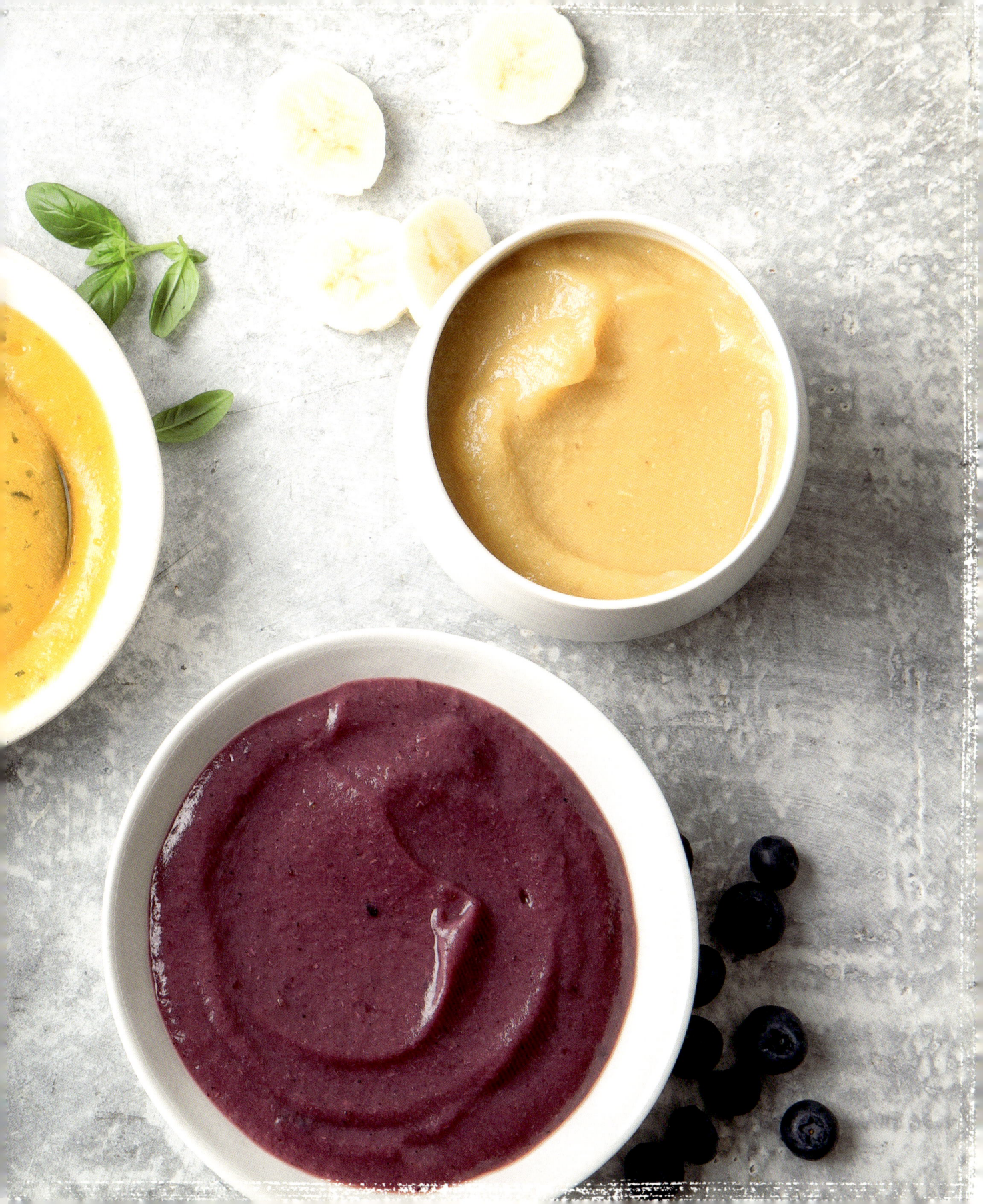

VOR DEM SPORT

FRUCHTKOMPOTT

APFEL, BANANE, KIWI UND CHLORELLA

Vorbereitung: 5 Min. · Garzeit: 20 Min.

2 ÄPFEL, 2 BANANEN, 2 KIWIS, 1 TL HONIG, 1 EL CHLORELLAPULVER

Das Obst schälen, die Äpfel vom Kerngehäuse befreien und alles in Stücke schneiden. Zusammen mit 100 ml Wasser in einen Topf geben und abgedeckt bei schwacher Hitze etwa 20 Minuten köcheln lassen. Im Mixer pürieren, dabei Honig und Chlorellapulver untermischen. Das Kompott bis zum Servieren kühl stellen.

Nährwert pro 100 g: Kalorien 80 kcal/Proteine 0 g/Kohlenhydrate 20 g/Fett 0 g

APFEL, BIRNE, BANANE UND ACEROLA

Vorbereitung: 5 Min. · Garzeit: 20 Min.

2 ÄPFEL, 2 BIRNEN, 2 BANANEN, 1 TL AGAVENDICKSAFT, 1 EL ACEROLAPULVER

Das Obst schälen und in Stücke schneiden, Kerngehäuse entfernen. Die Fruchtstücke zusammen mit 100 ml Wasser in einen Topf geben und abgedeckt bei schwacher Hitze etwa 20 Minuten köcheln lassen. Im Mixer pürieren, dabei Agavendicksaft und Acerolapulver untermischen. Das Kompott bis zum Servieren kühl stellen.

Nährwert pro 100 g: Kalorien 80 kcal/Proteine 0 g/Kohlenhydrate 20 g/Fett 0 g

APFEL, BANANE, HEIDELBEERE UND AÇAI

Vorbereitung: 5 Min. · Garzeit: 20 Min.

2 ÄPFEL, 2 BANANEN, 150 G HEIDELBEEREN, 1 TL AGAVENDICKSAFT, 1 EL AÇAIPULVER

Äpfel und Bananen schälen, die Äpfel vom Kerngehäuse befreien und alles in Stücke schneiden. Die Heidelbeeren waschen. Die Früchte zusammen mit 100 ml Wasser in einen Topf geben und abgedeckt bei schwacher Hitze etwa 20 Minuten köcheln lassen. Im Mixer pürieren, dabei Agavendicksaft und Açaipulver untermischen. Das Kompott bis zum Servieren kühl stellen.

Nährwert pro 100 g: Kalorien 80 kcal/Proteine 0 g/Kohlenhydrate 20 g/Fett 0 g

APFEL, HIMBEERE, GRANATAPFEL

Vorbereitung: 5 Min. • Garzeit: 20 Min.

2 ÄPFEL, 1 BANANE, 200 G HIMBEEREN, ½ GRANATAPFEL, 1 TL HONIG

Äpfel und Banane schälen, die Äpfel vom Kerngehäuse befreien und alles in Stücke schneiden. Die Himbeeren waschen. Die Kerne aus dem Granatapfel lösen. Äpfel, Banane und Himbeeren zusammen mit 100 ml Wasser in einen Topf geben und abgedeckt bei schwacher Hitze etwa 20 Minuten köcheln lassen. Honig und Granatapfelkerne untermischen. Im Mixer pürieren, dann durch ein Sieb streichen. Das Kompott bis zum Servieren kühl stellen.

Nährwert pro 100 g: Kalorien 80 kcal/Proteine 0 g/Kohlenhydrate 20 g/Fett 0 g

APFEL, MANGO, MARACUJA

Vorbereitung: 5 Min. • Garzeit: 20 Min.

2 ÄPFEL, 1 MANGO, 2 MARACUJAS, 100 ML KOKOSWASSER, 1 TL AGAVENDICKSAFT

Äpfel schälen, vom Kerngehäuse befreien und in Stücke schneiden, Mango schälen und das Fruchtfleisch vom Kern schneiden. Die Maracujas halbieren und das Fruchtmark herauslösen. Alles zusammen mit dem Kokoswasser in einen Topf geben und abgedeckt bei schwacher Hitze etwa 20 Minuten köcheln lassen. Im Mixer pürieren, dabei den Agavendicksaft untermischen. Das Kompott bis zum Servieren kühl stellen.

Nährwert pro 100 g: Kalorien 80 kcal/Proteine 0 g/Kohlenhydrate 20 g/Fett 0 g

APFEL, PFIRSICH, APRIKOSE

Vorbereitung: 5 Min. • Garzeit: 20 Min.

2 ÄPFEL, 2 PFIRSICHE, 2 APRIKOSEN, 3 BASILIKUMBLÄTTER, 1 TL HONIG

Äpfel schälen, vom Kerngehäuse befreien und in Stücke schneiden. Pfirsiche und Aprikosen waschen, entsteinen und in Stücke schneiden. Das Obst zusammen mit 100 ml Wasser und dem Basilikum in einen Topf geben und abgedeckt bei schwacher Hitze etwa 20 Minuten köcheln lassen. Im Mixer pürieren, dabei den Honig untermischen. Das Püree bis zum Servieren kühl stellen.

Nährwert pro 100 g: Kalorien 80 kcal/Proteine 0 g/Kohlenhydrate 20 g/Fett 0 g

VOR DEM SPORT

OBSTSALAT MIT ACEROLA

Für 4 Portionen >> Vorbereitung: 10 Min. >> Ruhezeit: 30 Min.

- 150 G ERDBEEREN
- 50 G HEIDELBEEREN
- 6 KUMQUATS
- 1 ZITRONE
- ¼ ANANAS
- 1 KIWI
- ½ PAPAYA
- 1 EL KOKOSBLÜTENZUCKER
- 1 EL ACEROLAPULVER

Erdbeeren, Heidelbeeren und Kumquats waschen. Die Kumquats halbieren. Den Saft der Zitrone auspressen. Ananas, Kiwi und Papaya schälen. Mit einem Löffel die Kerne aus der Papaya schaben und entsorgen. Die tropischen Früchte dann in Stücke schneiden. Die Stielansätze der Erdbeeren entfernen und die Beeren halbieren.

Das Obst in eine Schüssel füllen, Zitronensaft, Kokosblütenzucker und Acerolapulver zufügen und sorgfältig untermischen. Den Obstsalat vor dem Servieren 30 Minuten ziehen lassen.

Nährwert pro Portion:
Kalorien 112 kcal / Proteine 2 g / Kohlenhydrate 26 g / Fett 0 g

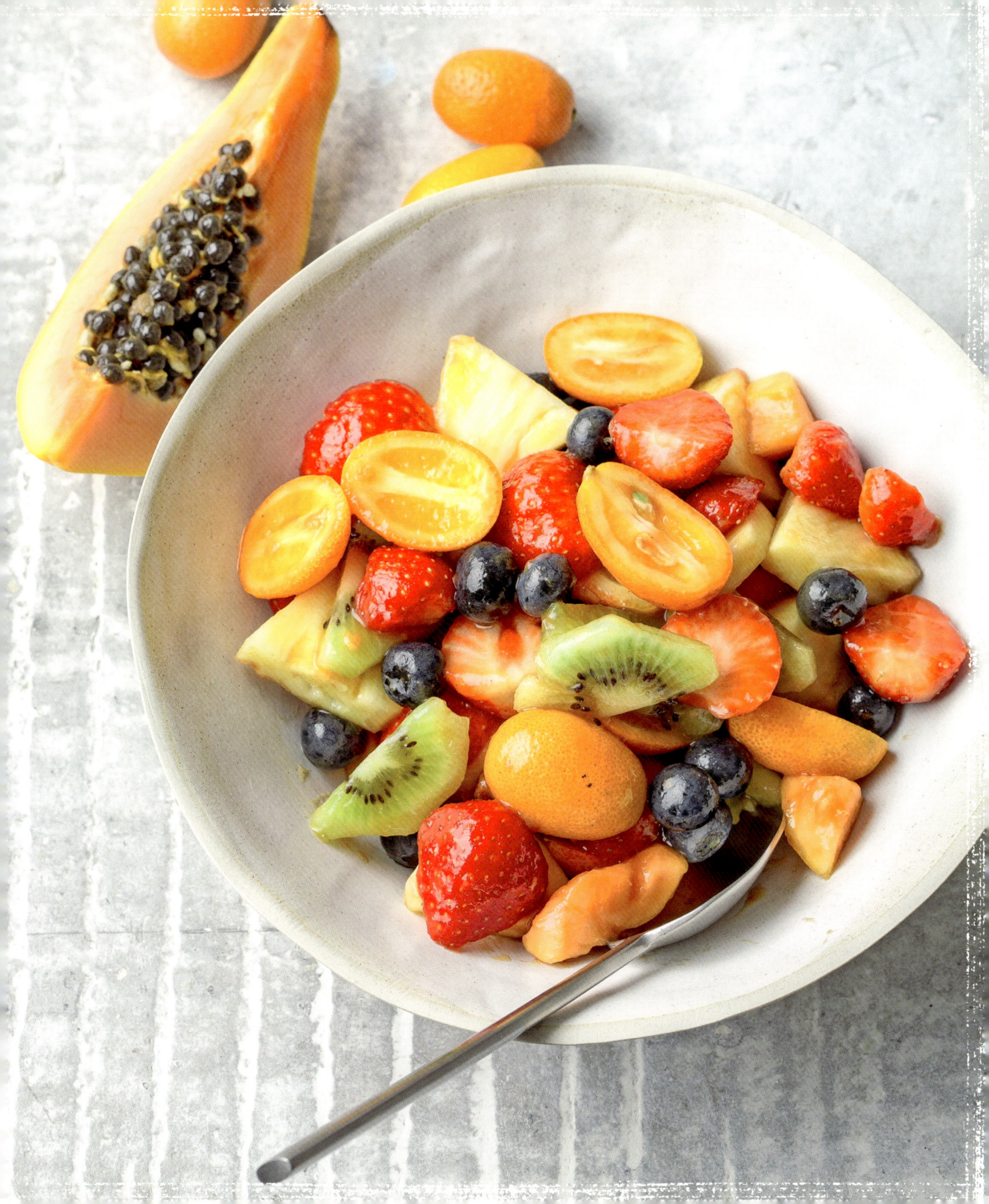

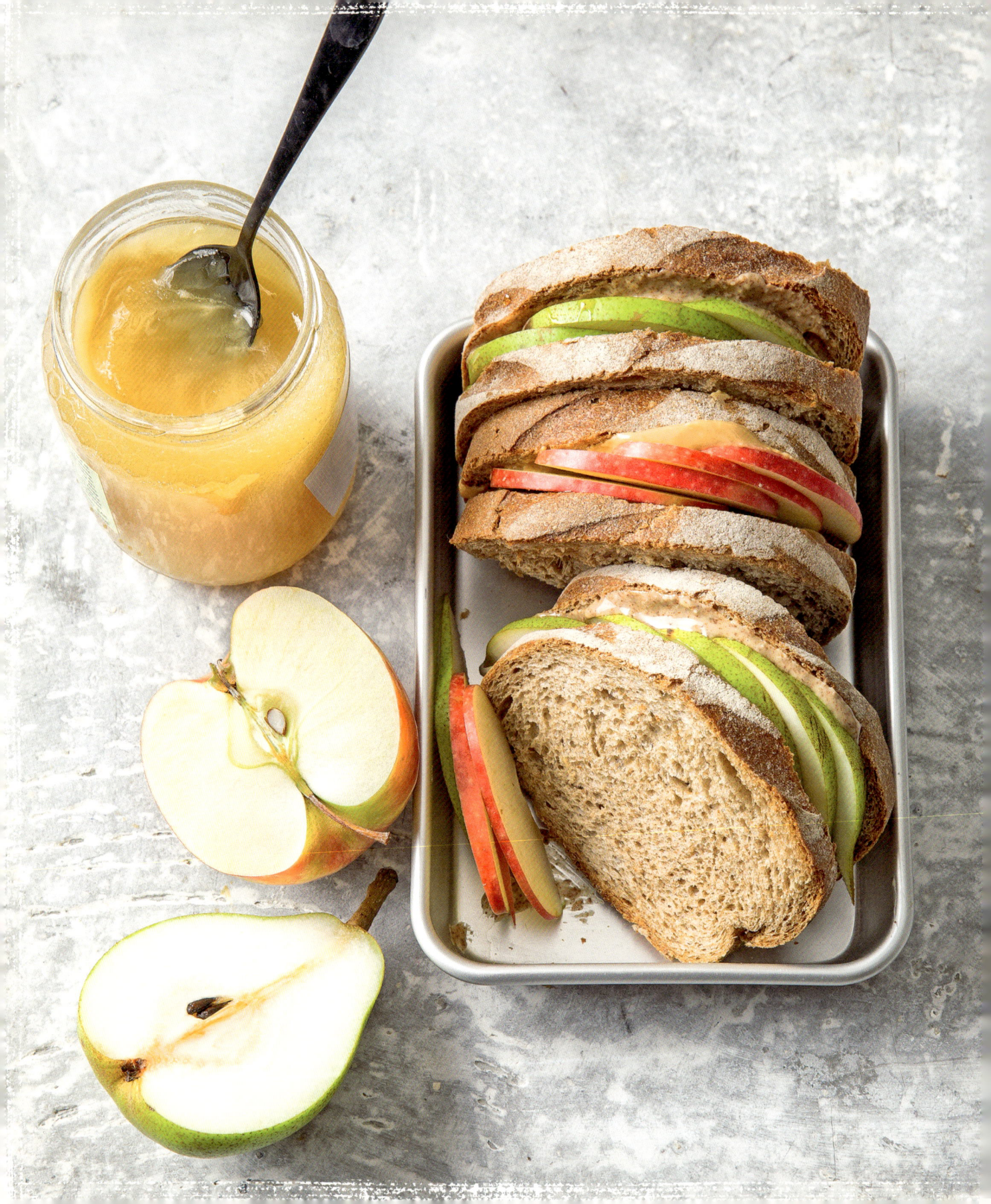

VOR UND NACH DEM SPORT

SÜSSE SANDWICHES

ERDNUSSMUS, APFEL UND HONIG

Ergibt 1 Sandwich · Zubereitung: 5 Min.

2 SCHEIBEN VOLLKORNBROT, 1 EL ERDNUSSMUS, 1 TL HONIG, 1 ROTER APFEL

Das Brot toasten und dann mit Erdnussmus und Honig bestreichen. Den Apfel waschen, vierteln, das Kerngehäuse entfernen. Die Viertel in feine Spalten schneiden. Die Apfelspalten auf einer Brotscheibe verteilen und mit der zweiten Scheibe abdecken.

Nährwert pro Sandwich: Kalorien 424 kcal / Proteine 11 g / Kohlenhyrdate 58 g / Fett 16,5 g

MANDELMUS, BIRNE UND AHORNSIRUP

Ergibt 1 Sandwich · Zubereitung: 5 Min.

2 SCHEIBEN VOLLKORNBROT, 1 EL MANDELMUS, 1 TL AHORNSIRUP, 1 BIRNE

Das Brot toasten und dann mit Mandelmus und Ahornsirup bestreichen. Die Birne waschen, vierteln und das Kerngehäuse entfernen. Die Viertel in feine Spalten schneiden. Die Birnenspalten auf einer Brotscheibe verteilen und mit der zweiten Scheibe abdecken.

Nährwert pro Sandwich: Kalorien 383 kcal / Proteine 11 g / Kohlenhydrate 44 g / Fett 18 g

VOR DEM SPORT

SÜSS BELEGTE BROTE

ERDNUSSMUS, BANANE UND AHORNSIRUP

Für 1 belegtes Brot · Zubereitung: 5 Min.

1 SCHEIBE VOLLKORNBROT, 1 EL ERDNUSSMUS, 1 BANANE, 1 TL AHORNSIRUP, 1 HANDVOLL PEKANNUSSKERNE, GEHACKT

Das Brot toasten und mit Erdnussmus bestreichen. Die Banane schälen und in feine Scheiben schneiden. Die Bananenscheiben auf dem Brot verteilen, mit Ahornsirup beträufeln und zum Schluss die gehackten Pekannusskerne darüberstreuen.

Nährwert pro Portion: Kalorien 473 kcal / Proteine 12 g / Kohlenhydrate 48 g / Fett 26 g

KOKOSMUS, MANGO UND AGAVENDICKSAFT

Für 1 belegtes Brot · Zubereitung: 5 Min.

1 SCHEIBE VOLLKORNBROT, 1 EL KOKOSMUS, ½ MANGO, 1 TL AGAVENDICKSAFT, 1 TL KOKOSFLOCKEN

Das Brot toasten und mit dem Kokosmus bestreichen. Die Mango schälen und in feine Spalten schneiden. Die Mangospalten auf dem Brot verteilen, mit Agavendicksaft beträufeln und zum Schluss die Kokosflocken darüberstreuen.

Nährwert pro Portion: Kalorien 388 kcal / Proteine 4,5 g / Kohlenhydrate 36 g / Fett 25 g

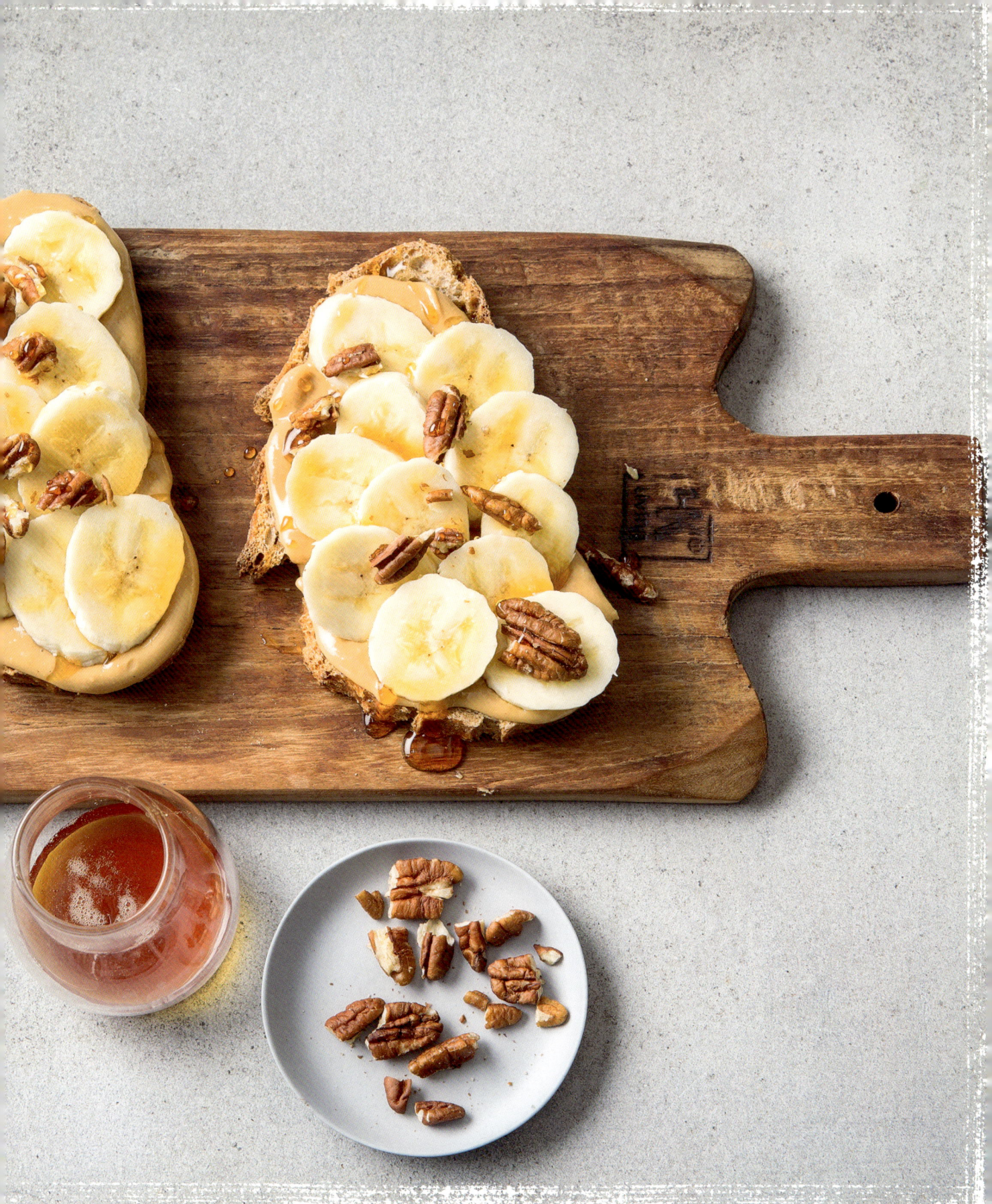

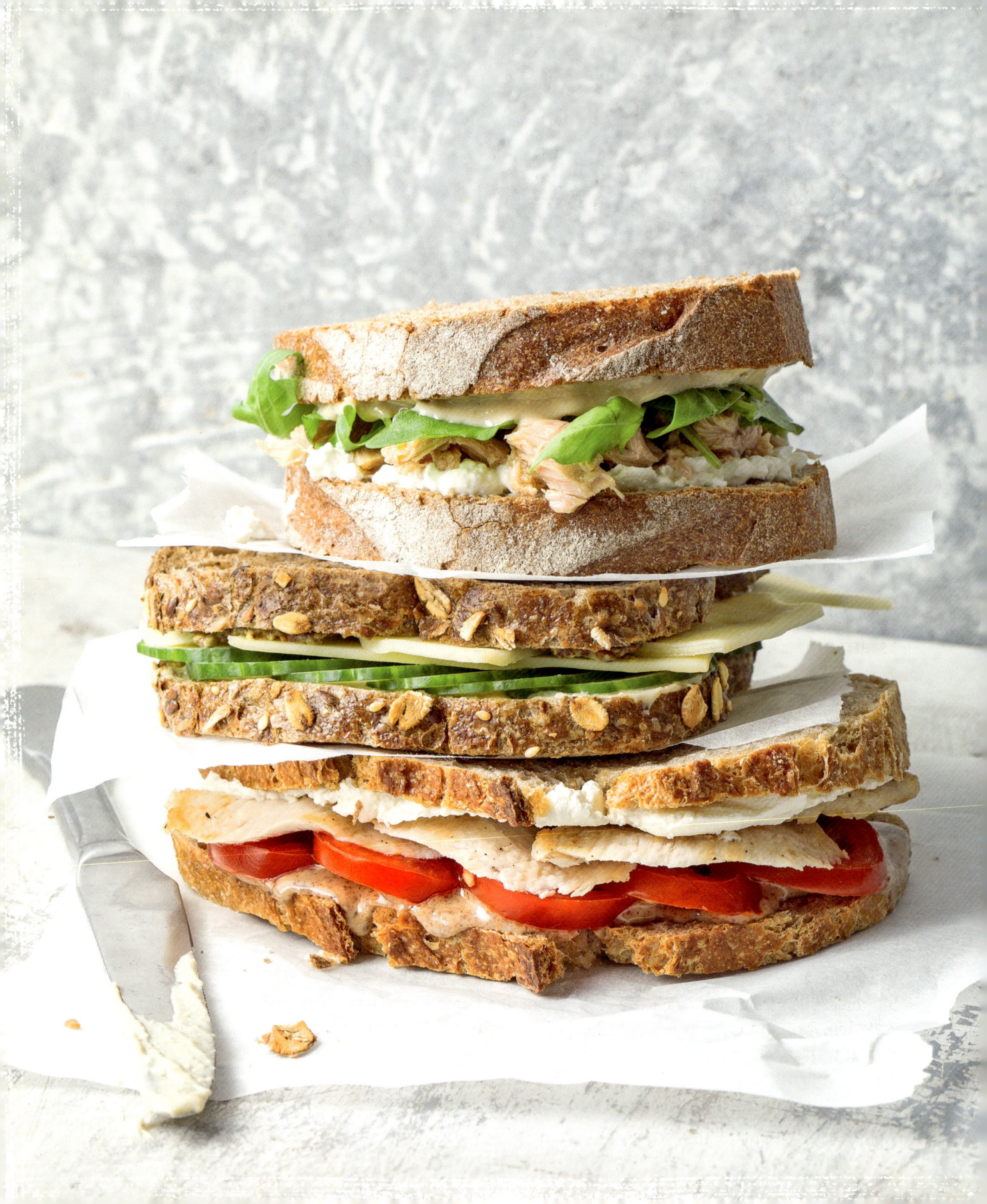

HERZHAFTE SANDWICHES

VOR UND NACH DEM SPORT

SENF, CASHEWKERNMUS, KÄSE UND GURKE

Ergibt 1 Sandwich · Zubereitung: 5 Min.

2 SCHEIBEN VOLLKORNBROT, 1 EL CASHEWKERNMUS, 1 GESTRICHENER EL SENF, ¼ GURKE, 2 SCHEIBEN COMTÉ

Das Brot toasten. Eine Scheibe mit Cashewkernmus, die andere mit Senf bestreichen.

Die Gurke waschen und in feine Scheiben schneiden, auf einer der Brotscheiben verteilen, dann den Käse darauflegen. Mit der restlichen Brotscheibe abdecken.

Nährwert pro Sandwich: Kalorien 371 kcal / Proteine 19 g / Kohlenhydrate 31 g / Fett 19 g

THUNFISCH, RUCOLA, RICOTTA UND SESAMMUS

Ergibt 1 Sandwich · Zubereitung: 5 Min.

2 SCHEIBEN VOLLKORNBROT, 1 EL RICOTTA, 1 EL SESAMMUS (TAHIN), ½ DOSE THUNFISCH, 1 HANDVOLL RUCOLA

Das Brot toasten. Eine Scheibe mit Ricotta, die andere mit Sesammus bestreichen.

Den Thunfisch abtropfen lassen und dann auf einer der beiden Scheiben verteilen, gefolgt von den Rucolablättern. Mit der restlichen Brotscheibe abdecken.

Nährwert pro Sandwich: Kalorien 400 kcal / Proteine 25 g / Kohlenhydrate 30 g / Fett 20 g

PUTE, TOMATE UND FRISCHKÄSE

Ergibt 1 Sandwich · Zubereitung: 5 Min.

2 SCHEIBEN VOLLKORNBROT, 1 EL FRISCHKÄSE, 1 EL WALNUSSMUS, 1 TOMATE, 1 KLEINES PUTENSCHNITZEL, GEBRATEN

Das Brot toasten. Eine Scheibe mit Frischkäse, die andere mit Walnussmus bestreichen.

Die Tomate waschen und in Scheiben schneiden. Die Tomatenscheiben auf einer der Brotscheiben verteilen. Das Putenschnitzel in Scheiben schneiden und auf den Tomatenscheiben arrangieren. Mit der restlichen Brotscheibe abdecken.

Nährwert pro Sandwich: Kalorien 371 kcal / Proteine 18,5 g / Kohlenhydrate 38,5 g / Fett 16 g

VOR DEM SPORT

RAW ENERGY COOKIES

Ergibt etwa 15 Cookies >> *Vorbereitung: 15 Min.*

- 1 BIO-ZITRONE
- 6 DATTELN
- 6 GETROCKNETE APRIKOSEN (SOFT)
- 1 EL SULTANINEN
- 1 EL GOJIBEEREN
- 50 G KOKOS-CHIPS
- 1 EL SCHWARZE SESAMSAMEN
- 2 EL HAFERFLOCKEN
- 30 G MANDELKERNE
- SALZ

Die Zitrone waschen und die Schale fein abreiben.

Die Datteln entsteinen. Zusammen mit Aprikosen, Sultaninen, Gojibeeren, Kokos-Chips, Sesamsamen, Haferflocken, Mandeln und einer Prise Salz in den Mixer geben und grob zerkleinern, bis sich die Zutaten verbinden.

Aus der Masse Kugeln à 30 g formen, in eine runde Ausstechform setzen und flach drücken, damit perfekte Kreise entstehen.

Die Cookies in einem luftdicht verschlossenen Behälter aufbewahren.

Nährwert pro Cookie:
Kalorien 63 kcal / Proteine 1 g / Kohlenhydrate 8 g / Fett 3 g

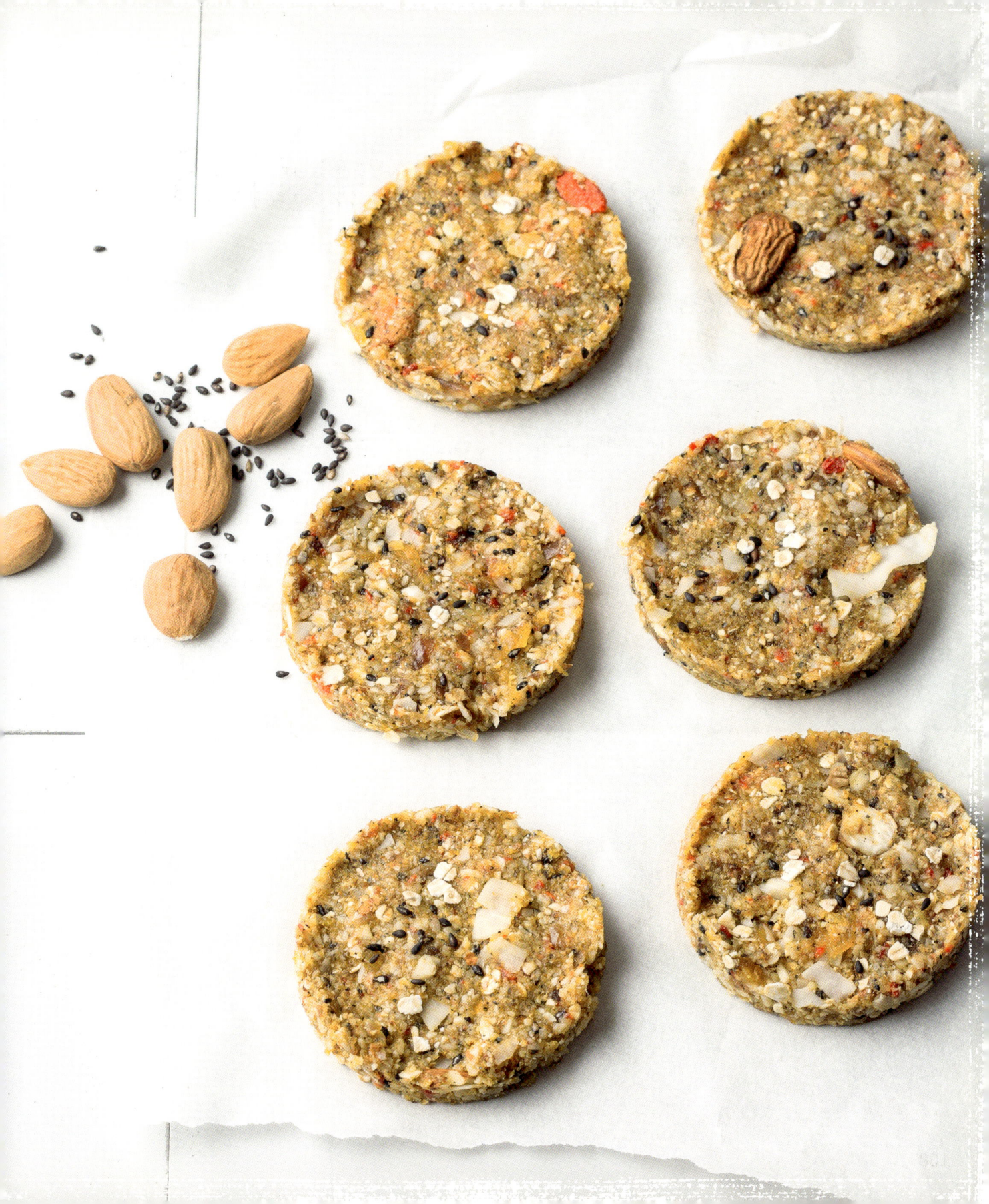

WÄHREND DES SPORTS

GELEE-HÄPPCHEN

APRIKOSE

Ergibt etwa 20 Würfel · Vorbereitung: 10 Min. · Garzeit: 5 Min. · Ruhezeit: 4 Std.

1 ZITRONE, 120 G APRIKOSEN, 2 G AGAR-AGAR, 80 G ZUCKER

Den Zitronensaft auspressen. Die Aprikosen waschen, entsteinen und das Fruchtfleisch zusammen mit dem Zitronensaft pürieren. Das Agar-Agar in einem kleinen Topf mit 150 ml Wasser verrühren, aufkochen und 1 Minute köcheln lassen. Den Zucker zufügen, erneut aufkochen und 1 Minute köcheln lassen. Das Aprikosenpüree sorgfältig unterrühren und noch 1 Minute köcheln lassen. Die Masse in kleine Silikonformen füllen und bei Raumtemperatur 4 Stunden gelieren lassen. Aus den Formen lösen und in einem luftdicht verschlossenen Behälter im Kühlschrank aufbewahren.

Nährwert pro Würfel: Kalorien 20 kcal / Proteine 0 g / Kohlenhydrate 5 g / Fett 0 g

ERDBEER-HIMBEER-VANILLE

Ergibt etwa 20 Würfel · Vorbereitung: 10 Min. · Garzeit: 5 Min. · Ruhezeit: 4 Std.

1 ZITRONE, 80 G ERDBEEREN, 30 G HIMBEEREN, 2 G AGAR-AGAR, 80 G ZUCKER, ½ TL GEMAHLENE VANILLE

Den Zitronensaft auspressen. Die Erdbeeren waschen und die Stielansätze entfernen. Erdbeeren und Himbeeren zusammen mit dem Zitronensaft pürieren. Das Agar-Agar in einem kleinen Topf mit 150 ml Wasser verrühren, aufkochen und 1 Minute köcheln lassen. Den Zucker und die Vanille zufügen, erneut aufkochen und 1 Minute köcheln lassen. Das Beerenpüree sorgfältig unterrühren und noch 1 Minute köcheln lassen. Die Masse in kleine Silikonformen füllen und bei Raumtemperatur 4 Stunden gelieren lassen. Aus den Formen lösen und in einem luftdicht verschlossenen Behälter im Kühlschrank aufbewahren.

Nährwert pro Würfel: Kalorien 20 kcal / Proteine 0 g / Kohlenhydrate 5 g / Fett 0 g

HEIDELBEER-BANANE

Ergibt etwa 20 Würfel · Vorbereitung: 10 Min. · Garzeit: 5 Min. · Ruhezeit: 4 Std.

1 ZITRONE, 30 G HEIDELBEEREN, ½ BANANE, 2 G AGAR-AGAR, 80 G ZUCKER, ½ TL GEMAHLENER INGWER

Den Zitronensaft auspressen. Die Heidelbeeren waschen. Die Banane schälen und mit den Heidelbeeren und dem Zitronensaft pürieren. Das Agar-Agar in einem kleinen Topf mit 150 ml Wasser verrühren, aufkochen und 1 Minute köcheln lassen. Den Zucker und den Ingwer zufügen, erneut aufkochen und 1 Minute köcheln lassen. Das Bananen-Beeren-Püree sorgfältig unterrühren und noch 1 Minute köcheln lassen. Die Masse in kleine Silikonformen füllen und bei Raumtemperatur 4 Stunden gelieren lassen. Aus den Formen lösen und in einem luftdicht verschlossenen Behälter im Kühlschrank aufbewahren.

Nährwert pro Würfel: Kalorien 20 kcal / Proteine 0 g / Kohlenhydrate 5 g / Fett 0 g

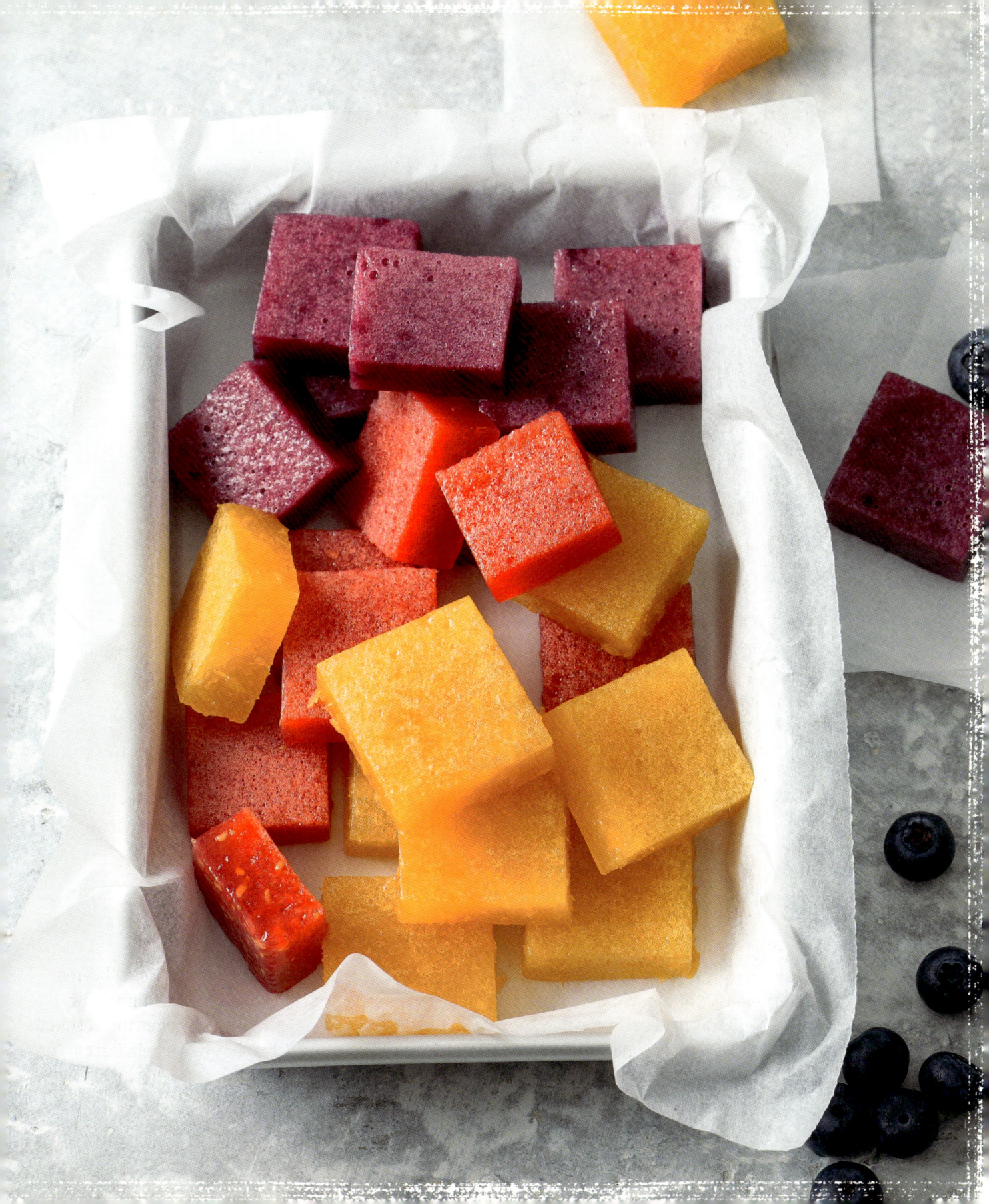

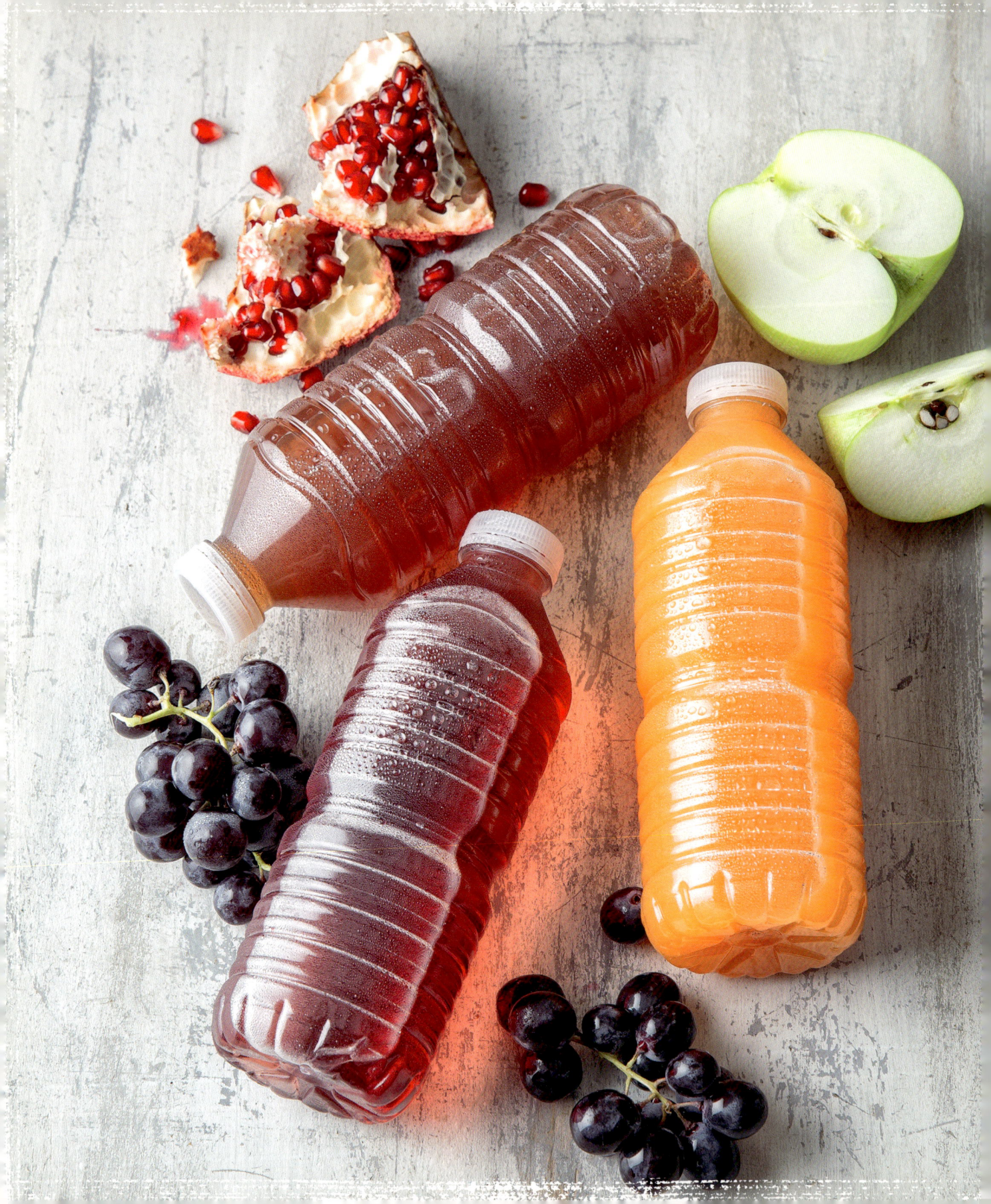

SPORTGETRÄNKE

WÄHREND DES SPORTS

GRANATAPFEL

Ergibt 1 l · Vorbereitung: 10 Min.

½ ZITRONE, 220 ML GRANATAPFELSAFT, 10 G ZUCKER (ODER MALTODEXTRIN), SALZ

Den Zitronensaft auspressen. Mit Granatapfelsaft, Zucker und 780 ml Wasser mischen. Mit einer Prise Salz wird das Getränk zu einem isotonischen Durstlöscher.

Nährwert pro 1 Liter: Kalorien 160 kcal / Proteine 0 g / Kohlenhydrate 40 g / Fett 0 g

TRAUBE

Ergibt 1 l · Vorbereitung: 10 Min.

½ ZITRONE, 200 ML TRAUBENSAFT, 10 G ZUCKER (ODER MALTODEXTRIN), SALZ

Den Zitronensaft auspressen. Mit Traubensaft, Zucker und 800 ml Wasser mischen. Mit einer Prise Salz wird das Getränk zu einem isotonischen Durstlöscher.

Nährwert pro 1 Liter: Kalorien 160 kcal / Proteine 0 g / Kohlenhydrate 40 g / Fett 0 g

APFEL

Ergibt 1 l · Vorbereitung: 10 Min.

½ ZITRONE, 200 ML APFELSAFT, 100 ML MÖHRENSAFT, 10 G ZUCKER (ODER MALTODEXTRIN), SALZ

Den Zitronensaft auspressen. Mit Apfelsaft, Möhrensaft, Zucker und 700 ml Wasser mischen. Mit einer Prise Salz wird das Getränk zu einem isotonischen Durstlöscher.

Nährwert pro 1 Liter: Kalorien 160 kcal / Proteine 0 g / Kohlenhydrate 40 g / Fett 0 g

BEGEGNUNGEN MIT SPORTLERN

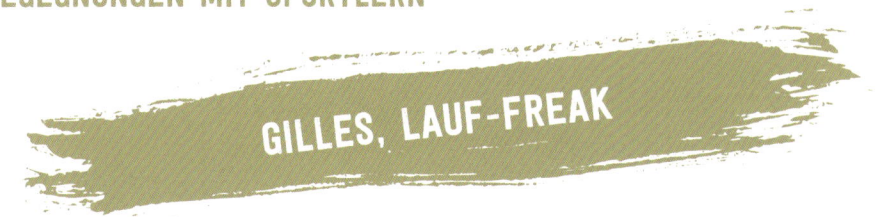

GILLES, LAUF-FREAK

Der sportbegeisterte Gilles hat insbesondere Turnsport, Judo und American Football betrieben, bevor er sich 2007 dem Laufen widmet.

»Am Anfang bin ich 10-km-Strecken gelaufen und habe zwei- bis dreimal die Woche trainiert. Mit der Zeit nahm ich an Halbmarathons teil und meinen ersten Marathon bin ich dann 2010 gelaufen. Danach habe ich an sieben Marathons weltweit teilgenommen: Berlin, Boston, Chicago, New York, London und Tokyo.«

Um noch weiter zu gehen, hat sich Gilles dann in das große Abenteuer des Marathon des Sables gestürzt, einen Ultramarathon, der jährlich im April in Marokko stattfindet.

»Dieser Wüstenlauf erstreckt sich über sechs Tage und die Teilnehmer müssen sich selbst mit Essen versorgen. Die Organisatoren stellen das Wasser (4,5 l jeden Morgen vor dem Start, auf der Strecke, an den Checkpoints, und 4,5 l Wasser am Abend für die Nacht) und das Zelt, um deine Ernährung musst du dich selbst kümmern.

Um für den Marathon des Sables im April bereit zu sein, habe ich im Januar mit dem Training begonnen. Ich bin zweimal nach Marokko gereist, um mich an das Laufen unter den dortigen klimatischen Bedingungen zu gewöhnen (Tagestemperaturen von durchschnittlich 40 °C) und zur Dunes du Pilat an der Atlantikküste, um das Laufen auf Sand zu trainieren. Insgesamt habe ich während des Trainings 810 km zu Fuß und 390 km auf dem Rad zurückgelegt.

Für die **Flüssigkeitsversorgung** hatte ich zwei Trinkflaschen am Gürtel, eine mit Wasser (zusätzlich zu einer weiteren Wasserflasche) und eine mit einem Sportgetränk. Je nach Bedarf habe ich abwechselnd davon getrunken. In jedem Fall habe ich alle zehn Minuten einen Schluck Wasser getrunken (wie von den Organisatoren empfohlen)

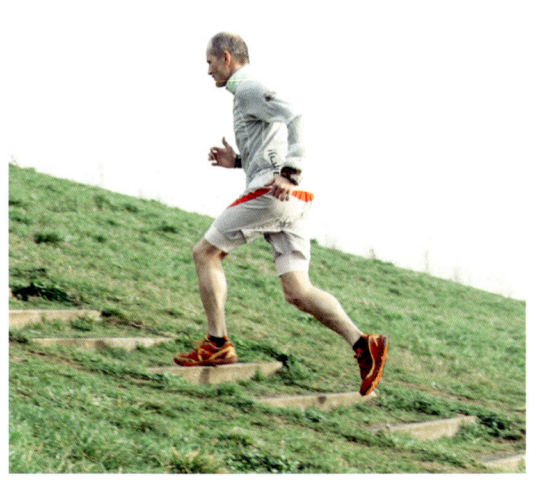

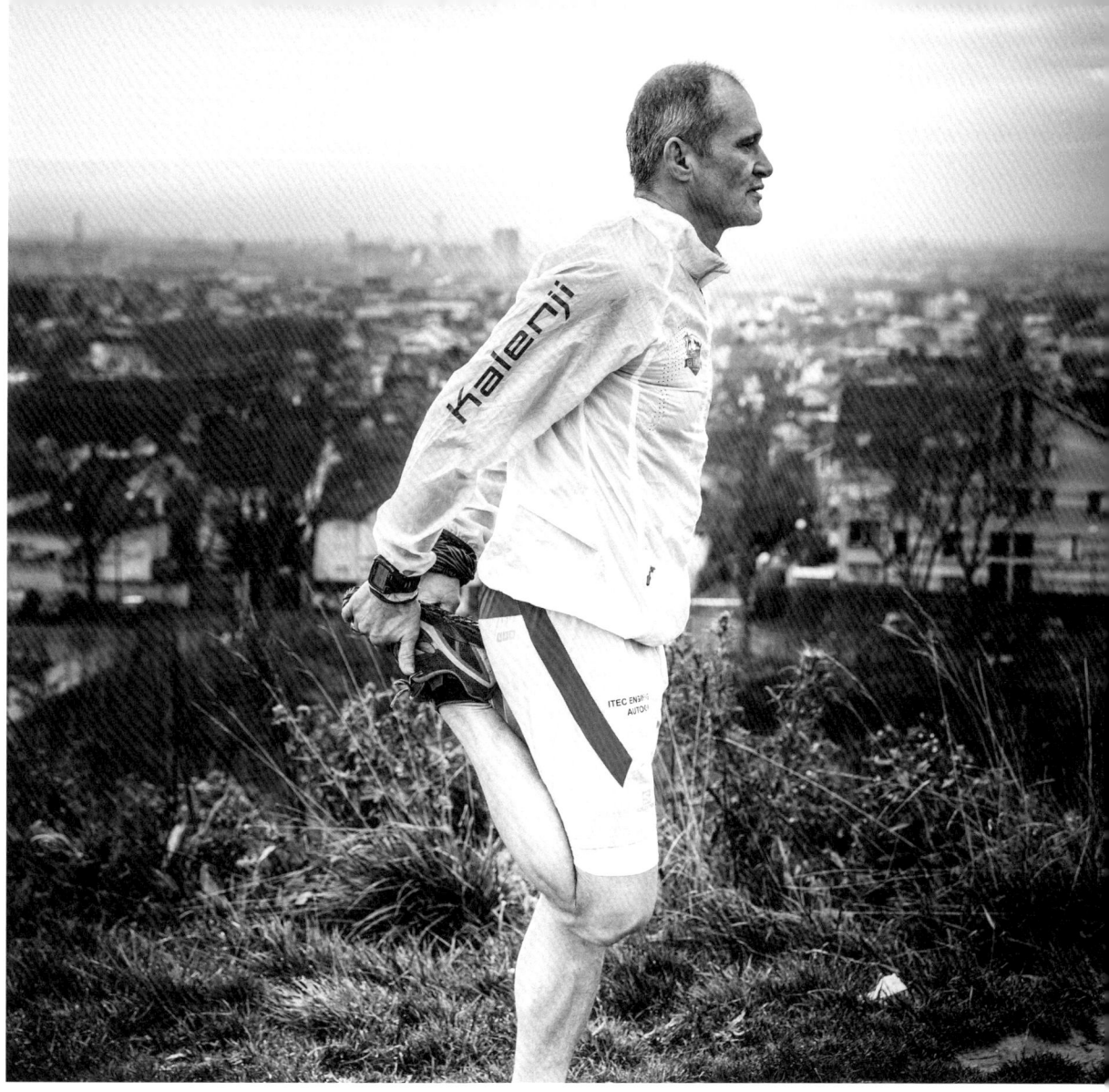

und an jedem Checkpoint die drei Salztabletten gegen Dehydration genommen, die von den Organisatoren verteilt wurden. Meinen Ernährungsplan für den Lauf habe ich mit der Hilfe von Axel zusammengestellt. Die Organisatoren sehen vor, dass jeder Läufer täglich 2000 kcal zu sich nimmt. Eine weitere Einschränkung ist das Gewicht des Rucksacks (den wir während des gesamten Laufs tragen), daher muss man gut planen, um eine **ausreichende Nährstoffversorgung** zu sichern, ohne dass der Rucksack zu schwer wird. Ich habe es geschafft, mit einem 7,5 kg schweren Rucksack an den Start zu gehen, mit gefriergetrockneten Mahlzeiten in Tüten, Müsliriegeln, Macadamianüssen und Pulver zum Anrühren von Energiegetränken – und nicht zu vergessen 60 Gramm Mini-Würste. Davon hatte ich zwei für den längsten Lauf vorgesehen, 92 km am vierten Tag. Rückblickend kann ich sagen: das war die optimale Menge. Es hat mir an nichts gefehlt und der Rucksack war nicht zu voll.«

TRAIL-MIX

FRUCHTIG

Ergibt 270 g · Zubereitung: 2 Min.

60 G CASHEWKERNE, 60 G MANDELKERNE, 30 G KÜRBISKERNE, 40 G CRANBERRYS, 40 G GOJIBEEREN, 40 G GETROCKNETE PHYSALIS

Cashewkerne, Mandeln, Kürbiskerne, Cranberrys, Gojibeeren und Physalis mischen. Den Trail-Mix in einem luftdicht verschlossenen Behälter aufbewahren.

Nährwert pro Portion (25 g): Kalorien 130 kcal/Proteine 4 g/Kohlenhydrate 11 g/Fett 8 g

EINFACH

Ergibt 260 g · Zubereitung: 2 Min.

60 G MANDELKERNE, 60 G WALNUSSKERNE, 20 G KOKOS-CHIPS, 80 G SULTANINEN, 40 G BANANENCHIPS

Mandeln, Walnüsse, Kokos-Chips, Sultaninen und Bananenchips mischen. Den Trail-Mix in einem luftdicht verschlossenen Behälter aufbewahren.

Nährwert pro Portion (25 g): Kalorien 104 kcal/Proteine 2 g/Kohlenhydrate 5,5 g/Fett 8 g

STÜCKIG

Ergibt 270 g · Zubereitung: 2 Min.

60 G ENTSTEINTE DATTELN, 30 G PEKANNUSSKERNE, 30 G HASELNUSSKERNE, 30 G MANDELKERNE, 30 G PARANUSSKERNE, 60 G ROSINEN MIT SCHOKO-ÜBERZUG, 30 G KANDIERTER INGWER

Die Datteln in kleine Stücke schneiden und mit den Nüssen, Rosinen und Ingwer mischen. Den Trail-Mix in einem luftdicht verschlossenen Behälter aufbewahren.

Nährwert pro Portion (25 g): Kalorien 110 kcal/Proteine 2 g/Kohlenhydrate 9 g/Fett 7,5 g

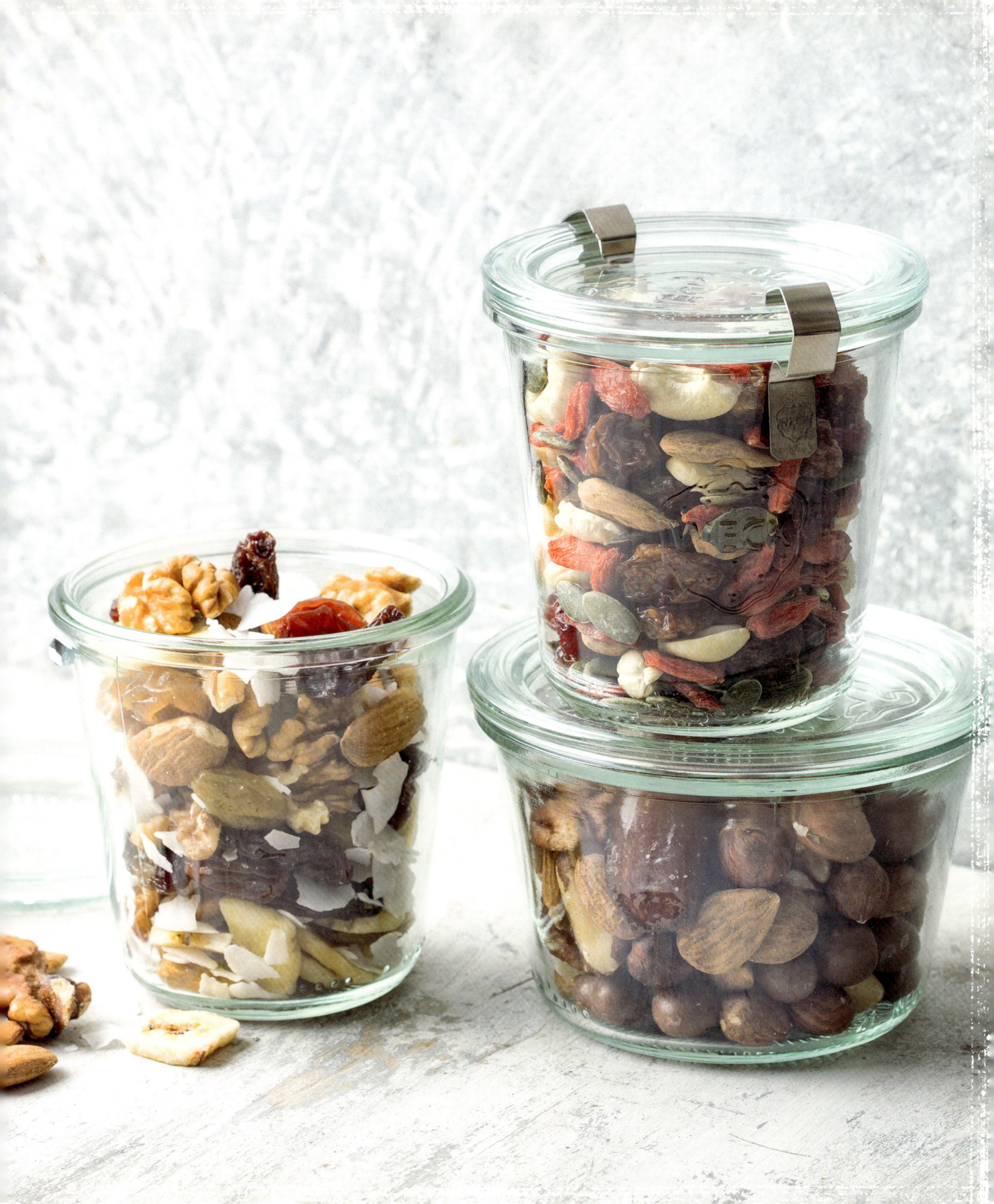

NACH DEM SPORT

SMOOTHIES

KEFIR, BANANE, HEIDELBEEREN

Für 1 Glas · Zubereitung: 5 Min.

1 BANANE, 50 G HEIDELBEEREN, 1 ZITRONE, 150 ML KEFIR, 1 EL AHORNSIRUP

Die Banane schälen und in Stücke schneiden. Die Heidelbeeren waschen.

Die Zitrone auspressen und den Saft in den Mixer geben. Kefir, Banane, Heidelbeeren und Ahornsirup zufügen und glatt pürieren.

Nährwert pro Smoothie: Kalorien 145 kcal / Proteine 7,5 g / Kohlenhydrate 53 g / Fett 5 g

AVOCADO, BANANE, DATTELN

Für 1 Glas · Zubereitung: 5 Min.

1 BANANE, ½ AVOCADO, 2 DATTELN, 1 ZITRONE, 1 KLEINER BECHER SOJAJOGHURT

Die Banane und die halbe Avocado schälen und das Fruchtfleisch in Stücke schneiden. Die Datteln entsteinen.

Die Zitrone auspressen und den Saft in den Mixer gießen. Banane, Avocado, Sojajoghurt und Datteln zufügen und glatt pürieren.

Nährwert pro Smoothie: Kalorien 242 kcal / Proteine 8,5 g / Kohlenhydrate 20 g / Fett 14,5 g

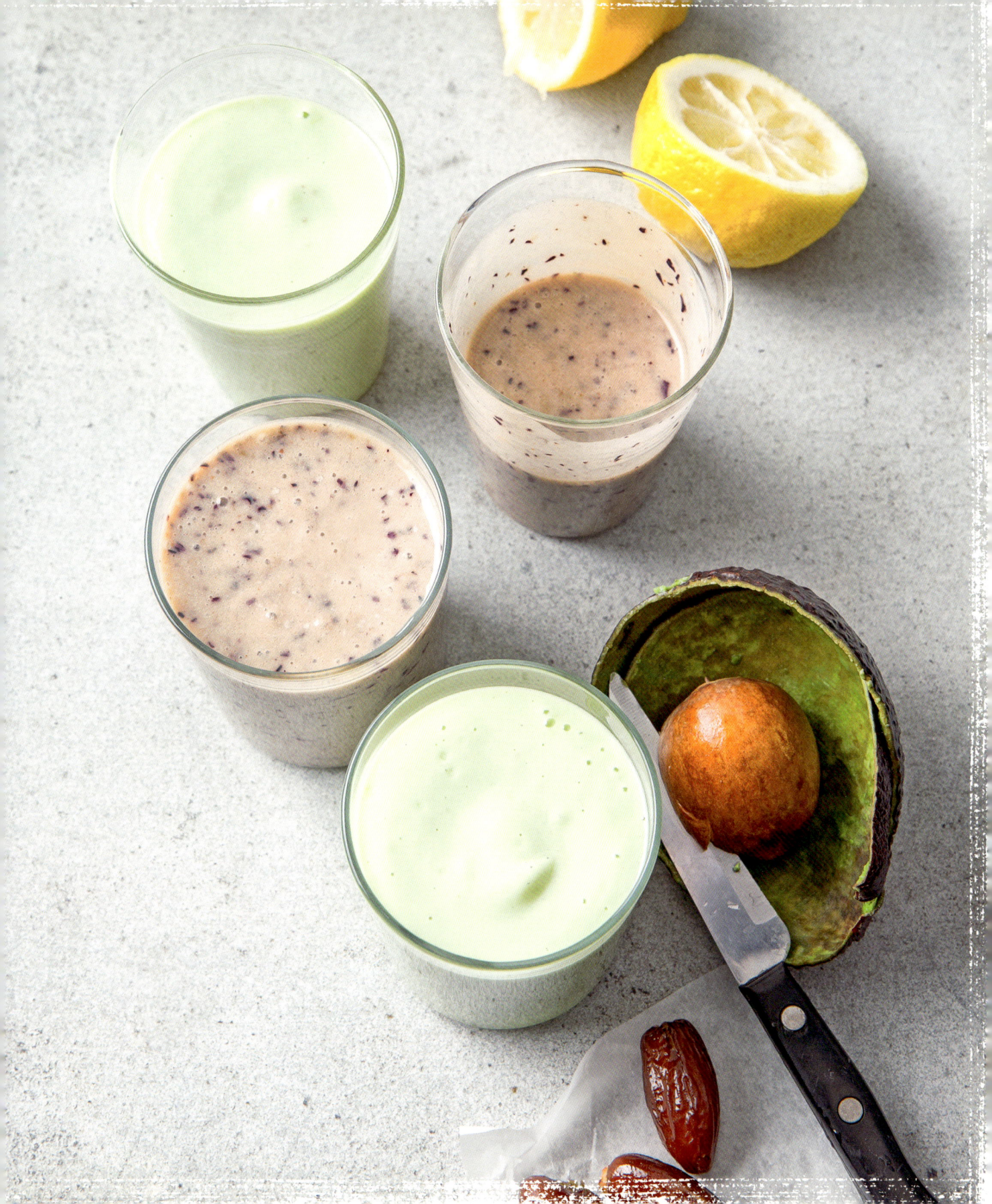

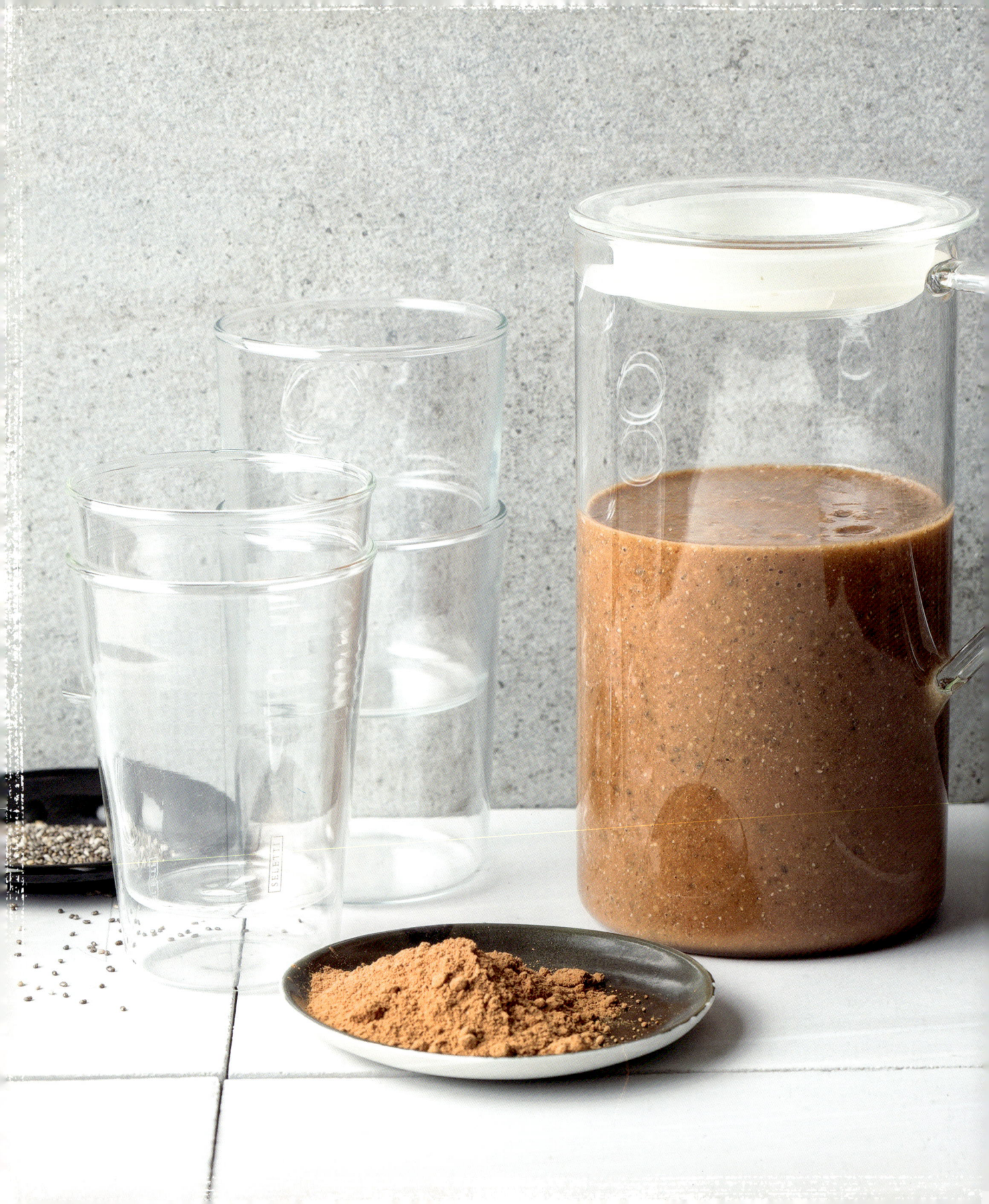

MILCHSHAKES

NACH DEM SPORT

SOJAMILCH, BANANE, KAKAO, CHIASAMEN

Für 1 Glas · Vorbereitung: 2 Min.

1 BANANE, 150 ML VANILLE-SOJAMILCH, 1 EL ROHKAKAOPULVER, 1 EL CHIASAMEN

Die Banane schälen und in Stücke schneiden.

Zusammen mit Sojamilch, Kakao und Chiasamen in den Mixer geben und glatt pürieren.

Nährwert pro Glas: Kalorien 272 kcal / Proteine 10 g / Kohlenhydrate 40 g / Fett 8 g

MANDELMILCH, APRIKOSE, CHIASAMEN

Für 1 Glas · Vorbereitung: 2 Min.

3 APRIKOSEN, 150 ML MANDELMILCH, 1 EL CHIASAMEN

Die Aprikosen waschen und entsteinen.

Zusammen mit Mandelmilch und Chiasamen in den Mixer geben und glatt pürieren.

Nährwert pro Glas: Kalorien 201 kcal / Proteine 5 g / Kohlenhydrate 26 g / Fett 8,5 g

VOR UND NACH DEM SPORT

FROZEN BOWLS

AÇAI, ERDBEEREN, BLÜTENPOLLEN

Ergibt 2 Portionen · Vorbereitung: 5 Min. · Einfrieren: 12 Std.

1 BANANE, 50 G ERDBEEREN + 3 ERDBEEREN ZUM GARNIEREN, 1 EL AÇAIPULVER (AUS DEM BIOLADEN), 1 EL MANDELMUS, 100 ML MANDELMILCH, 1 TL BLÜTENPOLLEN

Am Vortag die Banane schälen, in Stücke schneiden und über Nacht tiefkühlen.

Am nächsten Tag die Erdbeeren waschen, die Stielansätze entfernen, 3 Beeren in Scheiben schneiden und zum Garnieren beiseitelegen. Die restlichen Erdbeeren zusammen mit den gefroreren Bananenstücken, dem Açaipulver, dem Mandelmus und der Mandelmilch in den Mixer geben und kurz glatt pürieren.

Die kalte Masse auf zwei Schälchen verteilen, mit Erdbeerscheiben und Blütenpollen garnieren und sofort genießen.

Nährwert pro Portion: Kalorien 220 kcal/Proteine 7 g/Kohlenhydrate 21,5 g/Fett 12 g

BIRNE, SPINAT, APFEL, SPIRULINA, MOHNSAMEN

Ergibt 2 Portionen · Vorbereitung: 5 Min. · Einfrieren: 12 Std.

1 BANANE, ½ APFEL (GRANNY SMITH), 1 BIRNE, 1 HANDVOLL SPINAT, 1 TL SPIRULINA-PULVER, 100 ML REISMILCH, 1 TL MOHNSAMEN

Am Vortag die Banane schälen, in Stücke schneiden und über Nacht tiefkühlen.

Am nächsten Tag den Apfel waschen, vom Kerngehäuse befreien und in feine Spalten schneiden.

Die Birne waschen und schälen. Vom Kerngehäuse befreien und in Stücke schneiden. Die Birne zusammen mit den gefrorenen Bananenstücken, dem Spinat, dem Spirulina-Pulver und der Reismilch in den Mixer geben und kurz glatt pürieren.

Die kalte Masse auf zwei Schälchen verteilen, mit den Apfelspalten garnieren, mit Mohnsamen bestreuen und sofort genießen.

Nährwert pro Portion: Kalorien 254 kcal/Proteine 5,5 g/Kohlenhydrate 54 g/Fett 2 g

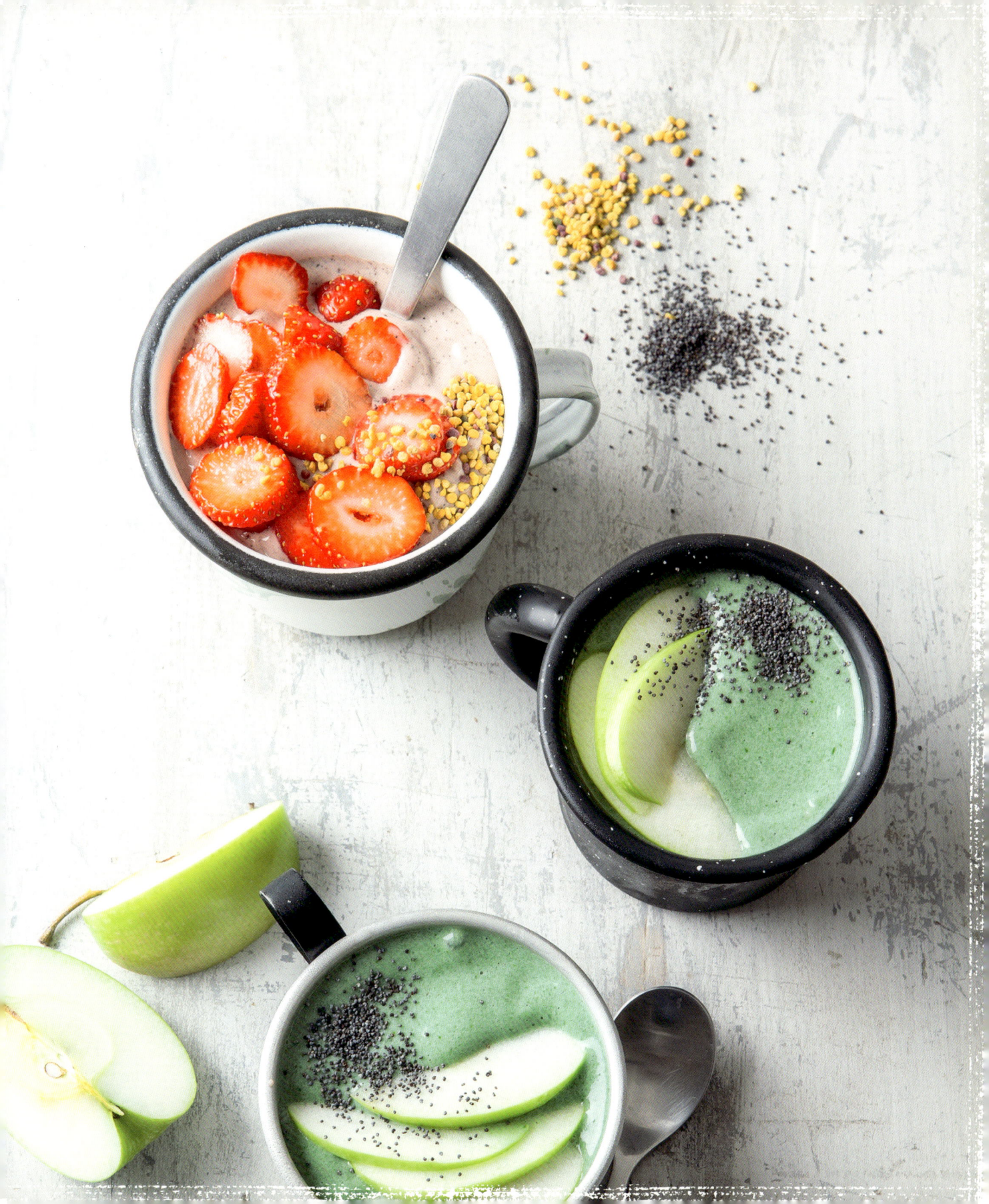

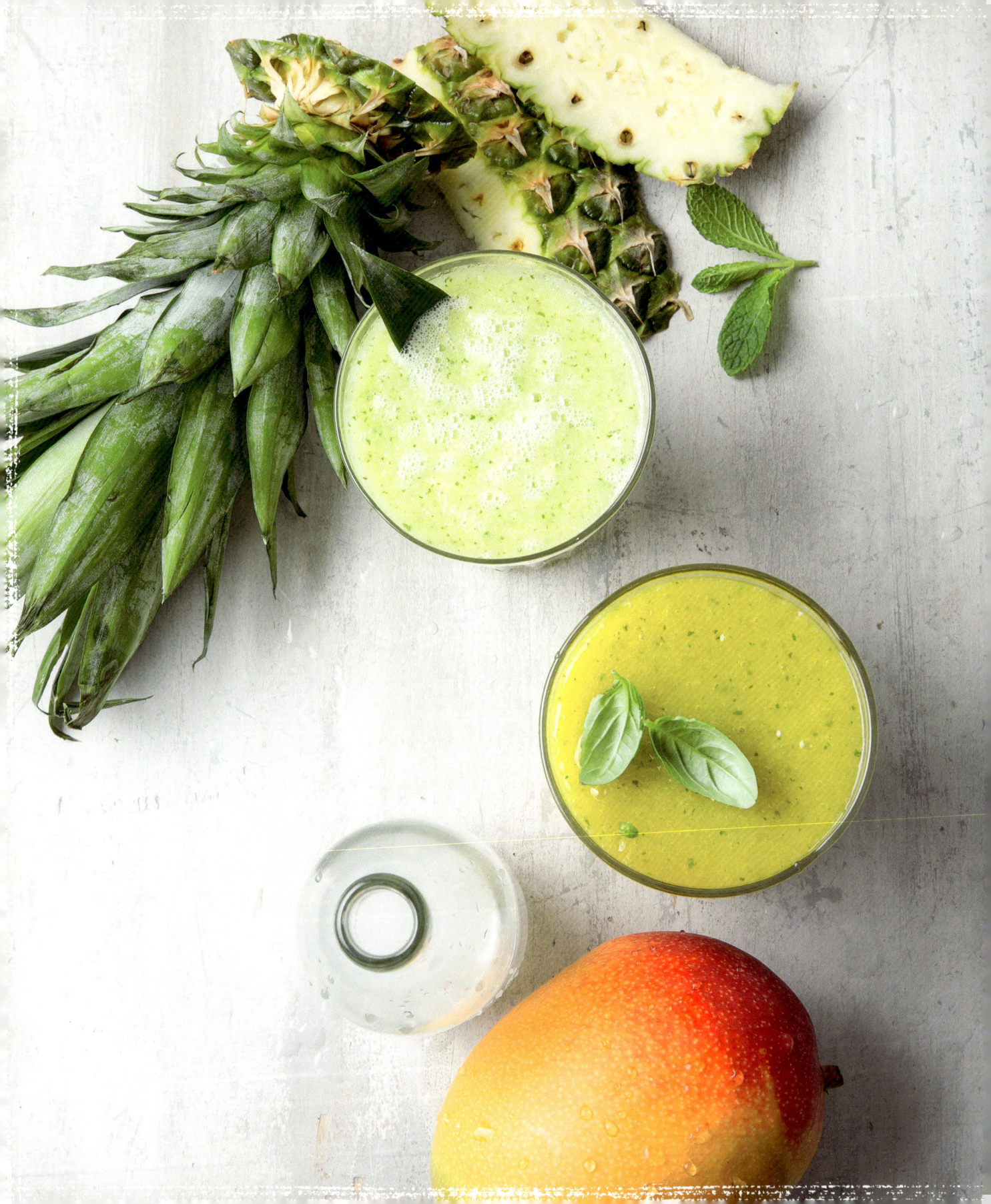

KOKOSWASSER

NACH DEM SPORT

ANANAS UND MINZE

Für 1 Glas · Zubereitung: 5 Min.

2 STÄNGEL MINZE, ½ ANANAS, 200 ML KOKOSWASSER

Die Minze waschen und die Blätter abzupfen. Die Ananas schälen und das Fruchtfleisch in Stücke schneiden.

Ananas und Minze mit dem Kokoswasser im Mixer glatt pürieren. Nach Belieben sofort genießen oder zunächst noch durch ein feines Sieb gießen.

Nährwert pro Portion: Kalorien 94 kcal/Proteine 0 g/Kohlenhydrate 23,5 g/Fett 0 g

MANGO UND BASILIKUM

Für 1 Glas · Zubereitung: 5 Min.

2 STÄNGEL BASILIKUM, ½ MANGO, 250 ML KOKOSWASSER

Basilikum waschen und die Blätter abzupfen. Die Mango schälen und das Fruchtfleisch in Stücken vom Stein schneiden.

Mango und Basilikum mit dem Kokoswasser im Mixer glatt pürieren. Sofort genießen.

Nährwert pro Portion: Kalorien 130 kcal/Proteine 0 g/Kohlenhydrate 20 g/Fett 0 g

VOR DEM SPORT UND WÄHREND DES SPORTS (LANGES TRAINING)

HONIGKUCHEN MIT TROCKENFRÜCHTEN

Ergibt 12 Stück >> *Vorbereitung: 15 Min.* >> *Garzeit: 1 Std.*

- 250 G HONIG
- 50 G ROHROHRZUCKER
- 150 ML MILCH (TIERISCH ODER PFLANZLICH)
- 50 ML NEUTRALES PFLANZENÖL
- 40 G DATTELN
- 125 G WEIZENMEHL
- 125 G ROGGENMEHL
- 1 TL NATRON
- 1 TL LEBKUCHENGEWÜRZ
- 40 G SULTANINEN
- 2 EL ORANGENBLÜTENWASSER
- ½ TL SALZ

Den Backofen auf 150 °C vorheizen.

Honig, Zucker, Milch und Öl in einem kleinen Topf mischen und vorsichtig zum Sieden bringen. Die Datteln entkernen, hacken und beiseitestellen.

Beide Sorten Mehl, Natron, Lebkuchengewürz und Salz in die Schüssel der Küchenmaschine sieben. Die heiße Honigmischung zugießen und alles mit dem Knethaken vermengen. Die Datteln, die Hälfte der Sultaninen und das Orangenblütenwasser unterkneten.

Die Masse auf Papierförmchen (Muffinförmchen) verteilen, mit den restlichen Sultaninen bestreuen und im vorgeheizten Ofen 30 Minuten backen. Aus dem Ofen nehmen und auf einem Kuchengitter abkühlen lassen.

Die Honigkuchen in einem luftdicht verschlossenen Behälter oder in Frischhaltefolie gewickelt aufbewahren.

Die Honigkuchen lassen sich gut einfrieren und können dann nach Bedarf aufgetaut werden.

Nährwert pro Stück:
Kalorien 184 kcal / Proteine 2 g / Kohlenhydrate 39 g / Fett 5 g

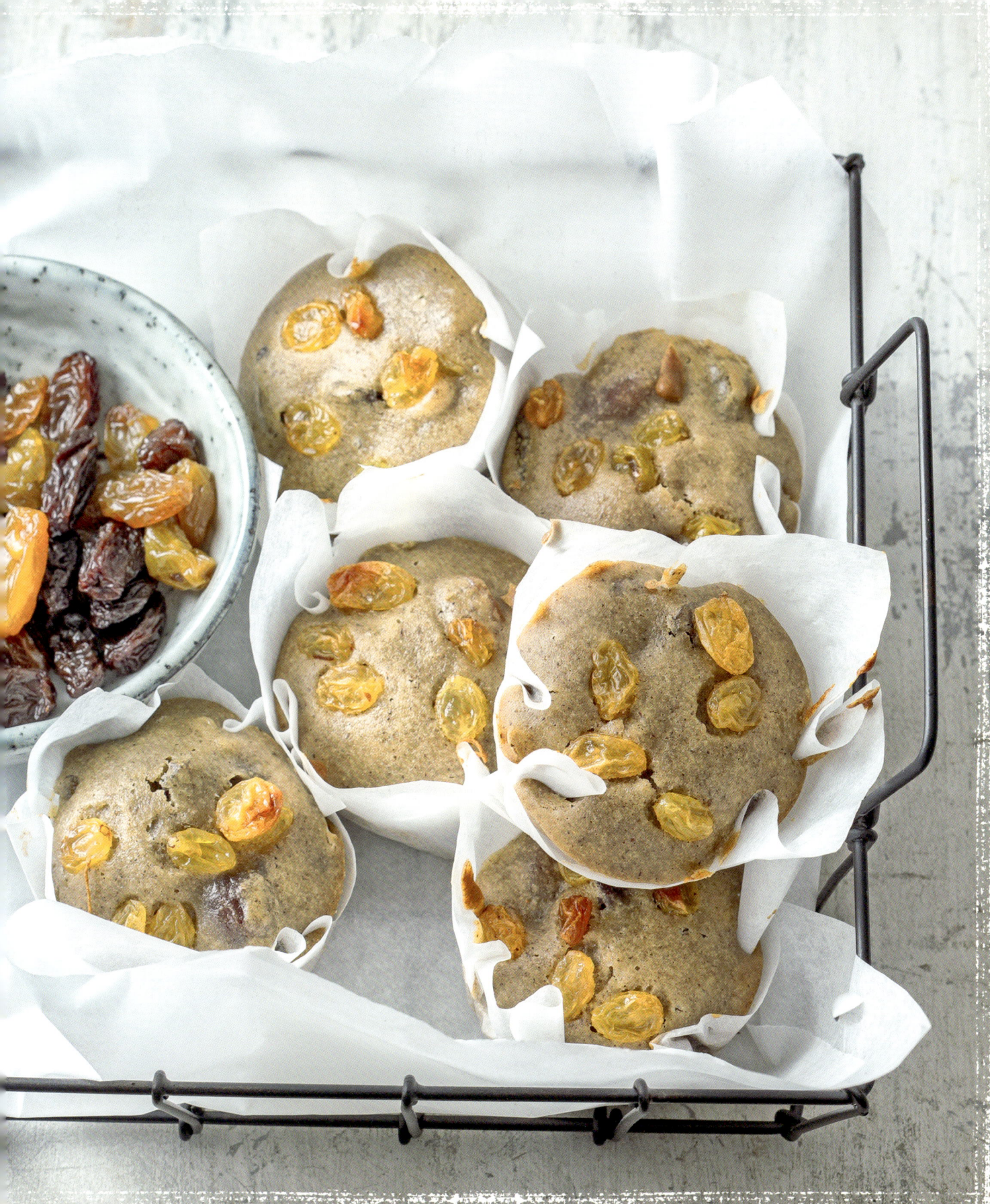

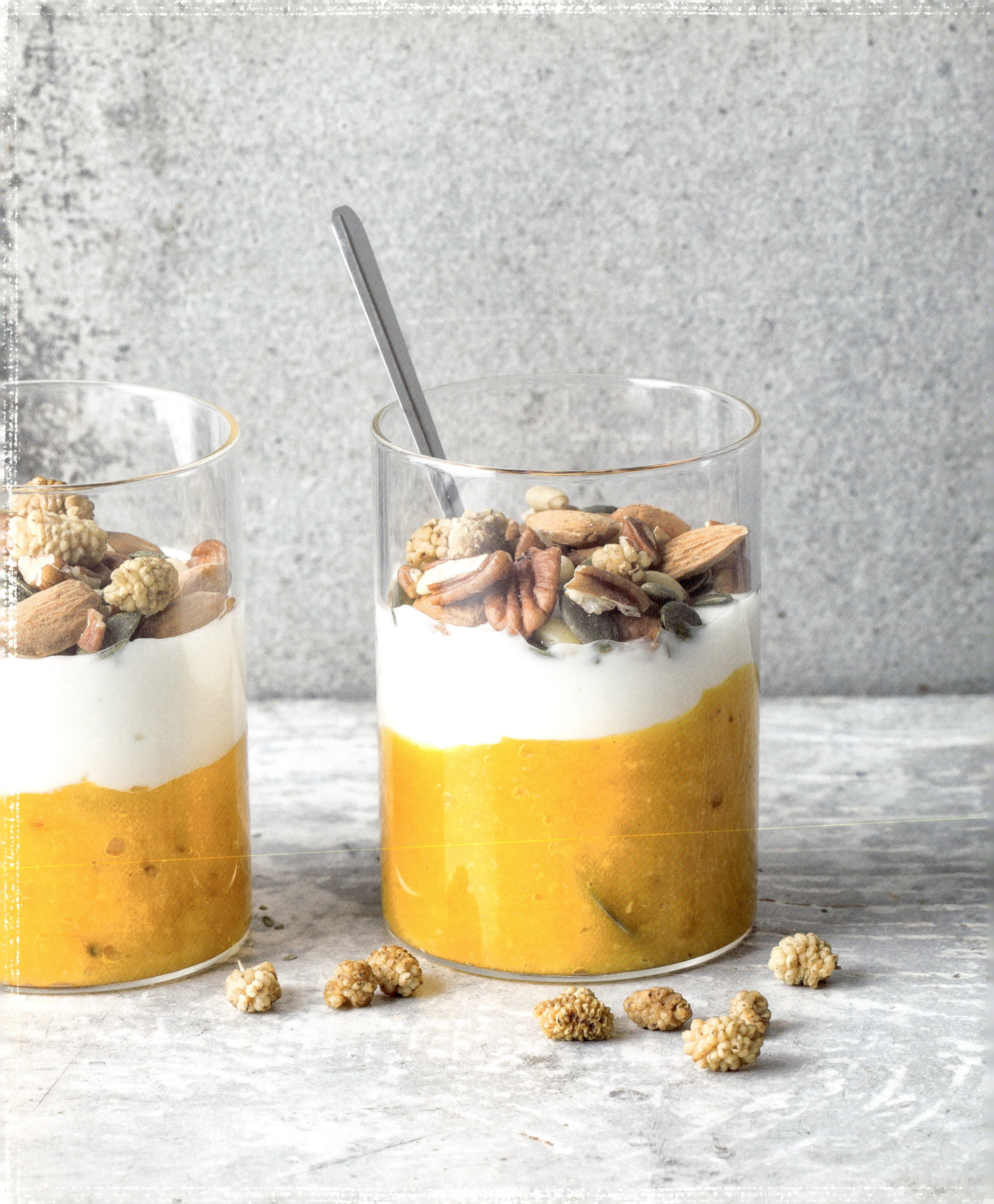

QUARK & MANGO

MIT MAULBEEREN UND NÜSSEN

VOR UND NACH DEM SPORT

Für 2 Portionen >> *Vorbereitung: 10 Min.*

- 100 G QUARK (20 %)
- 1 REIFE MANGO
- 1 EL GETROCKNETE MAULBEEREN (AUS DEM BIOLADEN)
- 1 HANDVOLL GEMISCHTE NUSSKERNE UND SAMEN (MANDELN, PEKANNÜSSE, PISTAZIEN, KÜRBISKERNE …)

Den Quark glatt rühren. Die Mango schälen, das Fruchtfleisch vom Stein schneiden und zusammen mit den Maulbeeren pürieren.

Das Mangopüree auf zwei Gläser verteilen, darauf den Quark geben, zum Schluss Nüsse und Samen darüberstreuen. Nach Belieben noch einige getrocknete Maulbeeren dazugeben.

Variation:

Das Mangopüree durch Fruchtkompott (siehe Seite 98–99) ersetzen.

Nährwert pro Portion:
Kalorien 234 kcal / Proteine 8 g / Kohlenhydrate 24 g / Fett 12 g

WÄHREND DES SPORTS

MÜSLIRIEGEL

MIT PUFFREIS, APRIKOSEN, DATTELN, HONIG UND HASELNÜSSEN

Ergibt etwa 15 Müsliriegel >> *Vorbereitung: 5 Min.* >> *Garzeit: 22 Min.*

120 G HONIG
4 EL HASELNUSSÖL
80 G GETROCKNETE APRIKOSEN
80 G ENTSTEINTE DATTELN
60 G HASELNUSSKERNE
100 G PUFFREIS (NATUR)
60 G ERDNUSSMUS
20 G ROHROHRZUCKER
FLEUR DE SEL

Den Backofen auf 160 °C vorheizen und eine quadratische oder rechteckige Backform mit Backpapier auslegen.

Honig und Öl in einem kleinen Topf erhitzen und sorgfältig verrühren.

Die Aprikosen und Datteln in kleine Stücke schneiden, die Haselnusskerne hacken. Zusammen mit Puffreis, Erdnussmus und Zucker sowie einer Prise Fleur de Sel in eine Schüssel geben und mischen. Die heiße Honigmischung dazugießen und alles sehr sorgfältig verrühren.

Die Masse in der vorbereiteten Form verteilen und im vorgeheizten Ofen etwa 20 Minuten backen.

Nach dem Auskühlen in Riegel schneiden.

Nährwert pro Müsliriegel:
Kalorien 160 kcal / Proteine 2,5 g / Kohlenhydrate 21 g / Fett 7,5 g

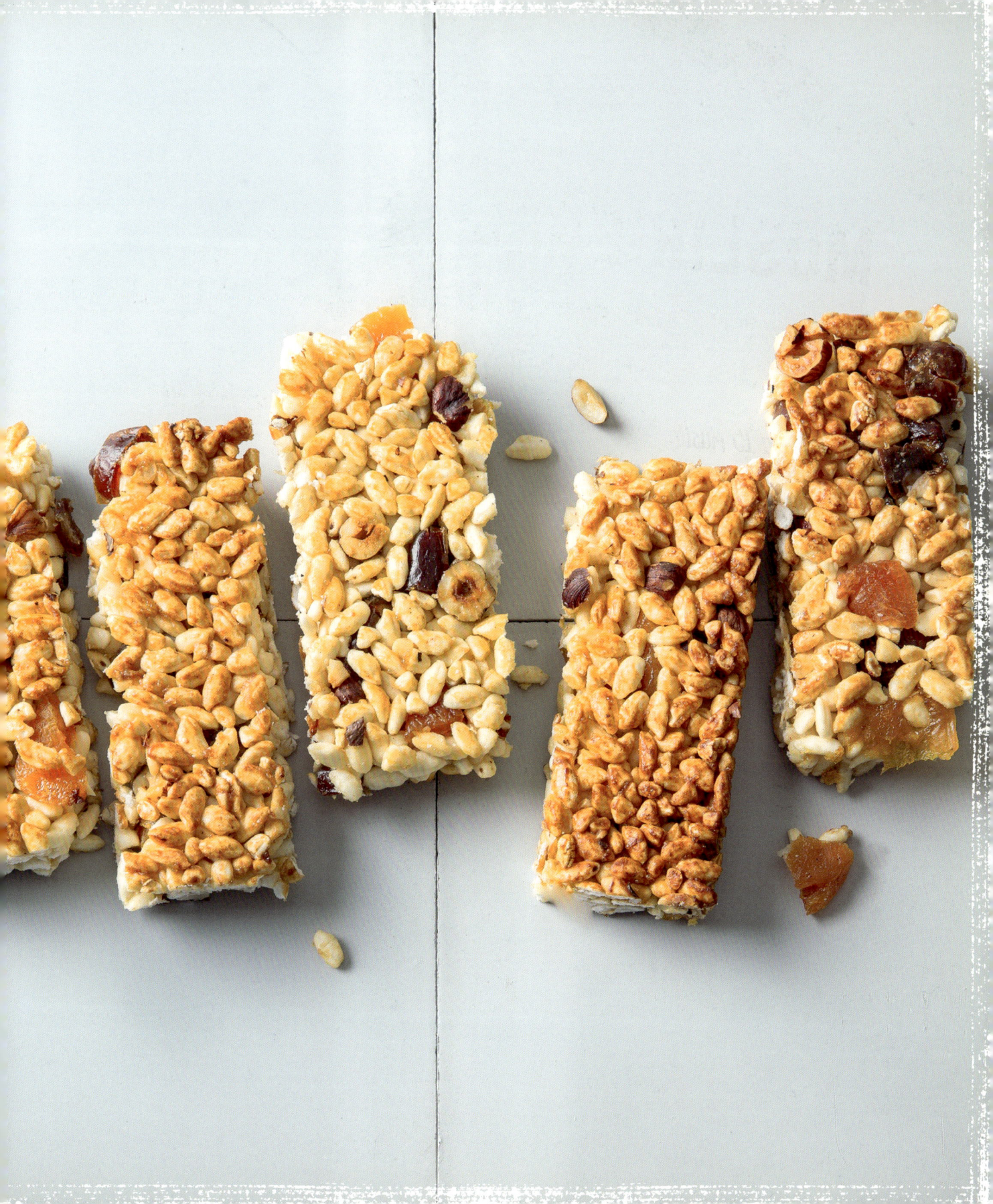

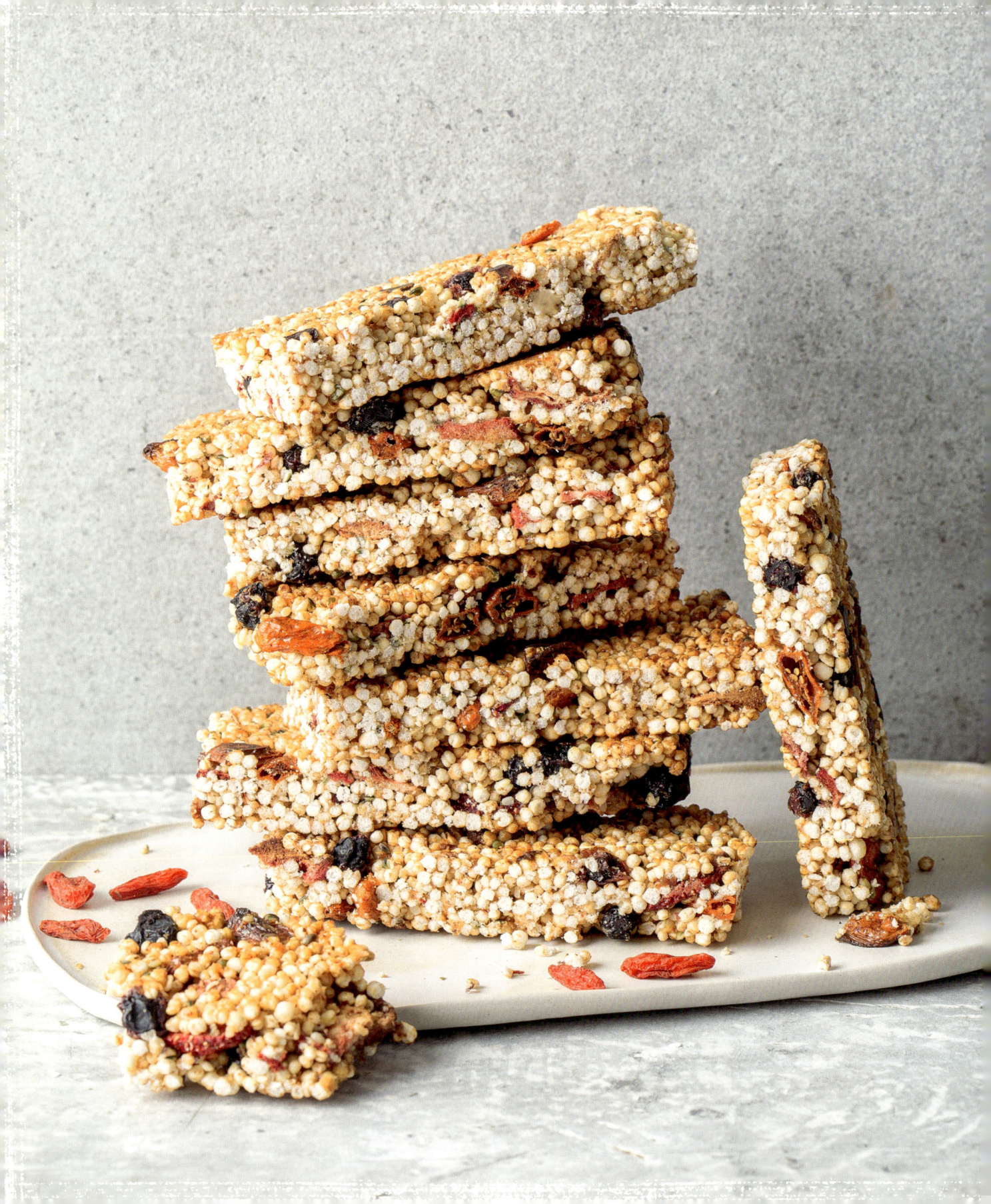

MÜSLIRIEGEL

Mit gepuffter Quinoa, Erdbeeren, Heidelbeeren, Kokosnuss und Gojibeeren

WÄHREND DES SPORTS UND NACH DEM SPORT

Ergibt etwa 15 Müsliriegel >> Vorbereitung: 5 Min. >> Garzeit: 22 Min.

- 70 G AGAVENDICKSAFT
- 2 ½ EL HONIG
- 4 EL KOKOSÖL
- 20 G GETROCKNETE ERDBEEREN (AUS DEM BIOLADEN)
- 100 G GEPUFFTE QUINOA
- 50 G GETROCKNETE HEIDELBEEREN (AUS DEM BIOLADEN)
- 30 G SONNENBLUMENKERNE
- 40 G GOJIBEEREN
- 20 G KOKOSMEHL
- 60 G MANDELMUS
- 20 G ROHRZUCKER
- FLEUR DE SEL

Den Backofen auf 160 °C vorheizen und eine quadratische oder rechteckige Backform mit Backpapier auslegen.

Agavendicksaft, Honig und Kokosöl in einem kleinen Topf erhitzen und sorgfältig umrühren.

Die getrockneten Erdbeeren grob hacken und dann in einer Schüssel mit Quinoa, Heidelbeeren, Sonnenblumenkernen, Gojibeeren, Kokosmehl, Mandelmus, Zucker und einer Prise Fleur de Sel mischen. Den heißen Sirup darübergießen und alles sehr sorgfältig vermischen.

Die Masse in der vorbereiteten Backform verteilen und im vorgeheizten Ofen etwa 20 Minuten backen.

Nach dem Auskühlen in Riegel schneiden.

Nährwert pro Müsliriegel:
Kalorien 147 kcal / Proteine 2 g / Kohlenhydrate 18,5 g / Fett 7 g

BEGEGNUNGEN MIT SPORTLERN

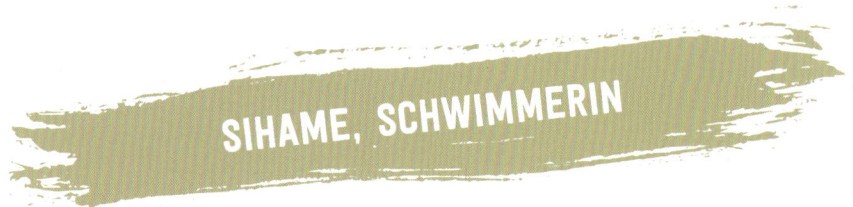

SIHAME, SCHWIMMERIN

Sihame schwimmt in der Altersklasse der über 25-Jährigen. Sie trainiert zweimal pro Woche 1,5 Stunden, in denen sie etwa 3,5 km schwimmt.

»In der Regel ernähre ich mich ausgewogen: **Gemüse zu jeder Mahlzeit**, eher weißes Fleisch oder Fisch als rotes Fleisch, Getreideprodukte (Bulgur, Quinoa, …) und zum Dessert Fruchtkompott. Erfrischungsgetränke meide ich. Abends bevorzuge ich eine leichte Mahlzeit, esse kleinere Portionen und ziehe Salat vor.

Unmittelbar vor dem Training nehme ich keine Mahlzeit zu mir, damit ich mich leichter fühle. Wenn nötig, esse ich **einen Snack**. Aber ich vergesse niemals, eine kleine Flasche Wasser mit etwas Sirup dabei zu haben, um **während des Trainings** mit Zucker versorgt zu sein. Ich weiß, dass ich manchmal Durst bekomme, wenn ich lange trainiere, und um das zu verhindern, trinke ich in jeder Pause. In der Regenerationsphase sorge ich für **ausreichende Flüssigkeitszufuhr** mit Wasser und einer Suppe zum Abendessen.

Um leistungsfähig zu bleiben, achte ich auf mein Gewicht. Ich esse nicht zu fett und zu schwer, nicht zuletzt, weil das den Körper übersäuert und sich negativ auf meine Leistung auswirkt.

Vor Wettkämpfen esse ich möglichst Mehrfachzucker, die langsam verdaut werden, und Gemüse. Am Schwimmbecken habe ich für die Versorgung mit Zucker immer Obst und Marzipan bereitliegen.«

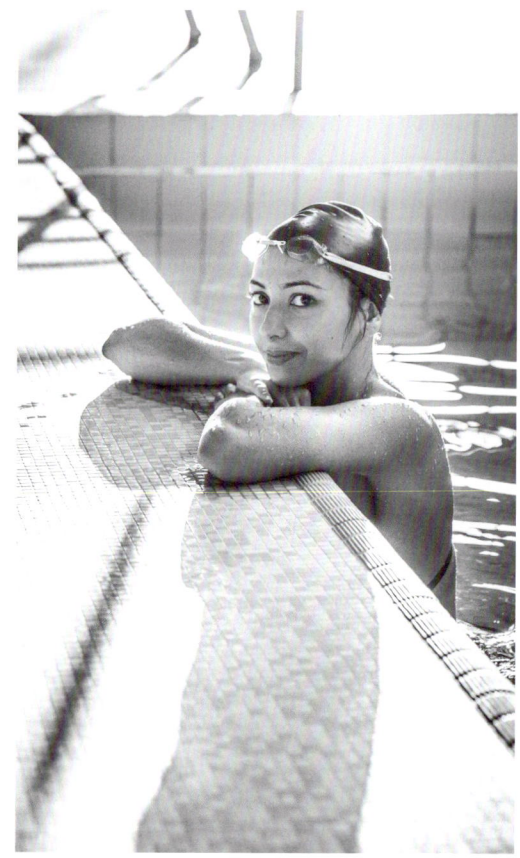

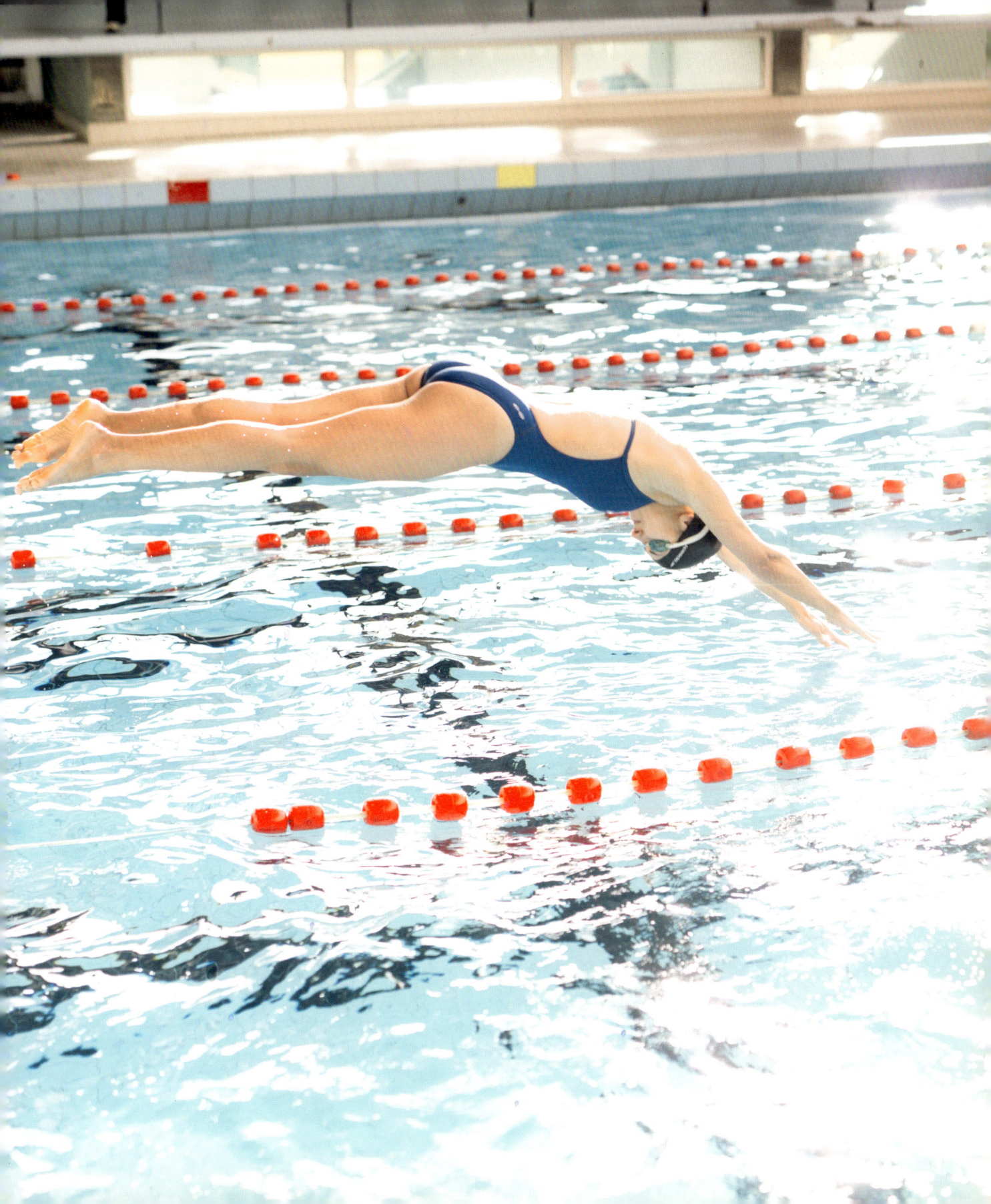

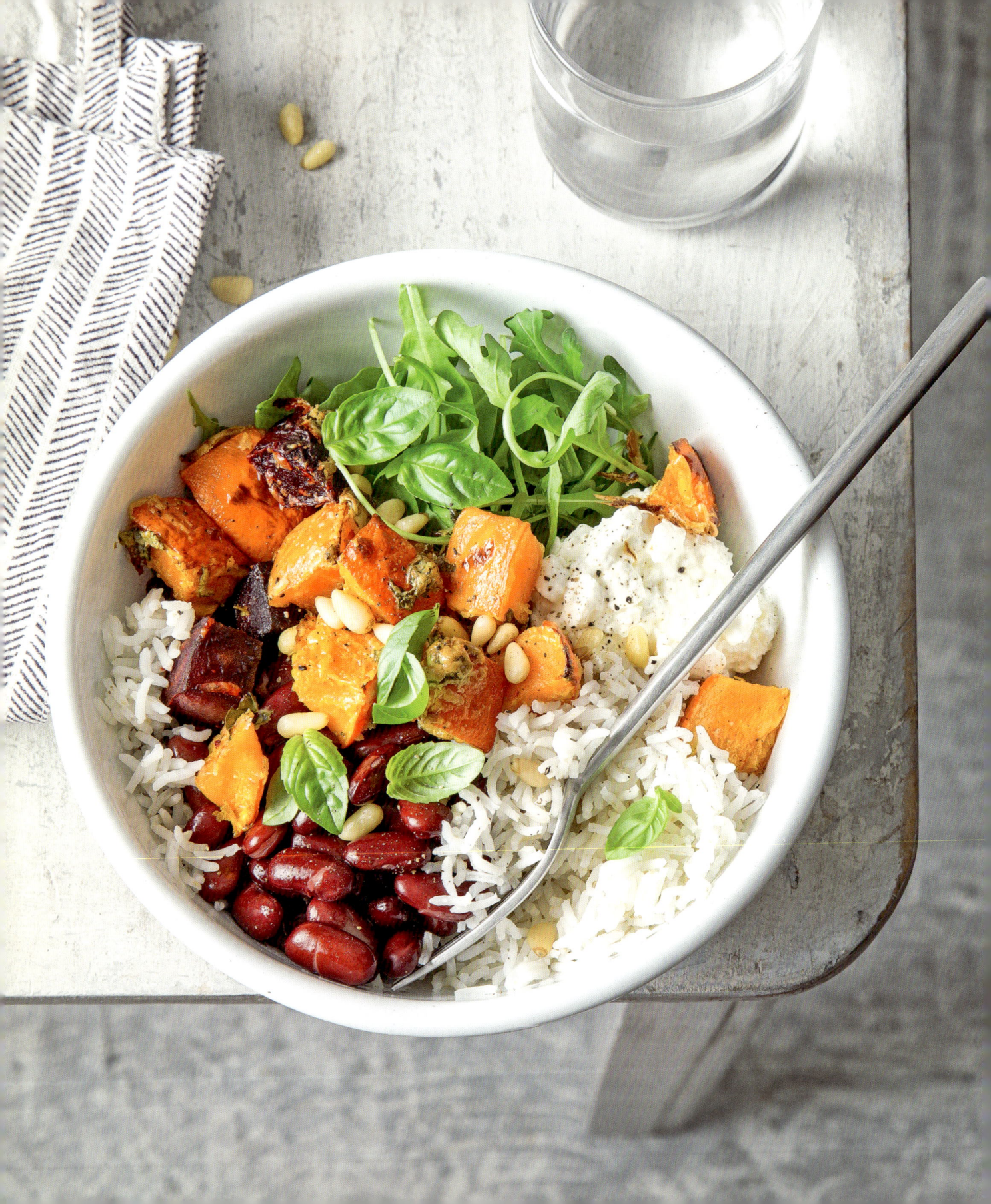

Das MITTAG- ESSEN

BASISWISSEN

Das Mittagessen kann in der Regenerationsphase 30 Minuten nach einem Training am Vormittag eingenommen werden oder 3 Stunden vor der Aktivität.

- Bevorzugt **vollwertig** und **ausgewogen** zu Mittag essen.
- **Fast Food**, Menü-Angebote mit gezuckerten Getränken und süßes Gebäck vermeiden, da diese die Verdauung verlangsamen und so die Leistung beeinträchtigen.
- Auch **in der Kantine zu ausgewogenen Mahlzeiten greifen** oder – noch besser – selbst zubereitetes Essen von zu Hause mitnehmen.

Alle hier vorgestellten Rezepte bieten einfache, schnelle und ausgewogene Alternativen zu fertig gekauften Mahlzeiten.

| OBST, GEMÜSE | STÄRKEHALTIGE LEBENSMITTEL | FETT, NÜSSE UND SAMEN | FLEISCH, FISCH, EIER | MILCHPRODUKTE UND ALTERNATIVEN | FLÜSSIGKEIT |

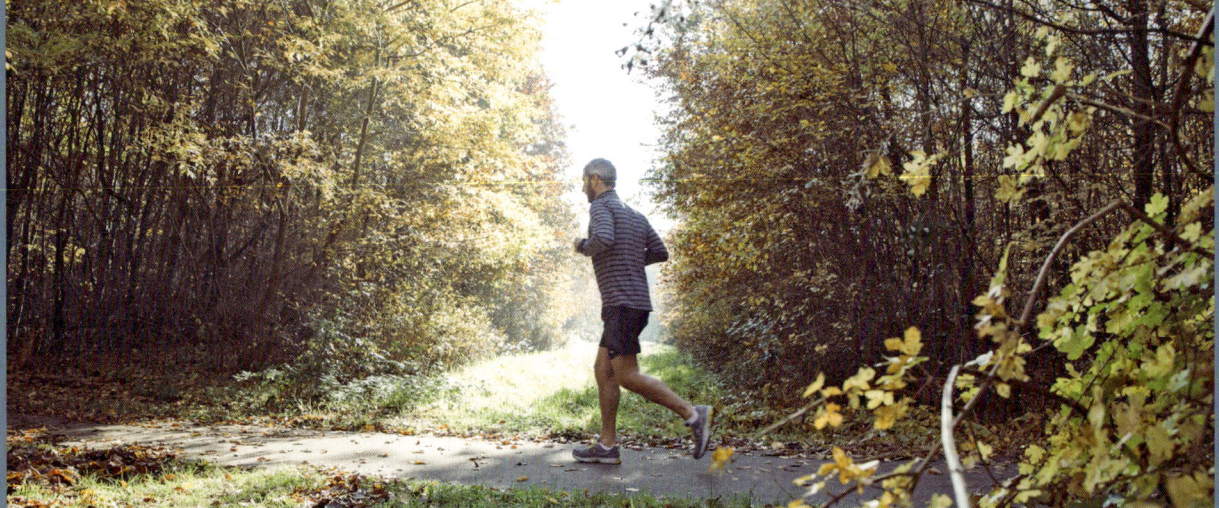

LEISTUNGSFÄHIGKEIT = 7 SCHLÜSSELELEMENTE

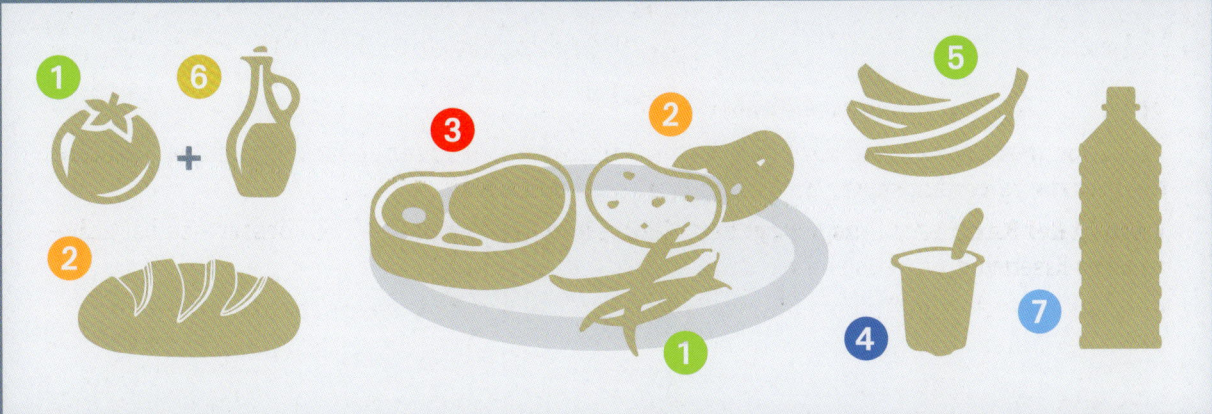

1 GEMÜSE
Mindestens eine Portion Rohkost pro Tag, (angemacht mit Raps-, Walnuss- oder Olivenöl). *Zum Beispiel: Rohes oder gegartes Gemüse.*

2 STÄRKEHALTIGES
Die Menge hängt vom persönlichen Energiebedarf ab. *Zum Beispiel: Basmatireis, Quinoa, Buchweizen, Süßkartoffeln, Linsen, al dente gegarte Nudeln.*

3 EINE PORTION FLEISCH, FISCH ODER EIER
Die Menge hängt vom persönlichen Körpergewicht ab. *Zum Beispiel: Kurzgebratenes Rindfleisch, Kalbsschnitzel, Hähnchenbrust, Thunfisch, Lachs, Kabeljau.*

4 EIN MILCHPRODUKT
Produkte aus Kuhmilch oder pflanzliche Alternativen. *Zum Beispiel: Naturjoghurt, Quark, Frischkäse, Sojajoghurt.*

5 EINE PORTION OBST
Frisch, als Obstsalat oder Kompott ohne Zuckerzusatz.

6 FETT
Rapsöl, Olivenöl, Leinöl …

7 WASSER
2 bis 3 Gläser oder mehr, abhängig vom Durst.

 Nehmen Sie sich Zeit zum Essen und kauen Sie sorgfältig, um effizienter zu verdauen und Müdigkeit nach der Mahlzeit zu vermeiden.

 Nehmen Sie sich für das Mittagessen mindestens 30 Minuten Zeit.

GRUNDREZEPTE

SAUCEN & VINAIGRETTES

KOKOS, INGWER & LIMETTE

Ergibt 2 Portionen · Zubereitung: 5 Min.

1 LIMETTE, 1 STÜCK (1 CM) FRISCHER INGWER (ODER ½ TL GEMAHLENER INGWER), ½ TL FISCHSAUCE, 100 ML KOKOSMILCH, 1 TL SESAMSAMEN, PAPRIKAPULVER (NACH BELIEBEN), SALZ

Den Limettensaft auspressen. Den Ingwer schälen und fein reiben. Ingwer, Fischsauce, Limettensaft und Kokosmilch glatt rühren. Sesam und gegebenenfalls eine Prise Paprikapulver untermischen und mit Salz abschmecken.

ZITRUSFRÜCHTE

Ergibt 2 Portionen · Zubereitung: 5 Min.

½ ORANGE, ½ GRAPEFRUIT, 1 TL KÖRNIGER SENF, 1½ TL WEISSER BALSAMICO-ESSIG, 2 EL OLIVENÖL, SALZ, PFEFFER

Orangen- und Grapefruitsaft auspressen. Senf und Essig verrühren, nach und nach den Saft und das Öl zugeben. Mit Salz und Pfeffer abschmecken und weiterrühren, bis eine Emulsion entstanden ist.

VEGANE MAYO

Ergibt 2 Portionen · Zubereitung: 5 Min.

100 ML SOJACREME, 2 EL RAPSÖL, ½ LIMETTE, FRISCHE KRÄUTER ODER GEWÜRZE (NACH BELIEBEN), SALZ, PFEFFER

Sojacreme und Öl im Mixer mischen. Mit Salz und Pfeffer abschmecken und erneut mixen. Den Limettensaft auspressen und dazugeben. Den Mixer ein letztes Mal laufen lassen, bis die Mischung eingedickt ist. Nach Belieben fein gehackte Kräuter oder Gewürze (Curry, Kurkuma, Paprikapulver …) untermischen.

GRÜNES PESTO

Ergibt 2 Portionen · Zubereitung: 5 Min.

1 KNOBLAUCHZEHE, 1 BUND BASILIKUM, 1 EL PINIENKERNE (ODER HANFSAMEN), 2 EL OLIVENÖL, SALZ

Den Knoblauch schälen und, falls nötig, den Keim entfernen. Das Basilikum waschen und die Blätter abzupfen. Die Basilikumblätter zusammen mit den Pinienkernen, dem Knoblauch und dem Öl im Mixer glatt pürieren. Nach und nach 50 ml Wasser zugeben. Mit Salz abschmecken.

ENERGIE-BOOSTER
Ergibt 2 Portionen · Zubereitung: 5 Min.

100 ML GRANATAPFELSAFT, 1½ TL HIMBEERESSIG, 2 EL OLIVENÖL, SALZ, PFEFFER

Granatapfelsaft, Himbeeressig und Olivenöl in den Mixer geben. Je eine Prise Salz und Pfeffer zufügen und die Vinaigrette ein paar Sekunden mixen, bis sie emulgiert.

HERBST-TWIST
Ergibt 2 Portionen · Zubereitung: 5 Min.

1 TL BRAUNES MANDELMUS, 1½ TL APFELESSIG, 100 ML APFELSAFT, 2 EL WALNUSSÖL, SALZ, PFEFFER

In einer kleinen Schüssel das Mandelmus mit dem Apfelessig verrühren. Den Apfelsaft zufügen, dann nach und nach das Walnussöl mit dem Schneebesen unterrühren, bis eine Emulsion entstanden ist. Mit Salz und Pfeffer abschmecken.

CREMIG & GESCHMEIDIG
Ergibt 2 Portionen · Zubereitung: 5 Min.

1 ZITRONE, ½ ORANGE, ½ REIFE AVOCADO, 1 GEHÄUFTER EL MANDELMUS, 1 EL OLIVENÖL, SALZ, PFEFFER

Den Saft der Zitrone und der halben Orange auspressen. Die Avocado entsteinen, das Fruchtfleisch aus der Schale lösen und zusammen mit Mandelmus, Zitronen- und Orangensaft und dem Olivenöl im Mixer glatt pürieren. Mit Salz und Pfeffer abschmecken.

GO MANGO
Ergibt 2 Portionen · Zubereitung: 5 Min.

100 G MANGOFRUCHTFLEISCH, 1 LIMETTE, 1 TL CURRYPASTE (ODER 1 TL CURRYPULVER), SALZ

Das Mangofruchtfleisch in Stücke schneiden. Die Limette auspressen. Die Mango zusammen mit der Currypaste, dem Saft und 40 ml Wasser im Mixer glatt pürieren. Mit Salz abschmecken und vor der Verwendung kalt stellen.

ALGEN-POWER
Ergibt 2 Portionen · Zubereitung: 5 Min.

1 ZITRONE, 1 TL SPIRULINA-PULVER (AUS DEM BIOLADEN), 1 TL REISESSIG, 2 EL OLIVENÖL, 1 TL ALGENFLOCKEN (AUS DEM BIOLADEN), SALZ

Den Zitronensaft auspressen und mit Spirulina-Pulver verrühren. Den Reisessig, 1 EL Wasser, das Olivenöl und die Algenflocken zugeben. Mit Salz abschmecken.

HACKBÄLLCHEN

AUS DEM OFEN, MIT KRÄUTERN UND ZITRONE, GEBACKENE SÜSSKARTOFFELN

Für 2 Portionen >> *Vorbereitung: 25 Min.* >> *Garzeit: 40 Min.*

FÜR DIE HACKBÄLLCHEN
- 2 EL OLIVENÖL
- 40 G SEMMELBRÖSEL
- 50 ML MILCH
- 2 KNOBLAUCHZEHEN
- 1 SCHALOTTE
- 5 SCHNITTLAUCHHALME
- 5 STÄNGEL PETERSILIE
- 1 EI
- ABGERIEBENE SCHALE UND SAFT VON 2 BIO-ZITRONEN
- 25 G PARMESAN, GERIEBEN
- 800 G MAGERES RINDERHACKFLEISCH
- SALZ, PFEFFER

FÜR DIE SÜSSKARTOFFELN
- 2 KLEINE SÜSSKARTOFFELN
- 1 EL OLIVENÖL
- SALZ, PFEFFER

Den Backofen auf 230 °C vorheizen.

Die Süßkartoffeln sorgfältig waschen und trocken reiben. In jeweils acht Spalten schneiden, in Olivenöl wenden und mit Salz und Pfeffer würzen. In einer ofenfesten Form verteilen und 25 Minuten backen.

Ein weitere Form mit 1 EL Olivenöl fetten und beiseitestellen. Die Semmelbrösel mit der Milch verrühren.

Knoblauchzehen und Schalotte schälen und fein hacken. In einer Pfanne in 1 EL Olivenöl bei mittlerer Temperatur etwa 3 Minuten glasig anschwitzen.

Schnittlauch und Petersilie fein hacken. Das Ei in einer Schüssel leicht verquirlen. Die eingeweichten Semmelbrösel, Saft und Abrieb der Zitronen, Parmesan, Schnittlauch und Petersilie untermischen. Schalotte, Knoblauch und Hackfleisch zufügen und alles sorgfältig vermengen. Mit Salz und Pfeffer abschmecken.

Aus der Masse Bällchen von etwa 4 cm Durchmesser formen und in die vorbereitete Form legen. Im vorgeheizten Ofen 12–15 Minuten backen, bis das Fleisch durchgegart ist.

Mit den Süßkartoffelspalten servieren.

Nährwert pro Portion:
Kalorien 882 kcal / Proteine 58,5 g / Kohlenhydrate 87 g / Fett 33,5 g

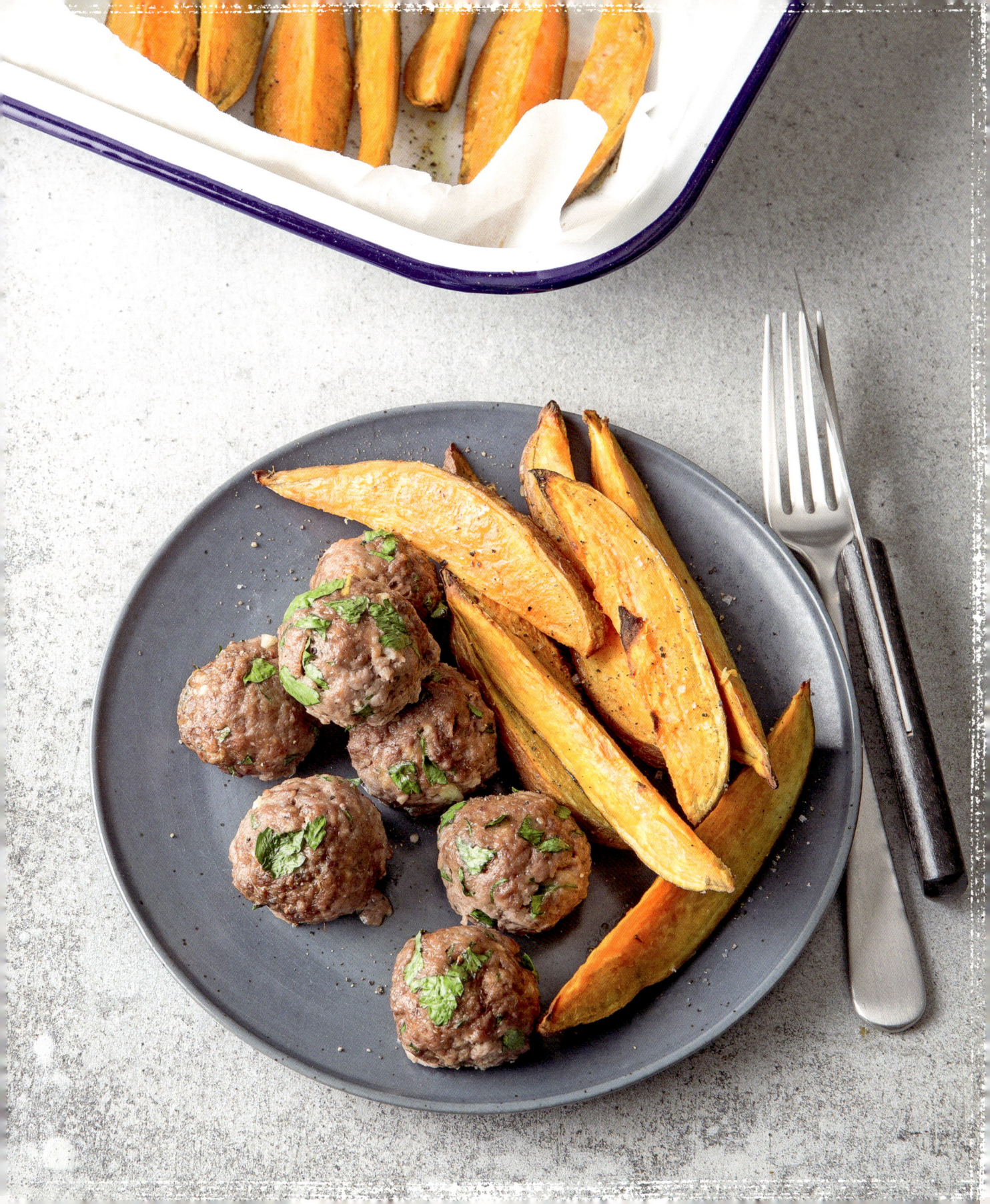

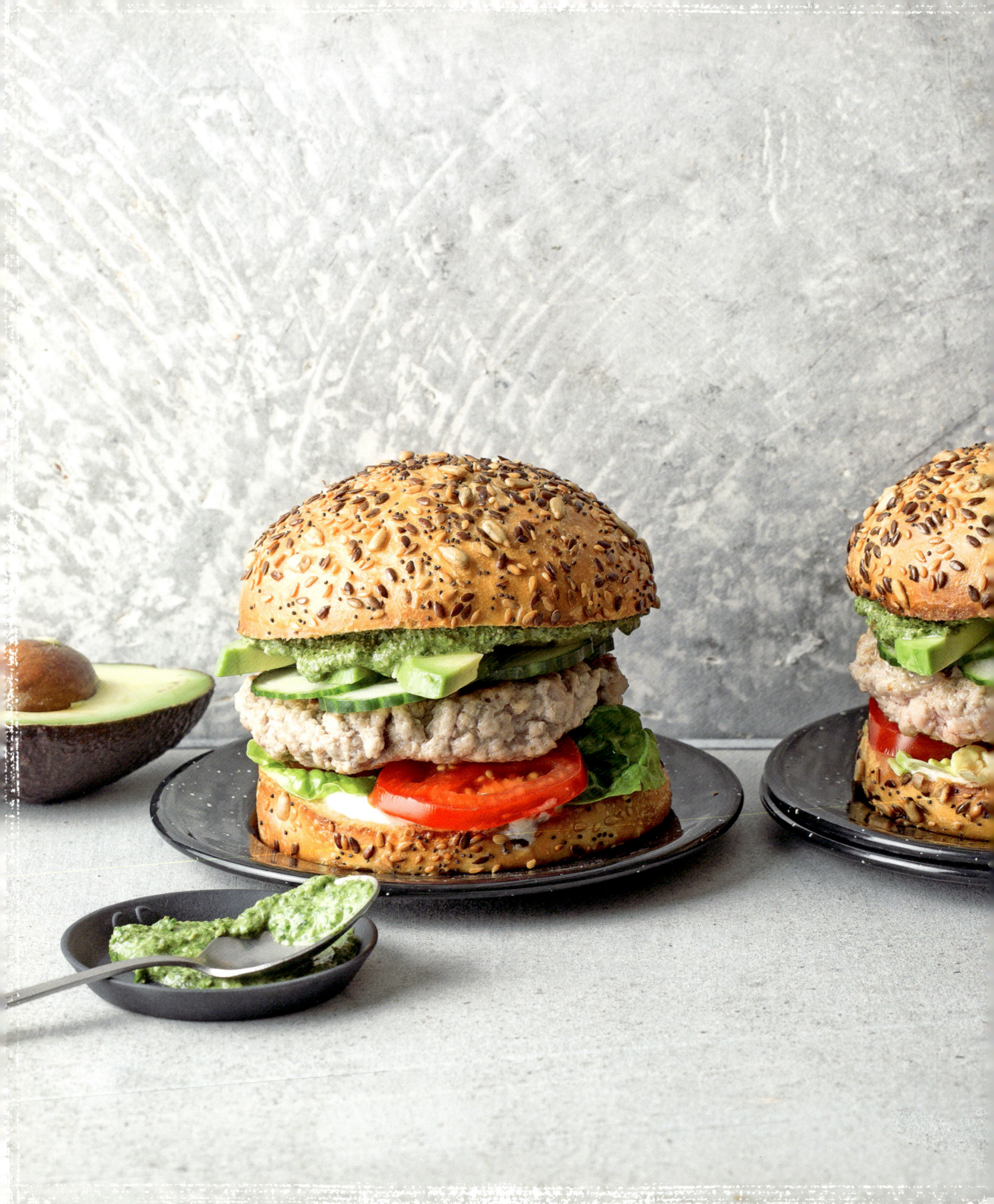

KALBFLEISCH-BURGER

MIT AVOCADO, GURKE, TOMATEN, PESTO, LEICHTER MAYO UND SALATHERZEN

Für 2 Portionen >> Vorbereitung: 30 Min. >> Garzeit: 10 Min.

240 G KALBSHACKFLEISCH
1 AVOCADO
1 TOMATE
1 ROMANASALATHERZ
¼ GURKE
2 BURGERBRÖTCHEN (VOM BÄCKER)
1 EL OLIVENÖL
SALZ, PFEFFER

FÜR DAS LEICHTE PESTO
6 STÄNGEL BASILIKUM
1 EL PINIENKERNE
1 EL OLIVENÖL
SALZ

FÜR DIE LEICHTE MAYONNAISE
½ ZITRONE
100 ML SOJACREME
1 EL OLIVENÖL
SALZ, PFEFFER

Zunächst die Mayonnaise zubereiten: Den Saft der Zitrone auspressen. Sojacreme und Olivenöl im Mixer 10 Sekunden mischen, dann Zitronensaft sowie je eine Prise Salz und Pfeffer zufügen und den Mixer weiterlaufen lassen, bis die Masse eindickt. Kühl stellen.

Dann das Pesto zubereiten: Das Basilikum waschen und die Blätter abzupfen. Die Basilikumblätter im gesäuberten Mixer mit Pinienkernen, Olivenöl und 2 EL Wasser glatt pürieren. Leicht salzen.

Den Backofengrill vorheizen. Das Hackfleisch mit Salz und Pfeffer würzen und zwei Burger daraus formen.

Die Avocado halbieren, entsteinen und schälen, dann das Fruchtfleisch in Spalten schneiden. Die Tomate waschen und in Scheiben schneiden. Die Salatblätter vom Strunk lösen, waschen und trocknen. Die Gurke waschen und in feine Scheiben schneiden.

Die Brötchen aufschneiden und unter dem Ofengrill einige Minuten rösten.

In einer Pfanne das Olivenöl erhitzen und die Burger darin von beiden Seiten je 3 Minuten braten.

Die Brötchenhälften mit Pesto und Mayonnaise bestreichen. Die untere Hälfte jeweils mit Salat und Tomatenscheiben belegen, die Burger darauflegen, gefolgt von Gurke und Avocado, mit der oberen Hälfte abdecken und genießen.

Nährwert pro Portion:
Kalorien 717 kcal/Proteine 37 g/Kohlenhydrate 44 g/Fett 44,5 g

REISNUDELN AUS DEM WOK

MIT HÄHNCHENBRUST, ERDNÜSSEN UND CHINAKOHL

Für 2 Portionen >> Vorbereitung: 25 Min. >> Garzeit: 20 Min.

- ½ CHINAKOHL
- 160 G FLACHE REISNUDELN (AUS DEM ASIALADEN)
- 2 HÄHNCHENBRUSTFILETS
- 1 STÜCK (1 CM) INGWER (ODER 1 TL GEMAHLENER INGWER)
- 4 SCHNITTLAUCHHALME (ODER 1 FRÜHLINGSZWIEBEL)
- 1 EL SONNENBLUMENÖL
- 2 EL HELLE SOJASAUCE
- 1 HANDVOLL ERDNUSSKERNE (UNGESALZEN)
- 1 HANDVOLL BOHNENSPROSSEN
- 1 EL SESAMÖL

Den Chinakohl waschen.

Die Nudeln nach Packungsangabe garen.

Das Hähnchenfleisch in Stücke schneiden. Den Ingwer schälen und fein hacken. Schnittlauch und Kohl fein hacken.

Das Sonnenblumenöl im Wok (oder in einer Pfanne) erhitzen. Hähnchenfleisch und Ingwer darin unter Rühren anbraten. Sobald das Fleisch zu bräunen beginnt, die Sojasauce zufügen und einige Minuten köcheln lassen. Dann Erdnüsse, Chinakohl, Bohnensprossen und Sesamöl zufügen und 2 Minuten mitbraten. Zum Schluss die abgetropften Nudeln in den Wok geben und erhitzen. Alles gut durchmischen, mit dem Schnittlauch bestreuen und servieren.

Nährwert pro Portion:
Kalorien 618 kcal / Proteine 39 g / Kohlenhydrate 74 g / Fett 19 g

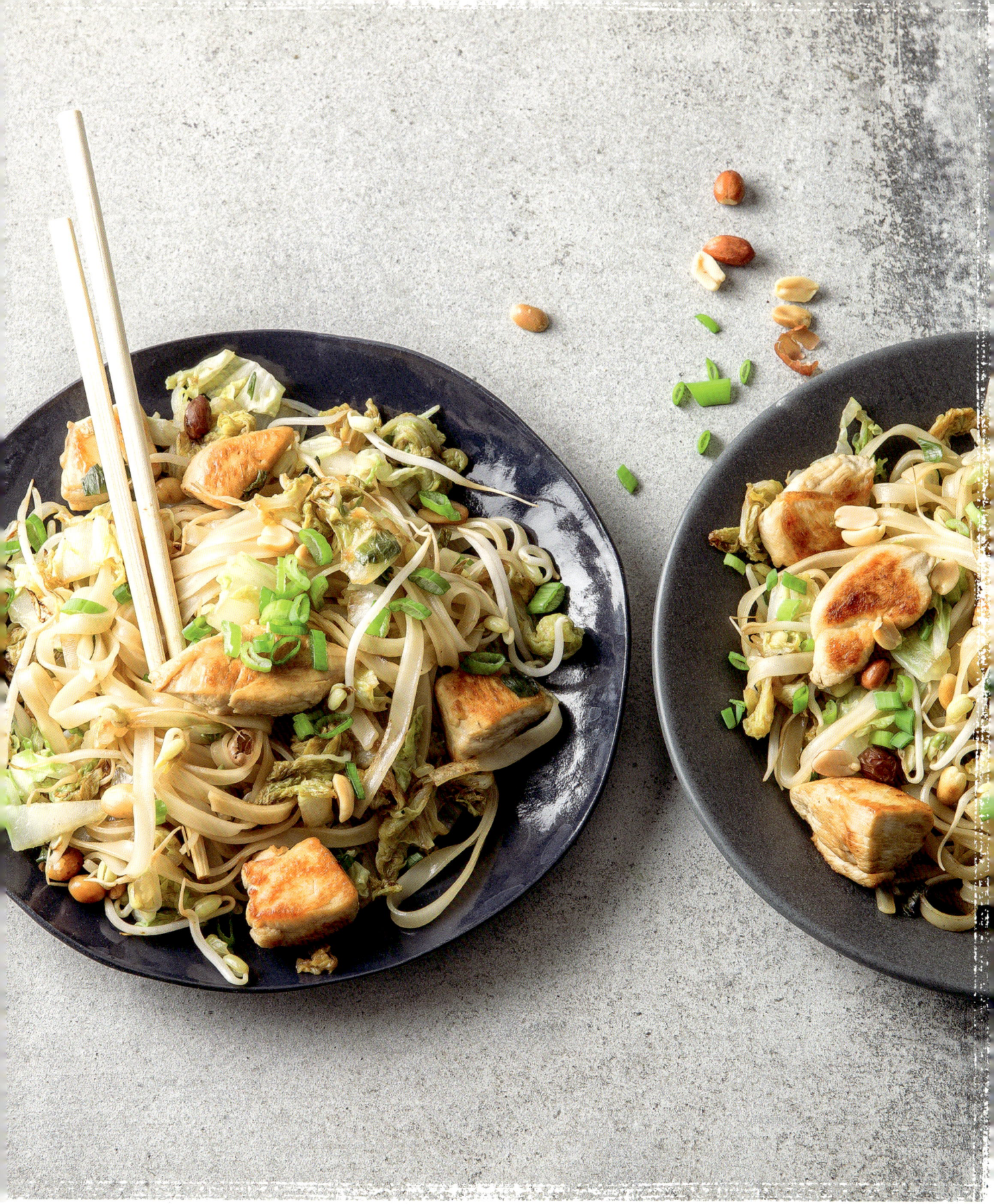

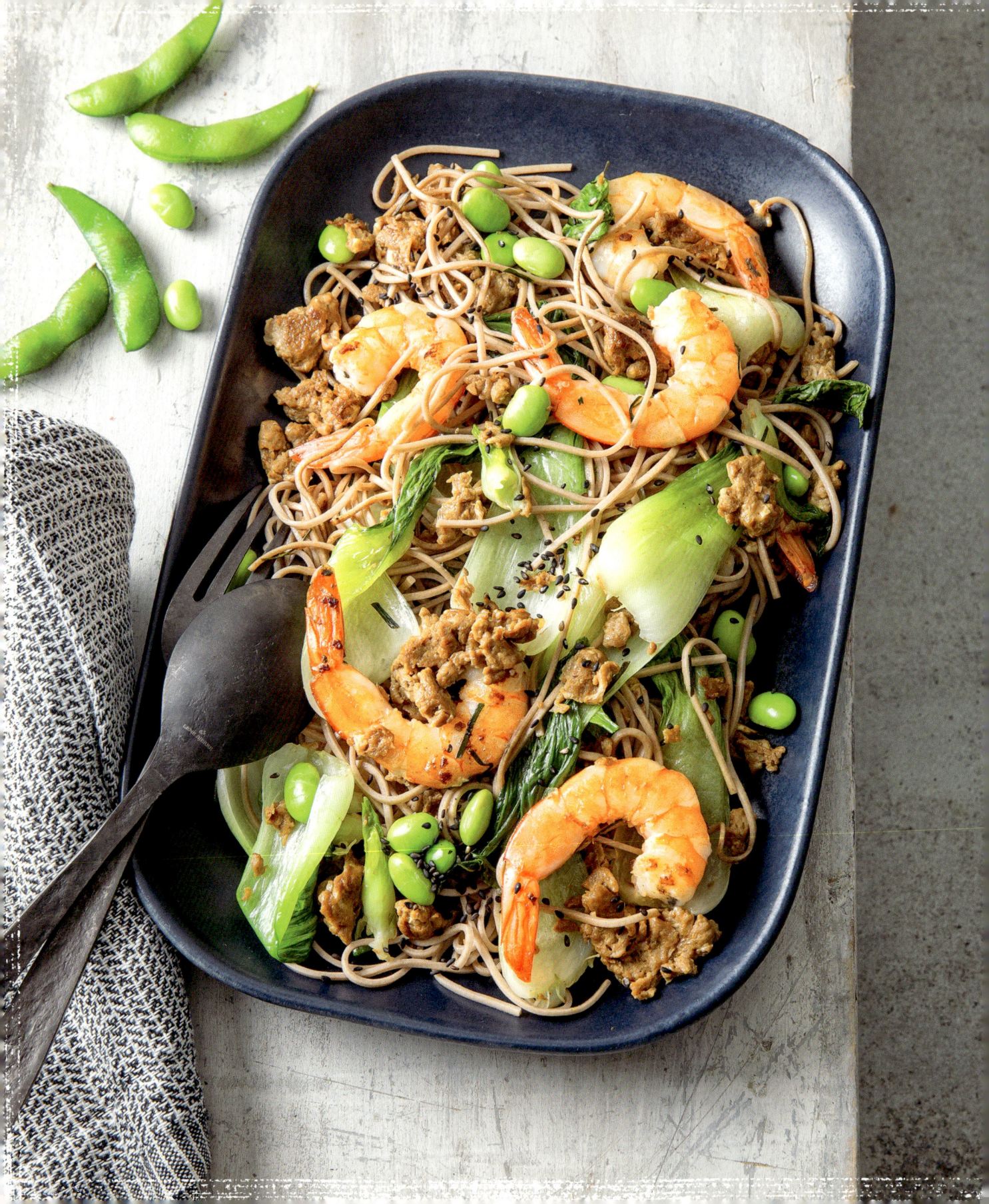

SOBANUDELN AUS DEM WOK

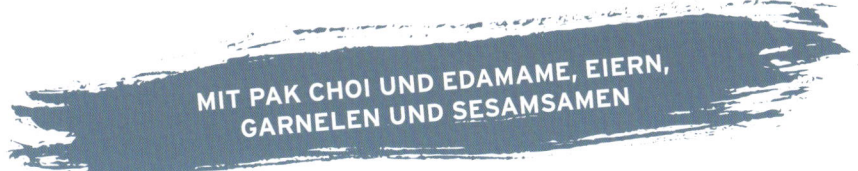

MIT PAK CHOI UND EDAMAME, EIERN, GARNELEN UND SESAMSAMEN

Für 2 Portionen >> Vorbereitung: 25 Min. >> Garzeit: 20 Min.

- 3 KÖPFE PAK CHOI
- 50 G EDAMAME (FRISCHE SOJABOHNEN; TIEFGEFROREN)
- 100 G SOBANUDELN (AUS DEM BIO- ODER ASIALADEN)
- 2 EIER
- 1 TL SOJASAUCE
- 1 EL SONNENBLUMENÖL
- 4 SCHNITTLAUCHHALME (ODER 1 FRÜHLINGSZWIEBEL)
- 1 EL SESAMÖL
- 300 G GARNELEN (OHNE KOPF UND SCHALE)
- 1 EL SCHWARZE SESAMSAMEN

Den Pak Choi waschen und 10 Minuten dämpfen. Die Edamame 3 Minuten vor dem Ende der Garzeit zugeben.

Die Nudeln nach Packungsangabe garen.

Die Eier in einer kleinen Schüssel mit der Sojasauce verquirlen.

Das Sonnenblumenöl in einem Wok oder einer Pfanne erhitzen. Die Eier darin unter Rühren braten, bis sie gestockt sind. Beiseitestellen. Den Schnittlauch in Ringe schneiden. Das Sesamöl im Wok erhitzen, Garnelen und Schnittlauch kurz darin anbraten. Pak Choi, Edamame, Rührei und Nudeln untermischen und alles weitere 2 Minuten unter Rühren braten. Zum Servieren mit den Sesamsamen bestreuen.

Nährwert pro Portion:
Kalorien 529 kcal / Proteine 40 g / Kohlenhydrate 44 g / Fett 21,5 g

FALAFEL MIT KÜRBIS

AUS DEM OFEN, DAZU KRAUTSALAT MIT MÖHREN

Für 2 Portionen >> Vorbereitung: 30 Min. >> Garzeit: 40 Min.

FÜR DIE FALAFEL
- 100 G BUCHWEIZEN
- 300 G BUTTERNUSSKÜRBIS
- ½ ROTE ZWIEBEL
- 1 KLEINE DOSE KICHERERBSEN (265 G, ABGETROPFT)
- 1 EL PASSIERTE TOMATEN
- 1 GROSSES EI
- 1 TL PAPRIKAPULVER
- 1 EL SESAMMUS (TAHIN)
- 4 STÄNGEL PETERSILIE
- 100 G SEMMELBRÖSEL
- SALZ, PFEFFER

FÜR DEN KRAUTSALAT
- 2 MÖHREN
- 100 G WEISSKOHL
- 1 EL WEISSER BALSAMICO-ESSIG
- 3 EL QUARK
- 1 TL SESAMSAMEN
- 1 EL SULTANINEN
- ¼ GRANATAPFEL
- 4 STÄNGEL KERBEL
- SALZ

Zunächst den Krautsalat zubereiten: Die Möhren schälen und fein raspeln. Den Weißkohl waschen und in feine Streifen schneiden oder hacken. Essig und eine Prise Salz unter das Gemüse mischen. Dann Quark, Sesamsamen und Sultaninen zufügen und alles gut vermengen. Abschmecken und kühl stellen.

Für die Falafel den Buchweizen nach Packungsangabe garen. Abtropfen lassen.

Den Kürbis schälen, das Fruchtfleisch würfeln und 10 Minuten dämpfen.

Den Backofen auf 190 °C vorheizen. Ein Backblech mit Backpapier auslegen.

Die Zwiebel schälen und fein würfeln. Mit Kürbis, Buchweizen, Kichererbsen, passierten Tomaten, Ei, Paprikapulver, Sesammus, Petersilie und Semmelbröseln in die Küchenmaschine geben und alles grob pürieren. Mit Salz und Pfeffer würzen.

Aus der Masse walnussgroße Kugeln formen und auf das vorbereitete Backblech setzen. Im vorgeheizten Ofen 20 Minuten backen. Granatapfelkerne auslösen, Kerbelblätter abzupfen.

Die Falafel mit dem Krautsalat anrichten, mit Kerbel und Granatapfelkernen garnieren.

Nährwert pro Portion:
Kalorien 821 kcal / Proteine 34 g / Kohlenhydrate 125 g / Fett 20,5 g

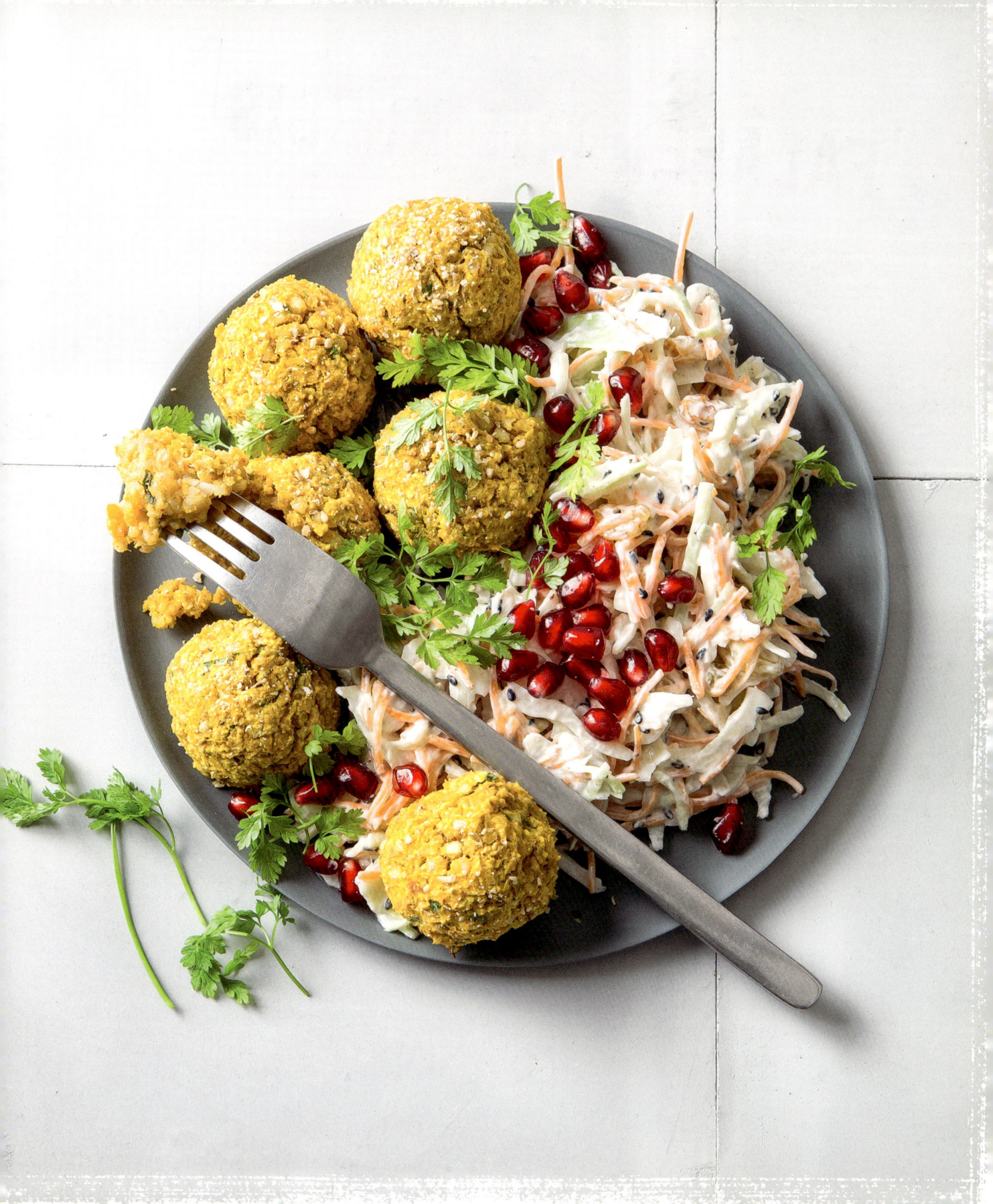

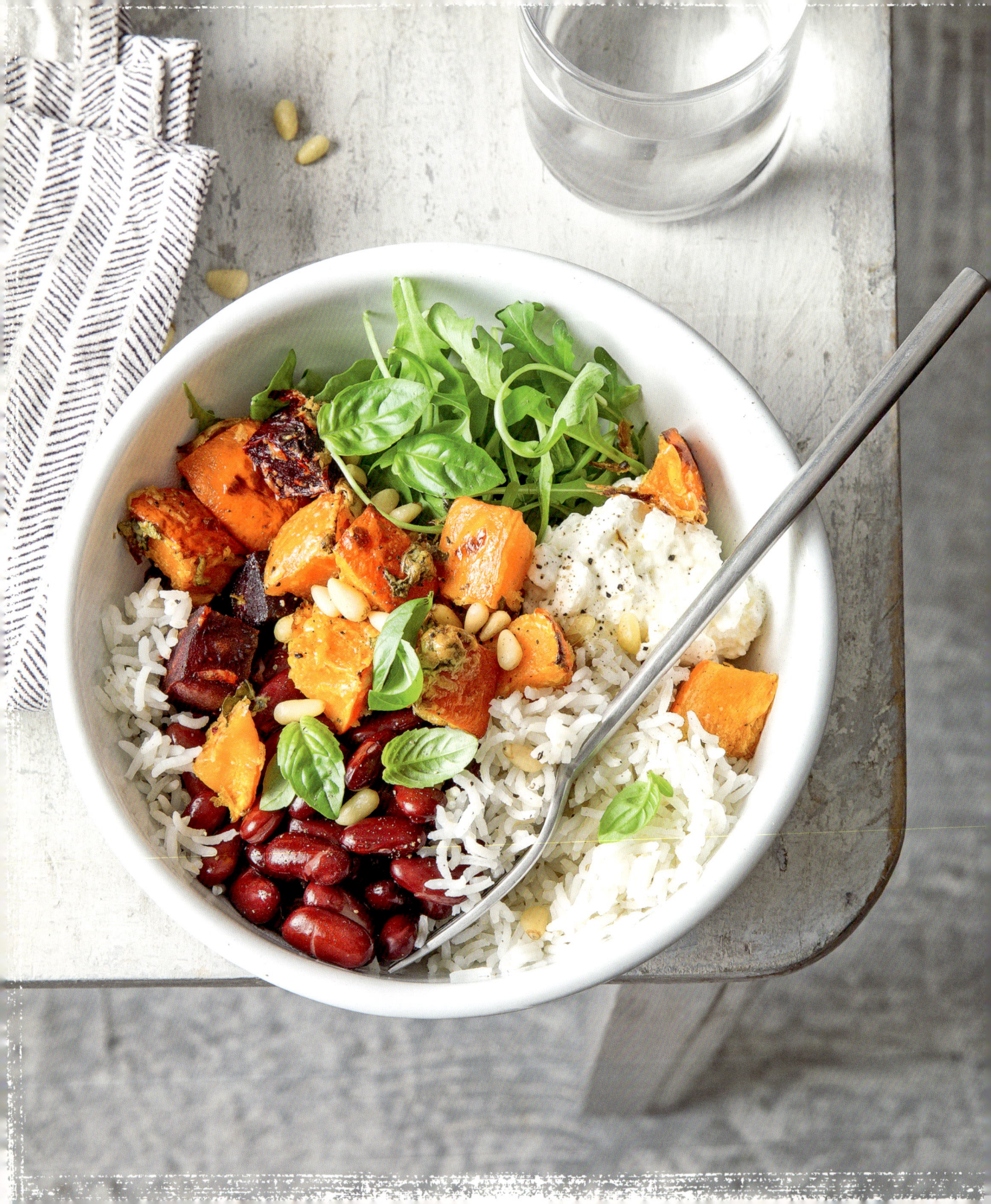

VOLLWERTIGE REISSCHALE

MIT KÜRBIS, ROTER BETE, PINIENKERNEN, KIDNEYBOHNEN, RUCOLA UND HÜTTENKÄSE

Für 2 Portionen >> Vorbereitung: 20 Min. >> Garzeit: 25 Min.

- 1 ROTE BETE
- ½ HOKKAIDOKÜRBIS
- ½ ZITRONE
- 4 STÄNGEL BASILIKUM
- 1 EL OLIVENÖL
- 1 EL CASHEWKERNMUS
- 160 G BASMATI- ODER VOLLKORNREIS
- 1 KLEINE DOSE KIDNEYBOHNEN
- 1 HANDVOLL RUCOLA
- 2 EL HÜTTENKÄSE
- 1 EL PINIENKERNE
- SALZ, PFEFFER

Den Backofen auf 190 °C vorheizen. Ein Backblech mit Backpapier auslegen.

Die Rote Bete und den Kürbis schälen und das Fruchtfleisch würfeln.

Den Saft der Zitrone auspressen. Das Basilikum waschen, die Blätter abzupfen, einige zum Garnieren beiseitestellen, die übrigen hacken, dann mit Olivenöl, Zitronensaft und Cashewkernmus vermengen. Rote Bete und Kürbiswürfel darin wenden, mit Salz und Pfeffer würzen und auf dem vorbereiteten Backblech verteilen. Im vorgeheizten Ofen 25 Minuten backen.

Inzwischen den Reis nach Packungsangabe garen. Die Bohnen aufwärmen und gut abtropfen lassen. Die Rucolablätter waschen.

Den gegarten Reis auf zwei Schalen verteilen. Das gebackene Gemüse, die Kidneybohnen, Rucola und Hüttenkäse darauf anrichten. Vor dem Servieren mit Pinienkernen und den restlichen Basilikumblättern bestreuen.

Nährwert pro Portion:
Kalorien 745 kcal / Proteine 25 g / Kohlenhydrate 105 g / Fett 25 g

BEGEGNUNGEN MIT SPORTLERN

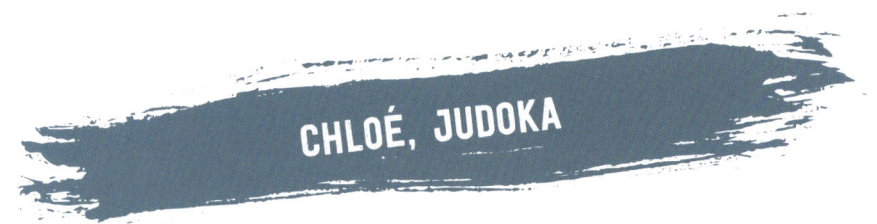

CHLOÉ, JUDOKA

Chloé praktiziert Judo in der ersten Liga in der Gewichtsklasse unter 48 kg. Die Trägerin des schwarzen Gürtels hat die ersten Schritte auf dem Tatami mit 12 Jahren gemacht. Heute trainiert sie sechsmal die Woche: Technik, Judokurs und Körpertraining mit ihrem Coach.

»Normalerweise achte ich nicht groß darauf, was ich esse. Natürlich **ernähre ich mich ausgewogen**, aber Süßigkeiten verbiete ich mir zum Beispiel nicht. Ich habe einen guten Stoffwechsel und mein Gewicht daher unter Kontrolle. Außerhalb von Wettkampfzeiten wiege ich zwischen 51 und 52 kg.«

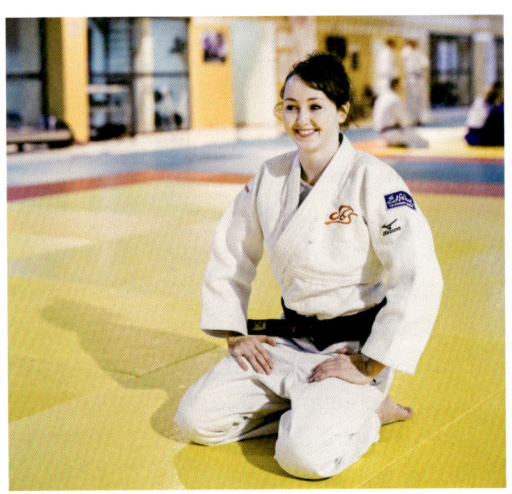

Kurz **vor einem Wettkampf** schränkt Chloé ihren **Konsum an Fett und Zucker** drastisch ein, um rasch an Gewicht zu verlieren und in ihrer Gewichtsklasse kämpfen zu dürfen.

»Etwa anderthalb Wochen bevor ein Wettkampf ansteht, beginne ich mit einer Diät. Konkret heißt das, dass ich komplett auf gezuckerte Lebensmittel wie Kuchen oder süße Getränke verzichte und stattdessen **viel Obst und Gemüse**, nur weißes Fleisch – besser mittags als am Abend – esse, mit sehr wenig Fett koche und meine Abendmahlzeiten leicht halte, indem ich dann auf Kohlenhydrate verzichte und öfter Suppen esse. Außerdem achte ich auf meine Flüssigkeitsversorgung und trinke viel Wasser. Bei den Wettkämpfen darf ich höchstens 48 kg wiegen. Manchmal wird man am Vortag gewogen, manchmal am Tag des Wettkampfs.

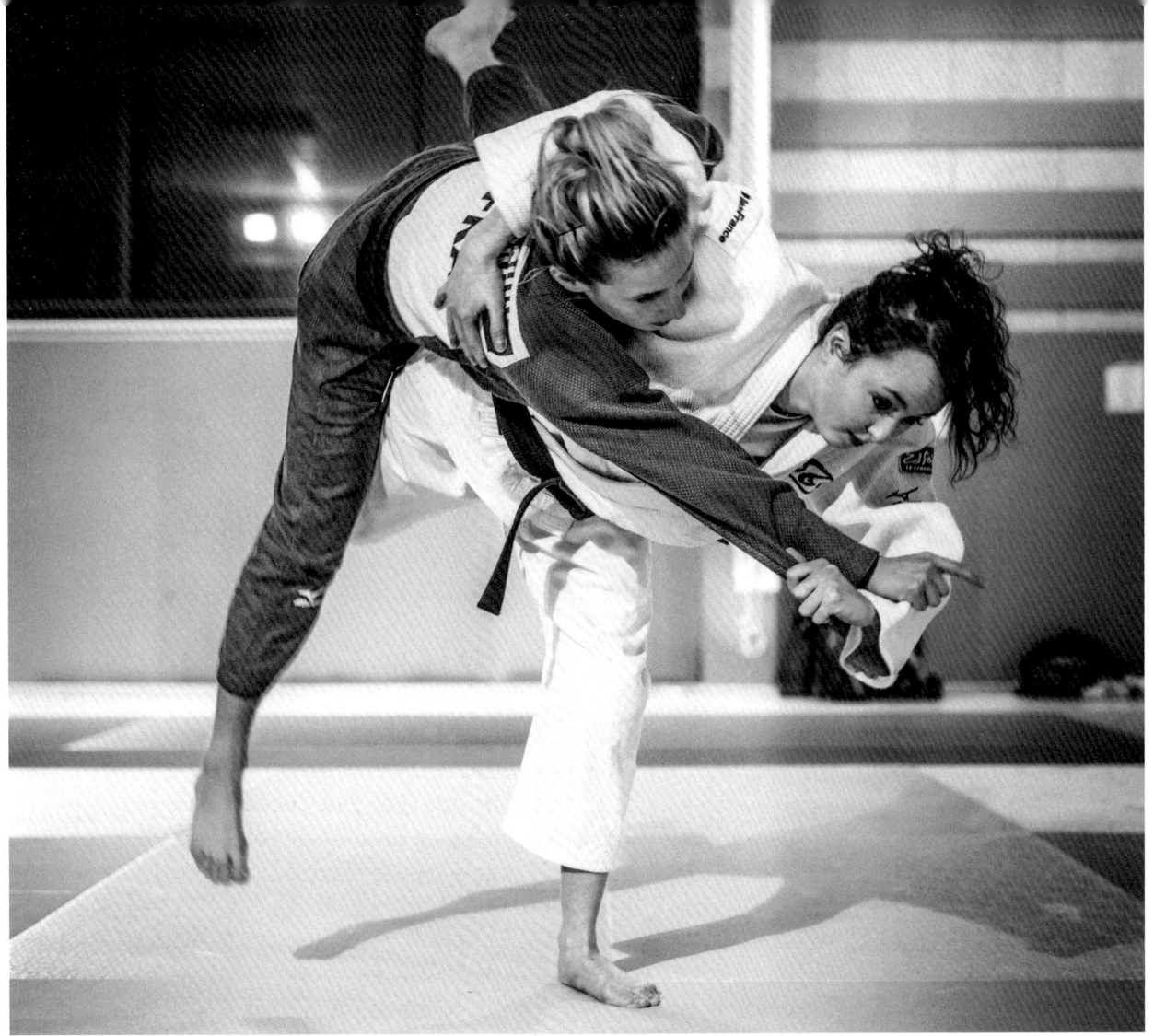

Am Tag des Wiegens faste ich. Vielleicht esse ich einen Apfel, vielleicht auch gar nichts. Und ich trinke möglichst wenig, damit ich nicht zu schwer bin. Falls ich noch etwas Gewicht verlieren muss, versuche ich, das über Wasserverlust zu erreichen: Ich gehe in einem Schwitzanzug joggen und/oder nehme ein heißes Bad. Sobald das Wiegen überstanden und das Gewicht bestätigt ist, dürfen wir bis zum Folgetag maximal fünf Prozent an Gewicht zunehmen, sodass man vor dem Wettkampf ein gutes Abendessen zu sich nehmen und sich gut mit Flüssigkeit versorgen kann. **Während des Wettkampfs** ist von Beginn an alles stark durchgetaktet. Ich trinke in den zehnminütigen Pausen zwischen zwei Kämpfen und wenn danach im Lauf des Tages die Pausen länger werden und ich Hunger bekomme, esse ich Müsliriegel oder Fruchtkompott. Am Tag des Wettkampfs esse ich möglichst nichts Schweres. Beim Judo wird man ganz schön herumgeschleudert und wer sich übergeben muss, wird disqualifiziert. Man ist also gut beraten, leicht zu essen.«

RISOTTO MIT GRÜNKOHL UND SPIRULINA

Für 2 Portionen >> Vorbereitung: 15 Min. >> Garzeit: 20 Min.

½ **WEISSE ZWIEBEL**
2 **BLÄTTER GRÜNKOHL**
1 **EL OLIVENÖL**
160 **G RISOTTOREIS**
  (Z.B. ARBORIO)
1 **L GEMÜSEBRÜHE**
4 **SCHNITTLAUCHHALME**
20 **G PARMESAN**
1 **EL SPIRULINA-PULVER**
SALZ, PFEFFER

Die Zwiebel schälen. Den Grünkohl waschen, trocken tupfen und mit der Zwiebel fein hacken, am besten in der Küchenmaschine.

Das Öl in einem Topf erhitzen. Zwiebel und Grünkohl darin 3 Minuten anschwitzen. Den Reis dazugeben und sorgfältig untermischen. Unter Rühren 2 Minuten erhitzen, bis die Reiskörner an den Spitzen fast durchsichtig sind. Dann eine Kelle Gemüsebrühe zugießen und unter häufigem Rühren köcheln lassen. Sobald der Reis die Flüssigkeit absorbiert hat, die nächste Kelle Brühe zufügen. Fortfahren, bis die Brühe fast vollständig aufgebraucht und der Risotto gar ist. Das dauert etwa 18 Minuten.

Den Schnittlauch in Röllchen schneiden. Den Parmesan reiben und mit dem Spirulina-Pulver und dem letzten Rest Brühe unter den Risotto ziehen. Den Risotto mit Salz und Pfeffer abschmecken und sofort mit Schnittlauch bestreut servieren.

Nährwert pro Portion:
Kalorien 361 kcal / Proteine 13 g / Kohlenhydrate 57 g / Fett 9 g

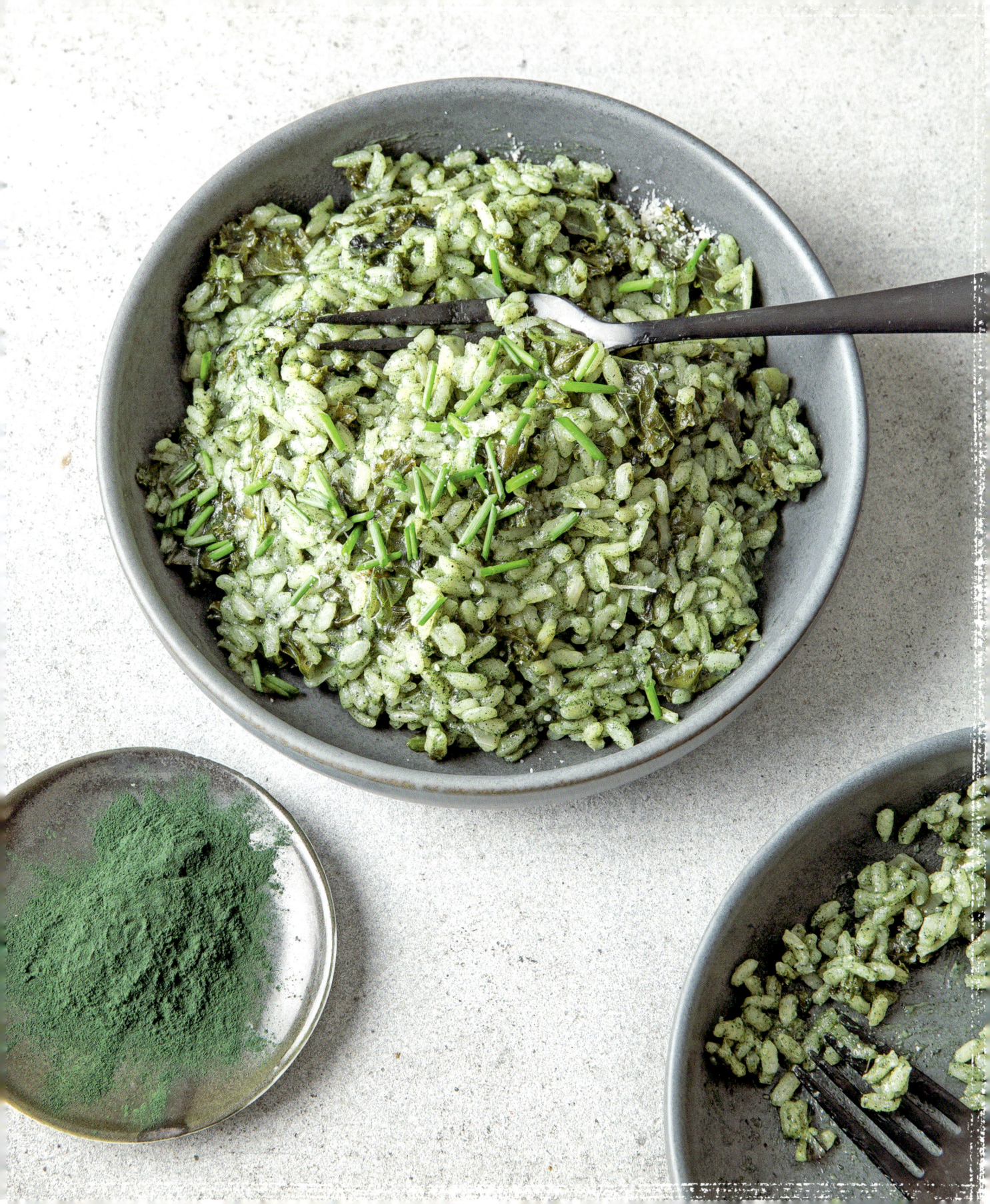

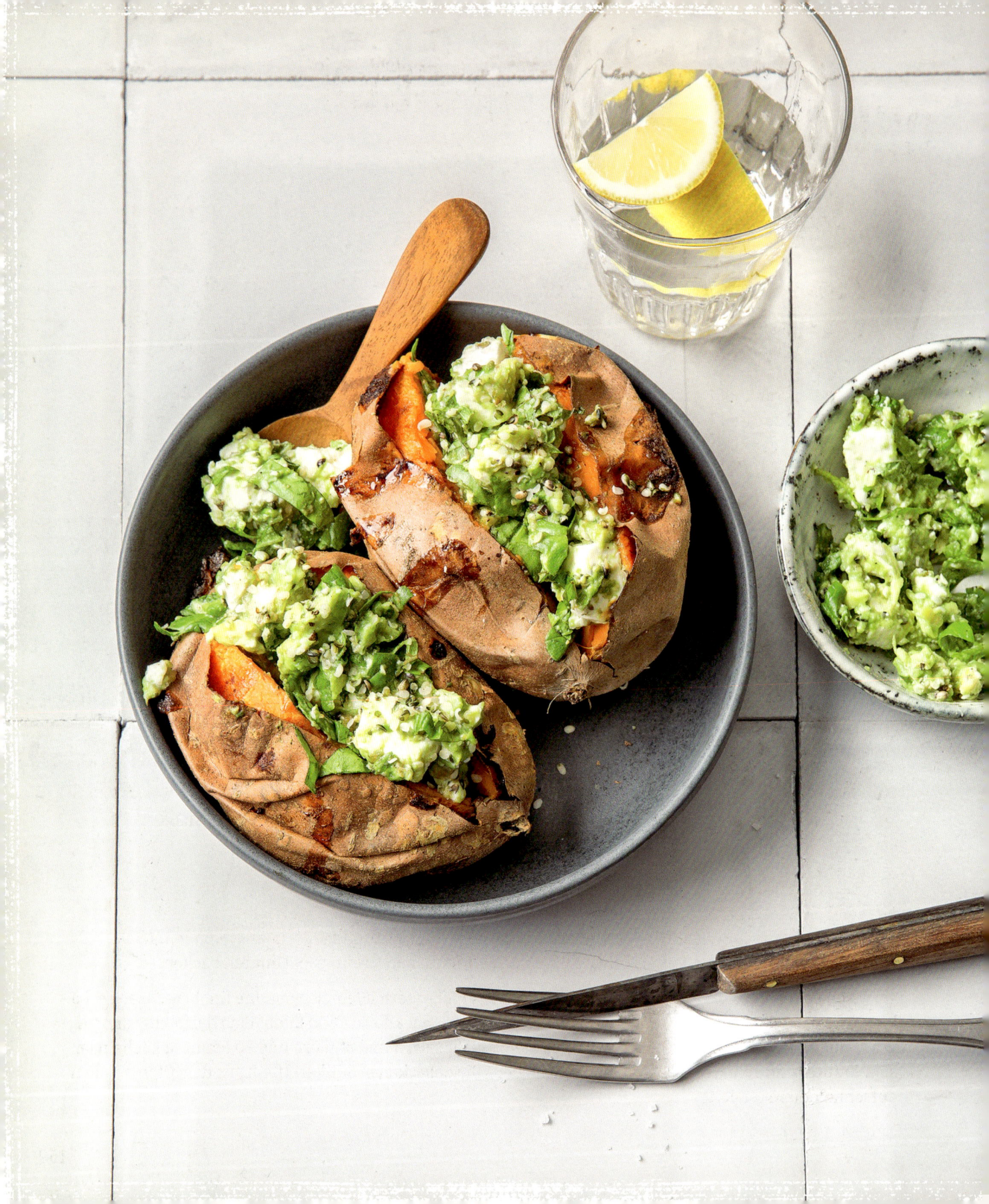

OFEN-SÜSSKARTOFFELN

VEGETARISCHE VARIANTE

Für 2 Portionen · Vorbereitung: 20 Min. · Garzeit: 1 Std.

2 MITTELGROSSE SÜSSKARTOFFELN, 4 STÄNGEL MINZE, 100 G FETA, 1 HANDVOLL SPINAT, 1 ZITRONE, 1 AVOCADO, 1 EL HANFSAMEN, SALZ, PFEFFER

Den Backofen auf 200 °C vorheizen. Die Süßkartoffeln waschen und auf einem Backblech im vorgeheizten Ofen 1 Stunde backen. Inzwischen die Minze waschen, die Blätter abzupfen und fein hacken. Den Feta in kleine Stücke schneiden. Die Spinatblätter hacken.

Den Saft der Zitrone auspressen. Die Avocado aufschneiden und entsteinen, das Fruchtfleisch mit einem Löffel herausschaben und mit dem Zitronensaft vermengen. Mit Salz und Pfeffer abschmecken und die Minze untermischen, gefolgt von Spinat, Feta und Hanfsamen. Alles sorgfältig vermengen. Die gebackenen Süßkartoffeln aus dem Ofen nehmen, aufschneiden und mit der Avocadomasse füllen.

Nährwert pro Portion: Kalorien 572 kcal / Proteine 14 g / Kohlenhydrate 75 g / Fett 24 g

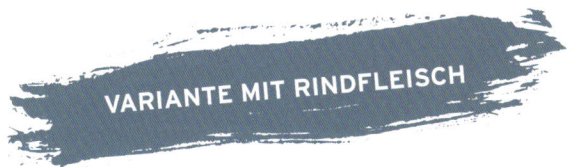

VARIANTE MIT RINDFLEISCH

Für 2 Portionen · Vorbereitung: 30 Min. · Garzeit: 1 Std. 25 Min.

2 MITTELGROSSE SÜSSKARTOFFELN, 1 AUBERGINE, 1 KNOBLAUCHZEHE, 1 EL OLIVENÖL, 200 G RINDERHACKFLEISCH, 1 KLEINE DOSE GEHACKTE TOMATEN, 2 STÄNGEL PETERSILIE, 2 SCHNITTLAUCHHALME, 2 STÄNGEL BASILIKUM, 1 TOMATE, SALZ, PFEFFER

Den Backofen auf 200 °C vorheizen. Süßkartoffeln und Aubergine waschen. Die Aubergine mit einem kleinen Spieß oder Zahnstocher mehrmals einstechen. Süßkartoffeln und Aubergine auf einem Backblech im vorgeheizten Ofen 35 Minuten backen, dabei die Aubergine regelmäßig wenden. Nach 35 Minuten die Aubergine herausnehmen. Die Süßkartoffeln noch weitere 25 Minuten backen.

Inzwischen die gebackene Aubergine schälen und das Fruchtfleisch fein hacken. Die Knoblauchzehe schälen und zerdrücken. Das Olivenöl in einer Pfanne erhitzen. Hackfleisch und Knoblauch darin kurz anbraten. Aubergine und Tomatenstücke untermischen. Leicht salzen und pfeffern und 20 Minuten köcheln lassen. Kräuter und Tomate hacken und untermischen. Die gebackenen Süßkartoffeln aus dem Ofen nehmen, aufschneiden und mit der Masse füllen.

Nährwert pro Portion: Kalorien 537 kcal / Proteine 27 g / Kohlenhydrate 78 g / Fett 13 g

QUINOA UND GRÜNE LINSEN

Fenchel, Blattspinat, dazu Möhren aus dem Ofen mit Zitrusfrüchten

Für 2 Portionen >> Vorbereitung: 25 Min. >> Garzeit: 25 Min.

- 4 MÖHREN
- 1 BIO-ORANGE
- 1 BIO-ZITRONE
- 2 EL OLIVENÖL
- 120 G QUINOA
- 60 G GRÜNE LINSEN
- ½ FENCHELKNOLLE
- 2 HANDVOLL BLATTSPINAT
- 1 TL GEMISCHTE SAMEN UND KERNE
- SALZ, PFEFFER

Den Backofen auf 190 °C vorheizen. Ein Backblech mit Backpapier auslegen. Die Möhren waschen, längs halbieren und auf dem Blech verteilen.

Orange und Zitrone waschen, trocken tupfen und jeweils die Schale abreiben. Den Saft beider Früchte auspressen und mit 1 EL Olivenöl verrühren. Die Möhren in der Mischung wenden (den Rest der Flüssigkeit aufheben), rundherum mit Salz und Pfeffer würzen und im vorgeheizten Ofen 25 Minuten backen.

Inzwischen Quinoa und Linsen separat nach der entsprechenden Packungsangabe garen. Den Fenchel waschen und sehr fein hacken. Den Spinat waschen.

Wenn Quinoa und Linsen gar sind, beides auf zwei Teller oder Schalen verteilen. Fenchel, Spinatblätter und gebratene Möhren zufügen. Das restliche Olivenöl unter die übrige Zitrussaftmischung (vom Anmachen der Möhren) rühren und das Ganze über das Gemüse träufeln. Vor dem Servieren die abgeriebene Zitrusschale sowie die Samen und Kerne auf die beiden Portionen verteilen.

Nährwert pro Portion:
Kalorien 564 kcal / Proteine 21 g / Kohlenhydrate 84,5 g / Fett 16 g

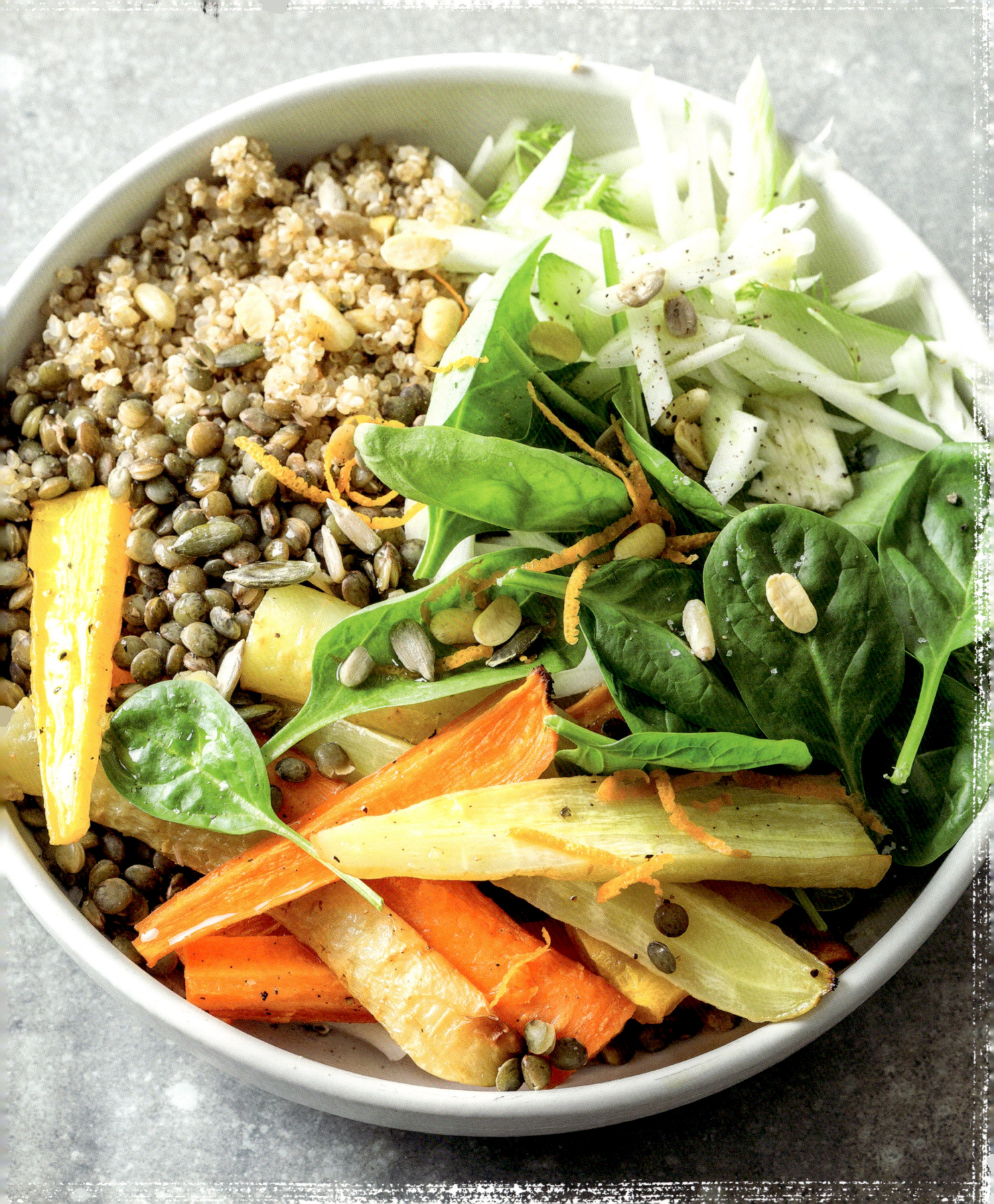

BEGEGNUNGEN MIT SPORTLERN

JAY, BASKETBALLSPIELER

Wenn bei Jay alles gut läuft, fährt er täglich Fahrrad (zur Arbeit und zu privaten Terminen), spielt montags, mittwochs, freitags und / oder sonntags Basketball, geht dienstags und sonntags laufen, macht mittwochs Krafttraining und donnerstags Leichtathletik. Kurzum, er bleibt immer am Ball.

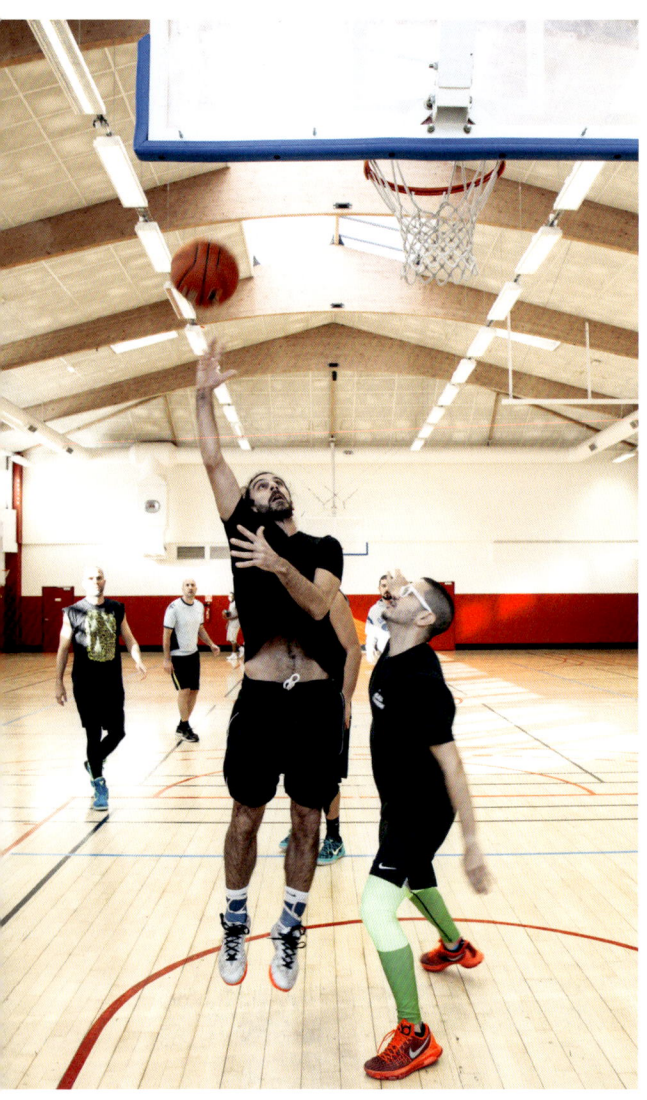

Sein Pep und seine Vitalität spiegeln sich auch auf seinem Teller wider – jeden Tag und zu jeder Mahlzeit.

»Seit einiger Zeit esse ich nur noch **wenig Zucker**, das war mein letzter Ausweg, um abzunehmen, was mir bis dato trotz Sport nicht gelang. Ich nehme Lebensmittel mit hohem glykämischem Index wie Kartoffeln, Nudeln, Brot etc. nur noch eingeschränkt zu mir. Ich habe gelernt, besser auf die Bedürfnisse und Reaktionen meines Körpers einzugehen. Mir ist klar geworden, dass es mir gut tut, jeden Tag zwei Stunden Sport zu treiben. Es kommt mir dann so vor, als wären alle meine Sinne geschärft, ich nehme viel mehr auf, fühle mich leichter und schlafe auch besser.«

Dein Lieblingsrezept?

»Mein Tag beginnt mit Porridge, also Haferflocken, die ich ein paar Minuten in pflanzlicher Milch (Hafer- oder Mandelmilch) sanft köcheln lasse. Dazu esse ich Heidelbeeren oder eine halbe Banane. Wenn ich am Vortag viel trainiert habe, mische ich ein wenig Kokosblütenzucker unter (da er weniger süß ist als andere natürliche Zucker). Falls ich später noch Hunger habe, nehme ich **vormittags ein zweites Frühstück ein**, gegen zehn Uhr. Ein Omelett aus einem Eigelb und drei Eiweiß für die Proteine, eine halbe Avocado und Räucherlachs. **Mittags** esse ich häufig grünes Gemüse oder Kopfsalat, zum Beispiel mit Cashewkernen, Quinoa, Putenfleisch ... Das hängt ganz von meinem Appetit ab – ich passe das Essen meinen Bedürfnissen an.

Ich koche sehr gerne, am liebsten mit **frischen Zutaten:** Avocado, Süßkartoffeln, Fenchel (zwei Stunden in Zitronensaft und Olivenöl mariniert) oder weiße Rüben (sehr fein gehackt und ebenfalls mariniert wie oben, mit einer Messerspitze Harissa und etwas Orangensaft zusätzlich). Mit Knoblauch, Zitronen und Sesam kann ich immer etwas Leckeres zaubern.

Am Mittag mache ich häufig Auberginen im Ofen: Dazu eine Aubergine in zwei Hälften teilen. Die Hälften mehrmals schräg einschnei-

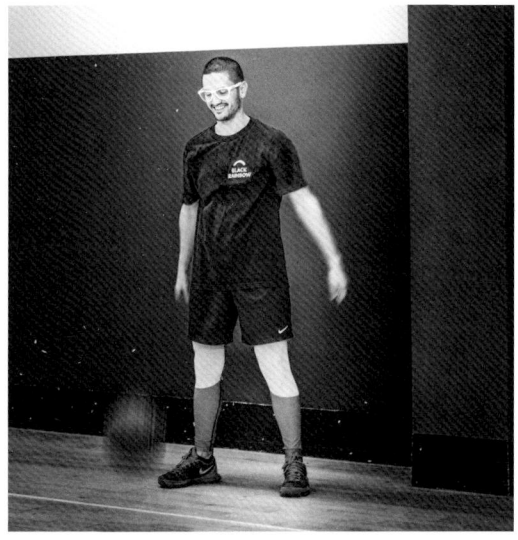

den und mit Olivenöl beträufeln. Darauf etwas Knoblauch und Salz verteilen und das Ganze etwa 15 Minuten im auf 230 °C vorgeheizten Ofen backen, bis das Fruchtfleisch sehr zart ist. Abgeschmeckt mit etwas Zitronensaft und serviert mit Sesamsamen: einfach köstlich! Wer sagt da noch, Sporternährung sei langweilig?«

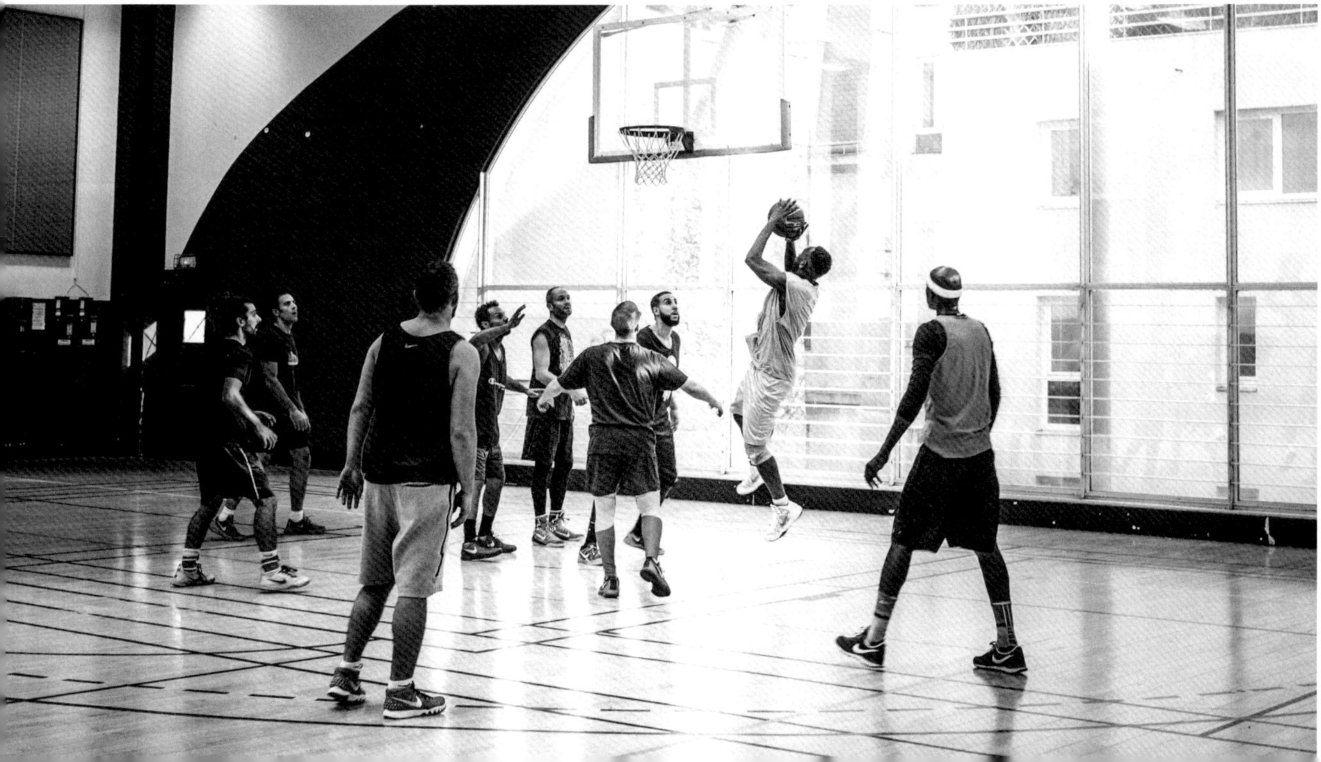

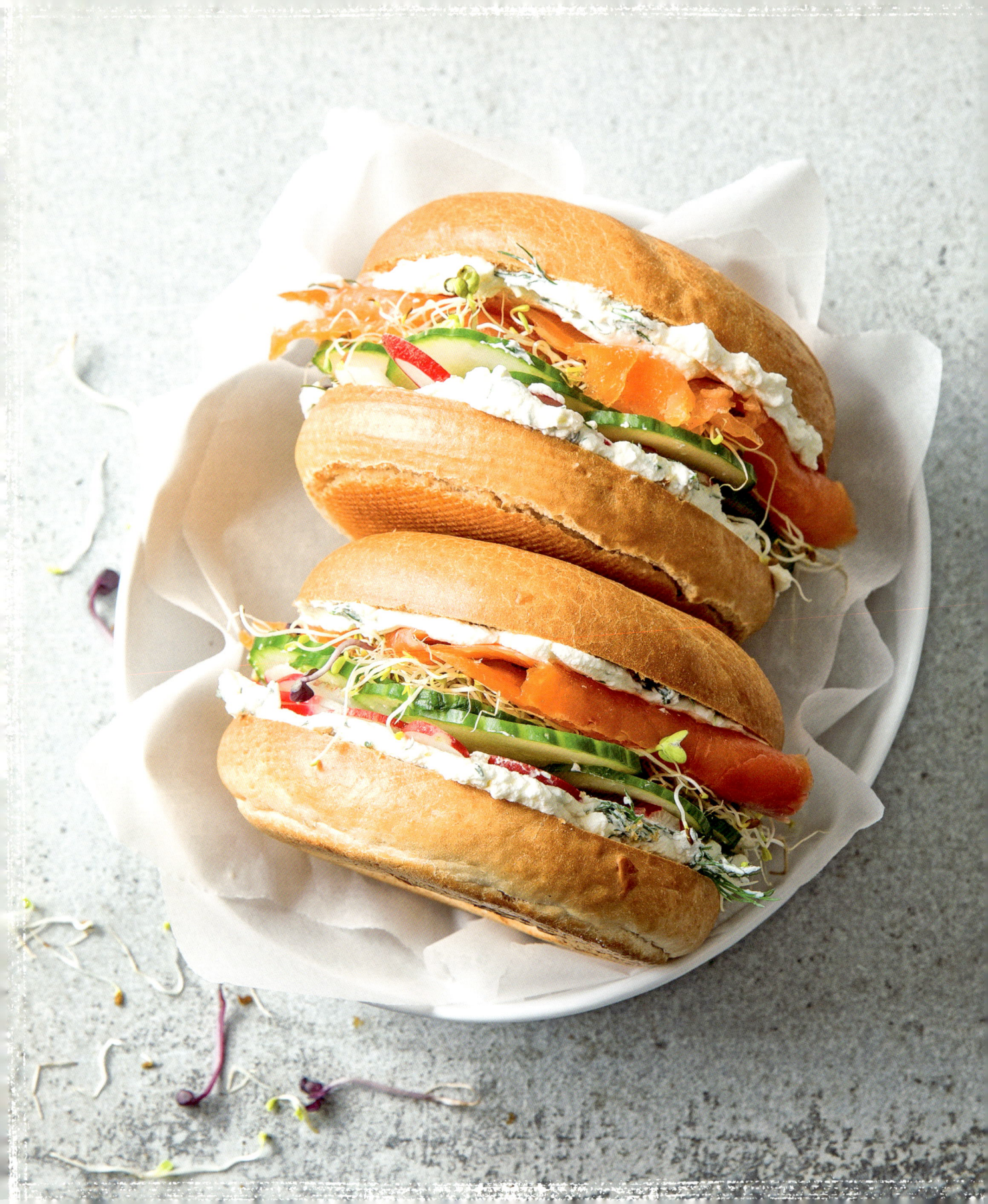

BAGEL MIT FRISCHKÄSE

RÄUCHERLACHS, RADIESCHEN, GURKE, SPROSSEN

Für 2 Bagel >> Vorbereitung: 5 Min. >> Garzeit: 2 Min.

- 2 BAGELS
- 6 RADIESCHEN
- ¼ GURKE
- 60 G FRISCHKÄSE
- 2 SCHEIBEN RÄUCHERLACHS
- 1 HANDVOLL SPROSSEN

Den Backofengrill vorheizen. Die Bagels aufschneiden und unter dem Ofengrill einige Minuten rösten.

Inzwischen Radieschen und Gurke waschen und in sehr feine Scheiben schneiden.

Die Bagels mit Frischkäse bestreichen, die unteren Hälften mit jeweils 1 Scheibe Räucherlachs belegen, dann die Sprossen, Gurken- und Radieschenscheiben darauf verteilen. Mit der oberen Bagelhälfte abdecken und sofort genießen.

Variationen:

- Statt Räucherlachs anderen geräucherten Fisch, Puten- oder Hähnchenbrustfilet verwenden.
- Mit Avocado, Möhre, Tomate, Salat etc. belegen.
- Den Frischkäse durch Hüttenkäse, Ricotta, Auberginen- oder Paprikamus (Ajvar) oder Hummus ersetzen.

Nährwert pro Portion:
Kalorien 342 kcal / Proteine 17 g / Kohlenhydrate 41,5 g / Fett 12 g

ORECCHIETTE MIT BROKKOLI

GRÜNE LINSEN UND SARDELLEN

Für 2 Portionen >> Vorbereitung: 15 Min. >> Garzeit: 30 Min.

- 2 EL GRÜNE LINSEN
- ½ BROKKOLI
- 1 BIO-ZITRONE
- 160 G ORECCHIETTE (KLEINE ITALIENISCHE NUDELN)
- 4 SARDELLENFILETS
- 4 SCHWARZE OLIVEN, ENTSTEINT
- 1 EL OLIVENÖL

Die Linsen nach Packungsangabe garen und abtropfen lassen. Den Brokkoli waschen und die Röschen trennen. Die Zitrone waschen, die Schale abreiben und den Saft auspressen. Die Nudeln nach Packungsangabe kochen und die Brokkoliröschen 8 Minuten vor Ende der Garzeit in das kochende Wasser zu den Nudeln geben.

Während Nudeln und Brokkoli kochen, Sardellen und Oliven fein hacken.

Das Olivenöl in einer Pfanne erhitzen. Die Sardellen-Oliven-Mischung hineingeben, die abgetropften Nudeln und Brokkoliröschen untermischen, dann die Linsen und zum Schluss den Zitronensaft. Unter Rühren bei mittlerer Temperatur 2 Minuten erhitzen, dann mit den Zitronenzesten bestreuen und servieren.

Nährwert pro Portion:
Kalorien 513 kcal / Proteine 31 g / Kohlenhydrate 64 g / Fett 15 g

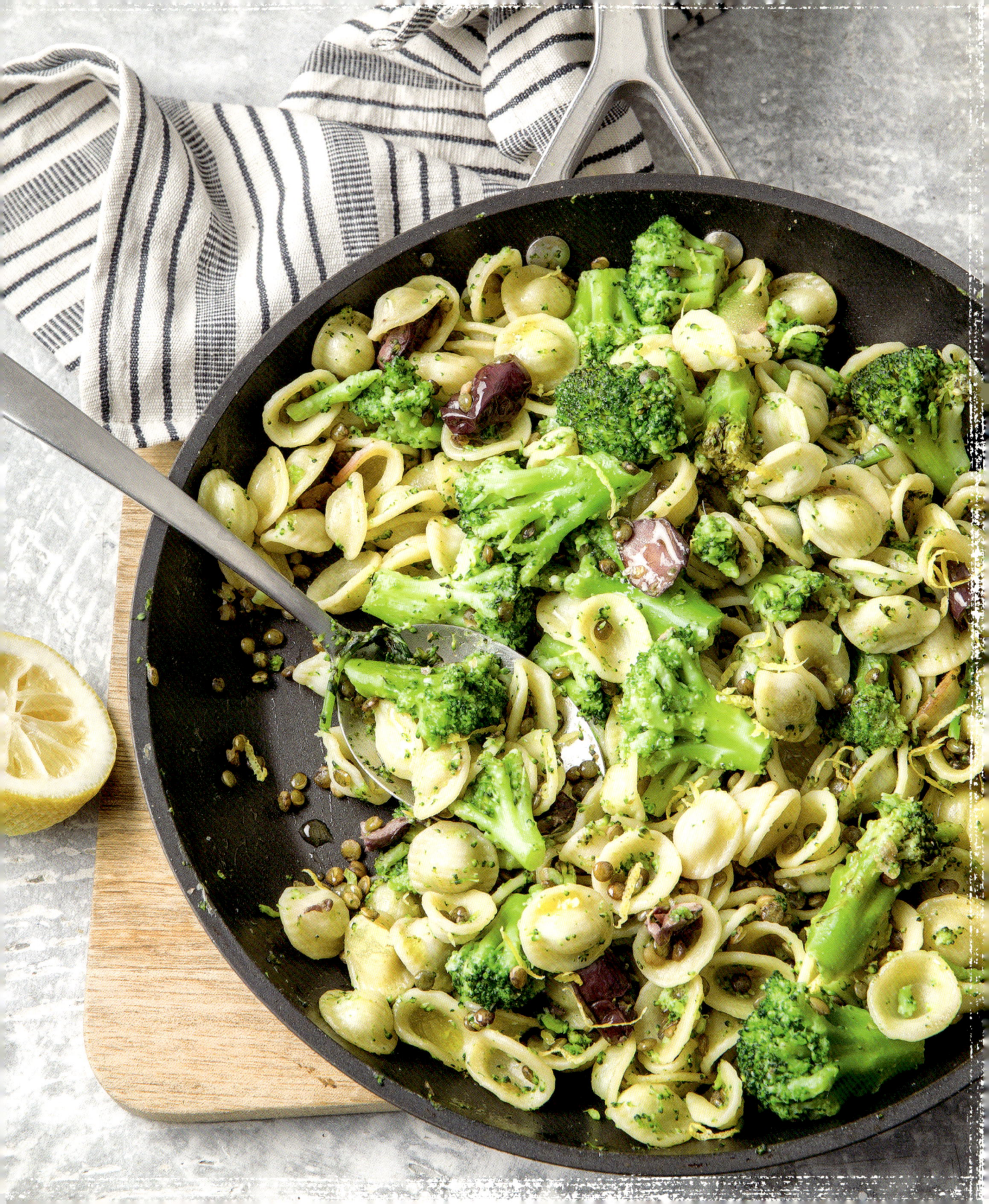

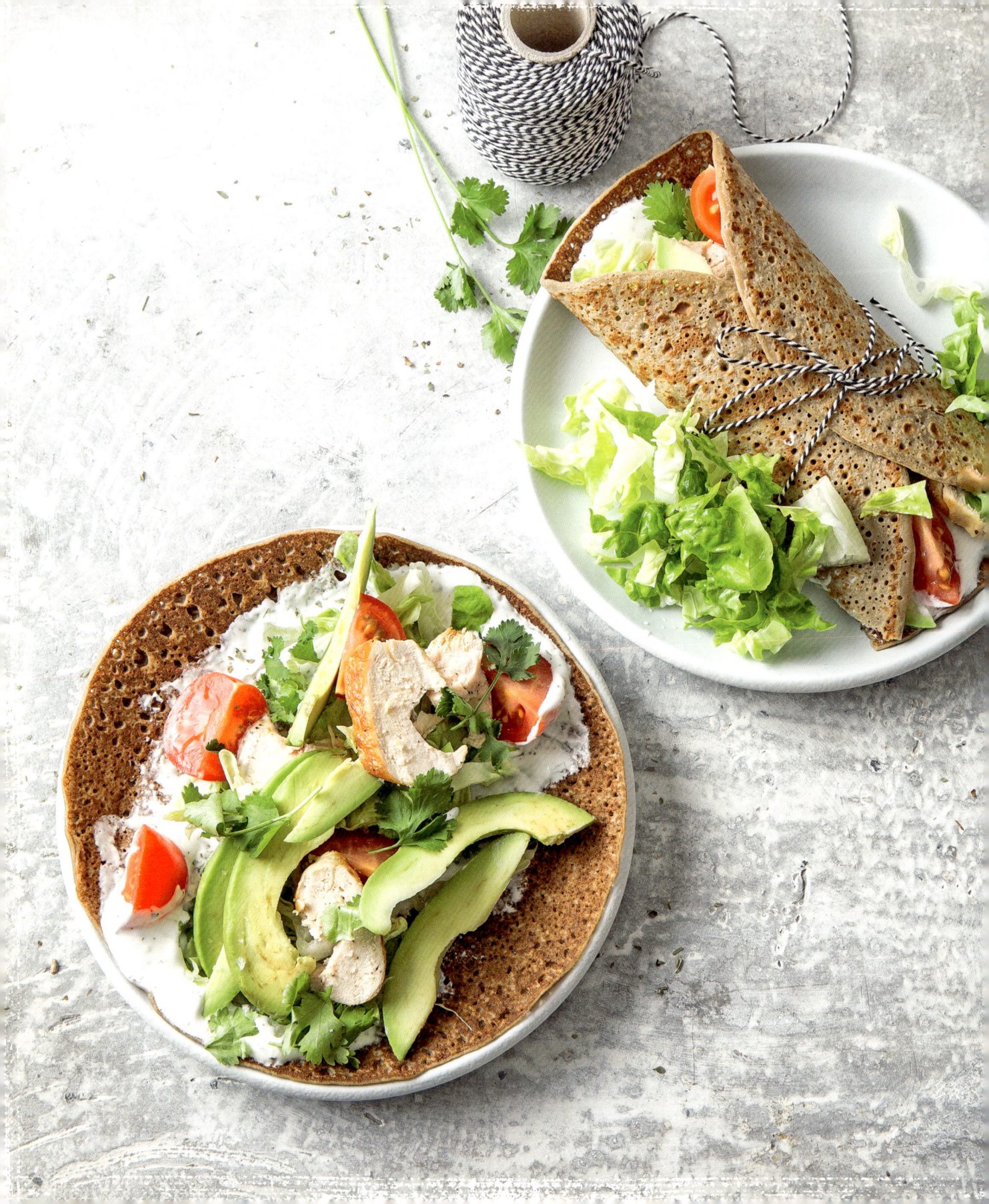

CALIFORNIA-WRAPS

MIT HÄHNCHENFLEISCH, AVOCADO, JOGHURT, TOMATE UND SALAT

Für 2 Portionen >> Vorbereitung: 20 Min. >> Garzeit: 8 Min.

- 1 EL OLIVENÖL
- 2 HÄHNCHENBRUSTFILETS
- 3 EL GRIECHISCHER JOGHURT
- 1 TL GETROCKNETE KRÄUTER
- 1 TOMATE
- 1 ROMANASALATHERZ
- ½ LIMETTE
- 1 AVOCADO
- 2 BUCHWEIZEN-GALETTES (SIEHE S. 75) ODER PITABROTE
- 6 STÄNGEL KORIANDERGRÜN
- SALZ, PFEFFER

Das Olivenöl in einer Pfanne erhitzen und die Hähnchenbrustfilets darin von beiden Seiten 4 Minuten braten. Mit Salz und Pfeffer würzen.

Inzwischen den Joghurt mit den getrockneten Kräutern und einer Prise Salz verrühren.

Tomate und Salat waschen und in mundgerechte Stücke schneiden. Den Saft der Limette auspressen. Die Avocado halbieren, entsteinen und schälen. Das Fruchtfleisch in Spalten schneiden, mit Limettensaft beträufeln und mit einer Prise Salz würzen.

Die Pfannkuchen nach Belieben aufwärmen und mit Joghurt bestreichen. Das Hähnchenfleisch in Stücke schneiden und zusammen mit der Tomate, dem Salat und den Avocadospalten auf den Galettes verteilen. Das Koriandergrün waschen, die Blätter abzupfen und dazugeben. Die Galettes aufrollen und genießen.

Nährwert pro Portion:
Kalorien 514 kcal/Proteine 34 g/Kohlenhydrate 35 g/Fett 26 g

KEDGEREE

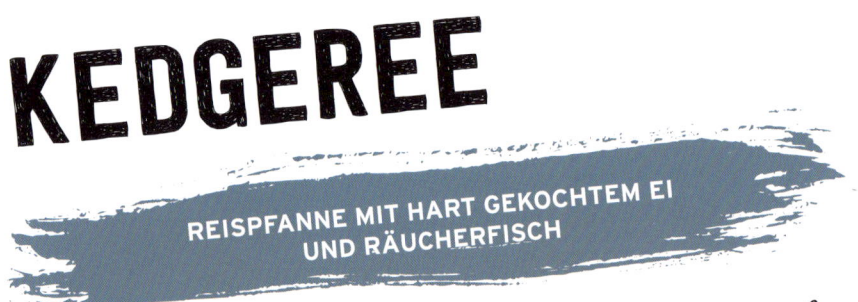

REISPFANNE MIT HART GEKOCHTEM EI UND RÄUCHERFISCH

Für 2 Portionen >> Vorbereitung: 20 Min. >> Garzeit: 25 Min.

- 2 EIER
- 100 G VOLLKORN-BASMATIREIS
- 200 G GERÄUCHERTER SCHELLFISCH
- 2 LORBEERBLÄTTER
- 1 KLEINE ZWIEBEL
- 1 KNOBLAUCHZEHE
- 2 TOMATEN
- 1 EL OLIVENÖL
- ½ TL GARAM MASALA (ODER CURRYPULVER)
- ½ TL SENFKÖRNER
- ⅓ TL KORIANDERSAMEN
- ½ TL GEMAHLENER INGWER
- ½ TL KURKUMA
- 4 STÄNGEL KORIANDERGRÜN
- 1 ZITRONE
- SALZ, PFEFFER

Die Eier in einem Topf mit kochendem Wasser 10 Minuten garen. Sofort in einer Schüssel mit eiskaltem Wasser abschrecken. Den Reis nach Packungsangabe kochen und abtropfen lassen.

Fisch und Lorbeerblätter in einem Topf mit Wasser bedecken. Das Wasser zum Kochen bringen und bei schwacher Hitze 5 Minuten sanft köcheln lassen. Den Fisch abtropfen lassen und in Stücke zupfen, dabei Haut und Gräten entfernen.

Zwiebel und Knoblauch schälen und fein hacken. Die Tomaten waschen und in Würfel schneiden. In einer Pfanne das Olivenöl erhitzen. Zwiebel und Knoblauch zusammen mit Garam Masala, Senfkörnern, Koriandersamen und Ingwer kurz darin anschwitzen. Die Tomatenwürfel zufügen und 3 Minuten mitgaren. Den abgetropften Reis und Kurkuma untermischen. Mit Salz und Pfeffer abschmecken. Den Fisch vorsichtig unterheben. Die gekochten Eier schälen, halbieren und zum Servieren auf dem Kedgeree arrangieren. Mit Koriandergrün und der in Spalten geschnittenen Zitrone garnieren.

Nährwert pro Portion:
Kalorien 490 kcal / Proteine 33 g / Kohlenhydrate 47 g / Fett 19 g

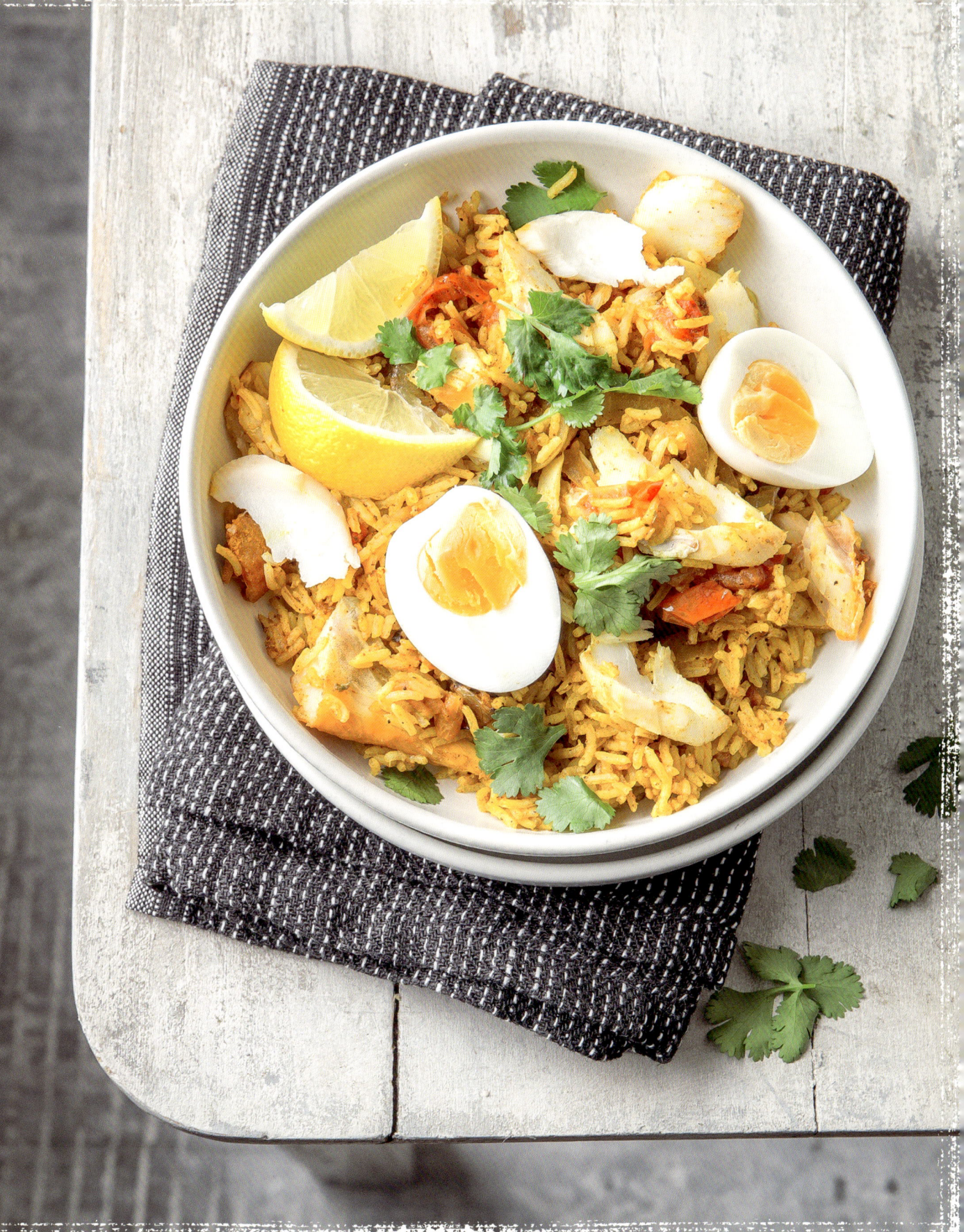

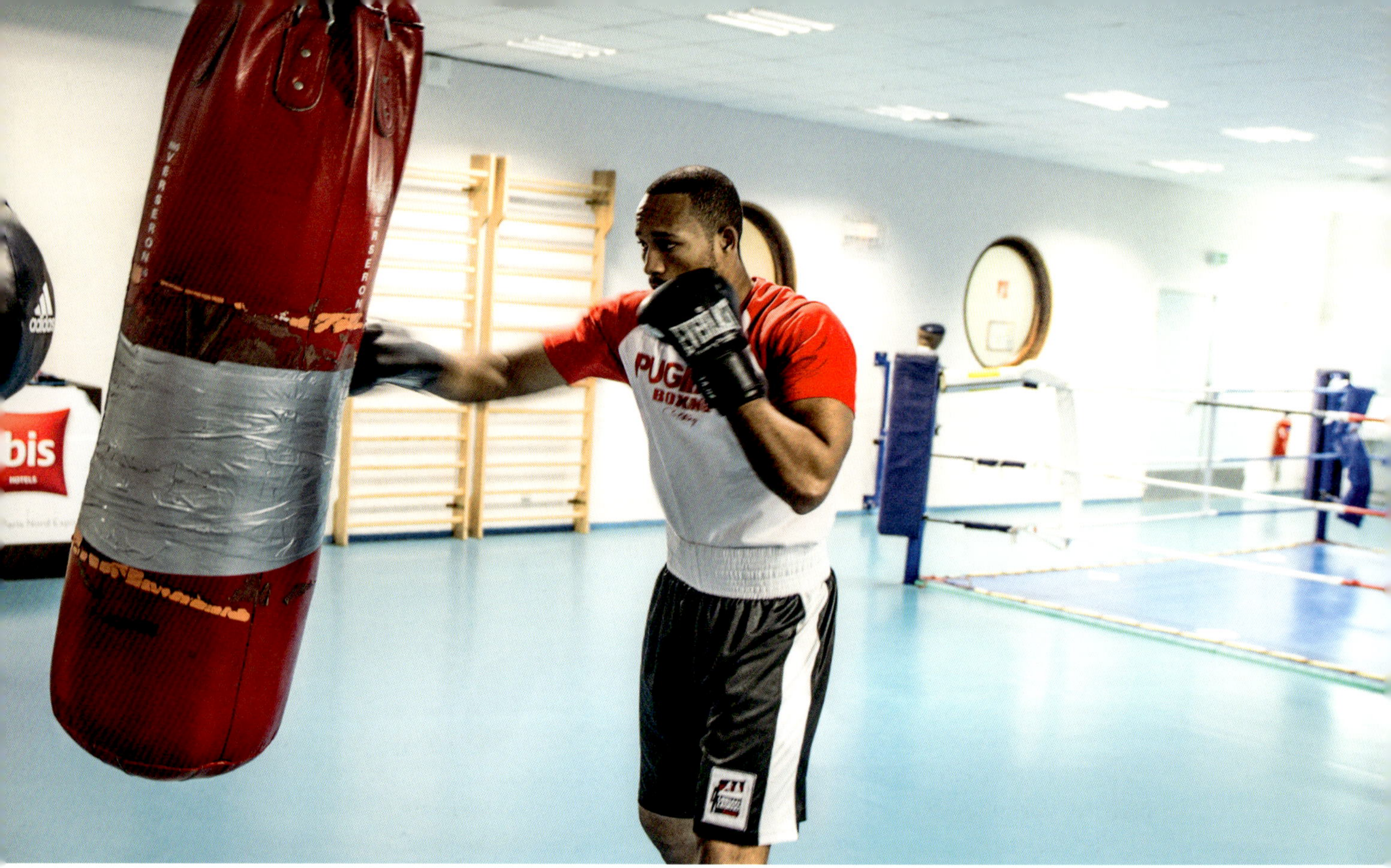

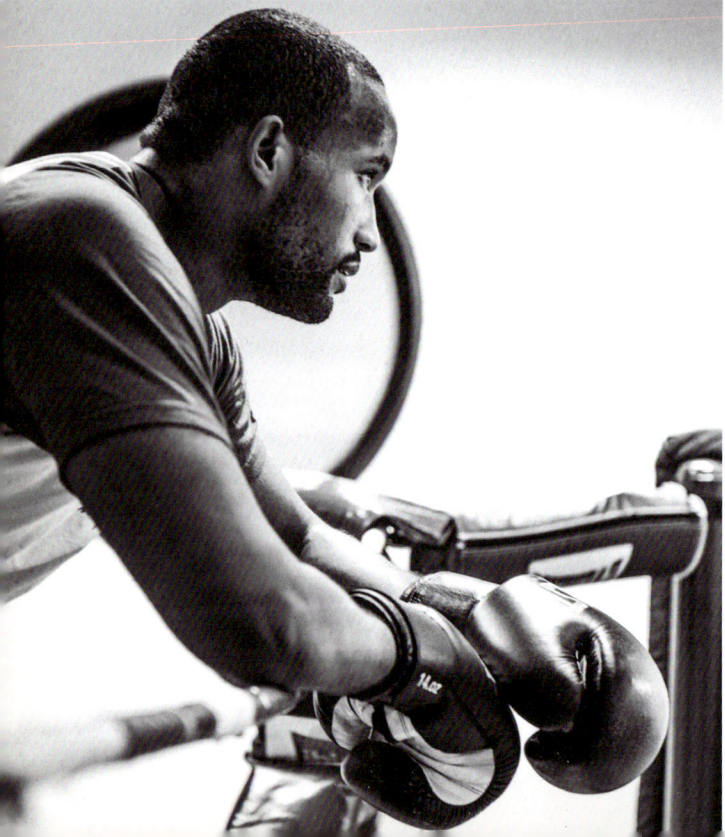
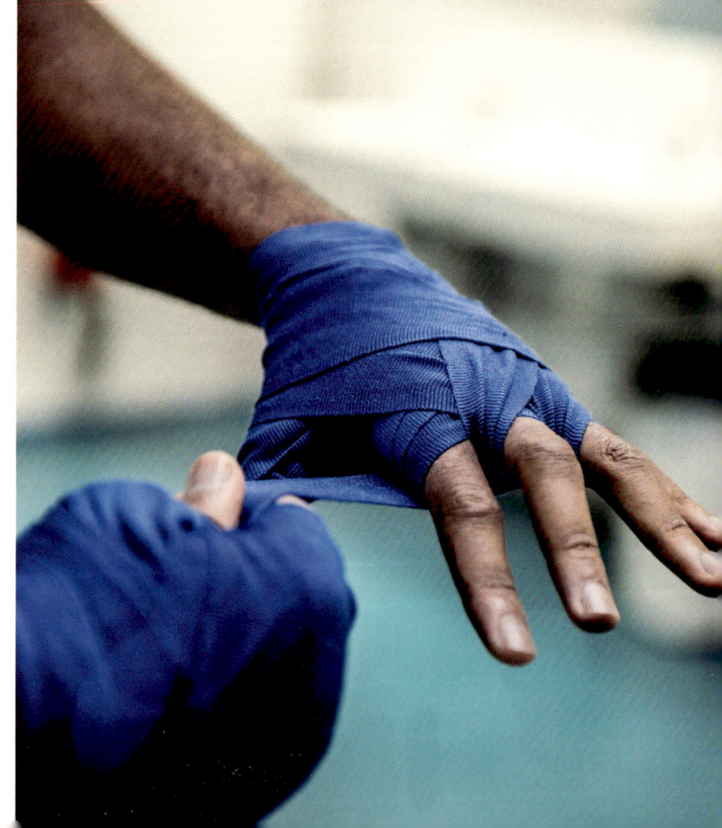

BEGEGNUNGEN MIT SPORTLERN

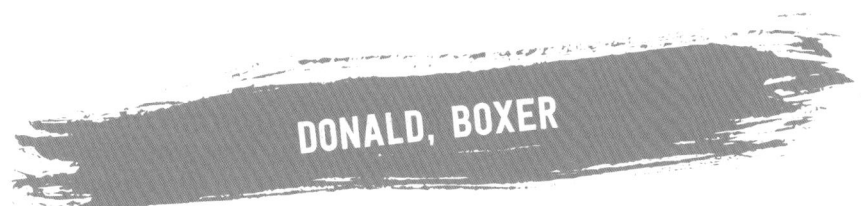

Donald ist 1,97 m groß und 106 kg schwer (sein sportliches Idealgewicht) und boxt in der Kategorie Superschwergewicht, also über 91 kg. Bevor er sich dem klassischen Boxsport zuwandte, praktizierte er Thaiboxen.

»Im März 2015 traf ich Axel, um herauszufinden, ob er mir helfen könnte, **Körperfett zu verlieren** und eine ausgewogene Ernährung für mich zu finden, worum ich mich vorher nie gekümmert hatte. Ziel war es unter anderem, besser in Form zu kommen und leistungsfähiger zu werden, vor allem auch, weil ich dem Ring wegen einer Schulterverletzung einige Zeit fernbleiben musste.

Jetzt organisiere ich meine Mahlzeiten um **vier Achsen:** *Frühstück, Mittagessen, Zwischenmahlzeit und Abendessen. Morgens esse ich Haferflocken mit Sojamilch, Honig, Zimt und frischem Obst (zum Beispiel einen Apfel, eine Banane und eine Clementine). Ich bin auf pflanzliche Milch umgestiegen, da ich merke, dass mir Kuhmilch Bauchschmerzen verursachte. Mit Sojamilch fühle ich mich viel* **leichter.** *Danach esse ich zwei ganze Orangen (statt frisch gepresstem Saft), da ich sie besser vertrage als den Saft, und hydriere mich mit Wasser.* **Zum Mittagessen** *gibt es Rohkost, gedämpftes Gemüse mit Reis und 200 Gramm weißes Fleisch, gefolgt von einem Fruchtkompott oder einem Apfel. Etwa eineinhalb Stunden später trinke ich einen Proteinshake, zubereitet mit Sojamilch und Obst (zum Beispiel einer halben Banane). Beim Abendessen halte ich mich an das gleiche Prinzip und esse vor allem Gemüse.*

Durch diese neue Ernährungsweise habe ich nicht nur Körperfett verloren (ein Rückgang von 16 auf 12 Prozent meines Gesamtgewichts), sondern gleichzeitig auch ein besseres **Körpergefühl, Leichtigkeit und Beweglichkeit** *gewonnen. Es fühlt sich so an, als wäre mein Organismus einer Reinigung unterzogen worden.*«

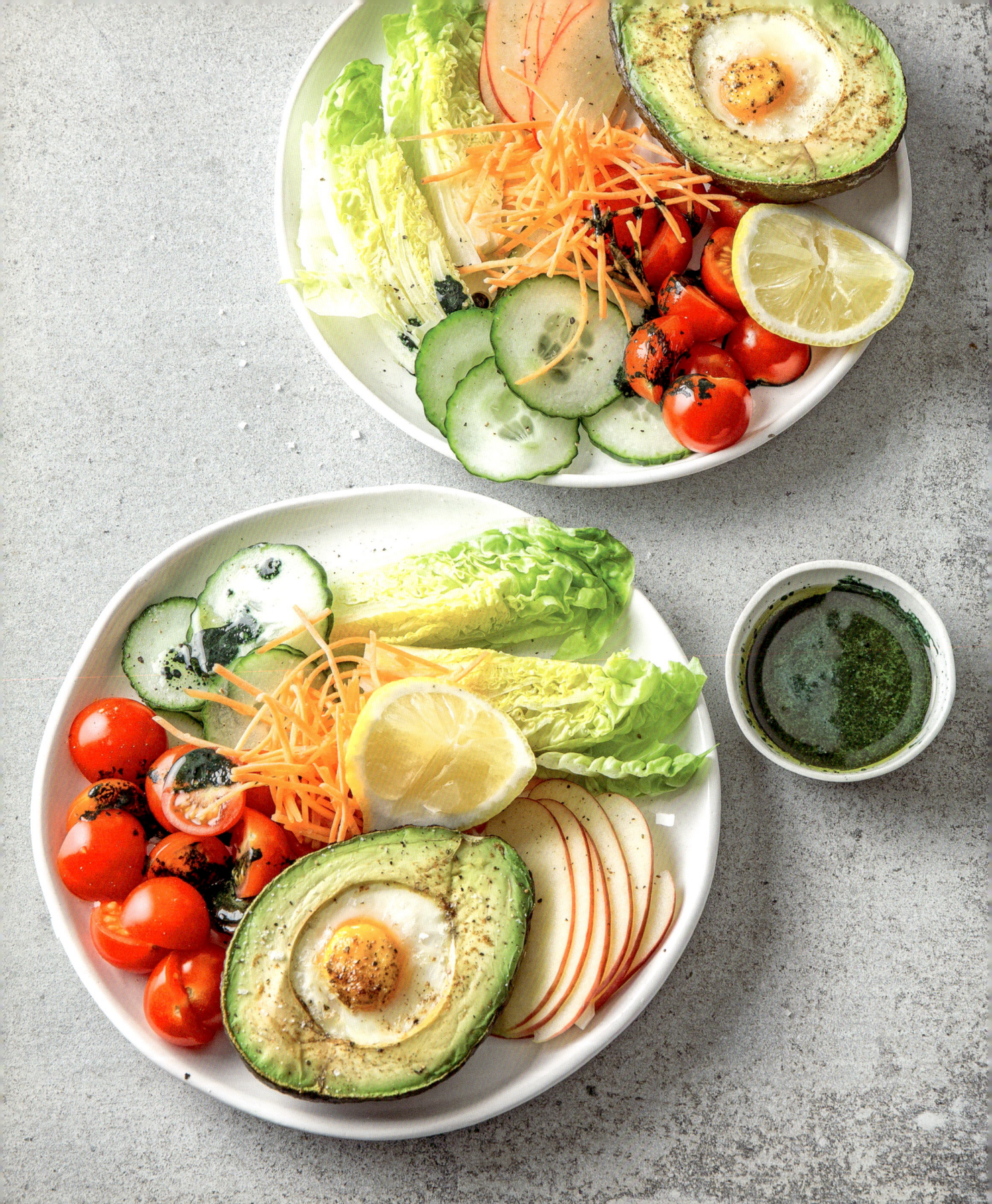

Das ABEND-ESSEN

BASISWISSEN

Das Abendessen sollte grundsätzlich leichter sein und weniger stärkehaltige Lebensmittel enthalten als das Mittagessen, da man es vor dem Schlafengehen einnimmt. Dennoch muss die Mahlzeit substanziell genug sein, um die Reserven nach dem Training wieder aufzufüllen.

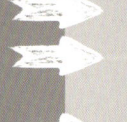

- Das Abendessen sollte **vollwertig und ausgewogen** sein (siehe folgende Rezepte).
- Gerichte mit Saucen, frittierte Speisen und Lebensmittel mit hohem Fettgehalt meiden, da sie schwer verdaulich sind, was sich auf die Schlafqualität auswirkt.
- Das Abendessen am besten in den 30 Minuten Erholungsphase nach dem Training und 2 Stunden vor dem Zubettgehen einnehmen.
- Wenn man am Abend trainiert, kann man das Abendessen aufteilen und vor dem Training ein Stück Obst und/oder ein Milchprodukt essen, danach den Rest der Mahlzeit – stärkehaltige Lebensmittel, Fleisch oder Fisch, Gemüse. Oder man isst eine kleine Menge der Mahlzeit vor dem Training, den Rest während der Erholungsphase in den 30 Minuten danach.

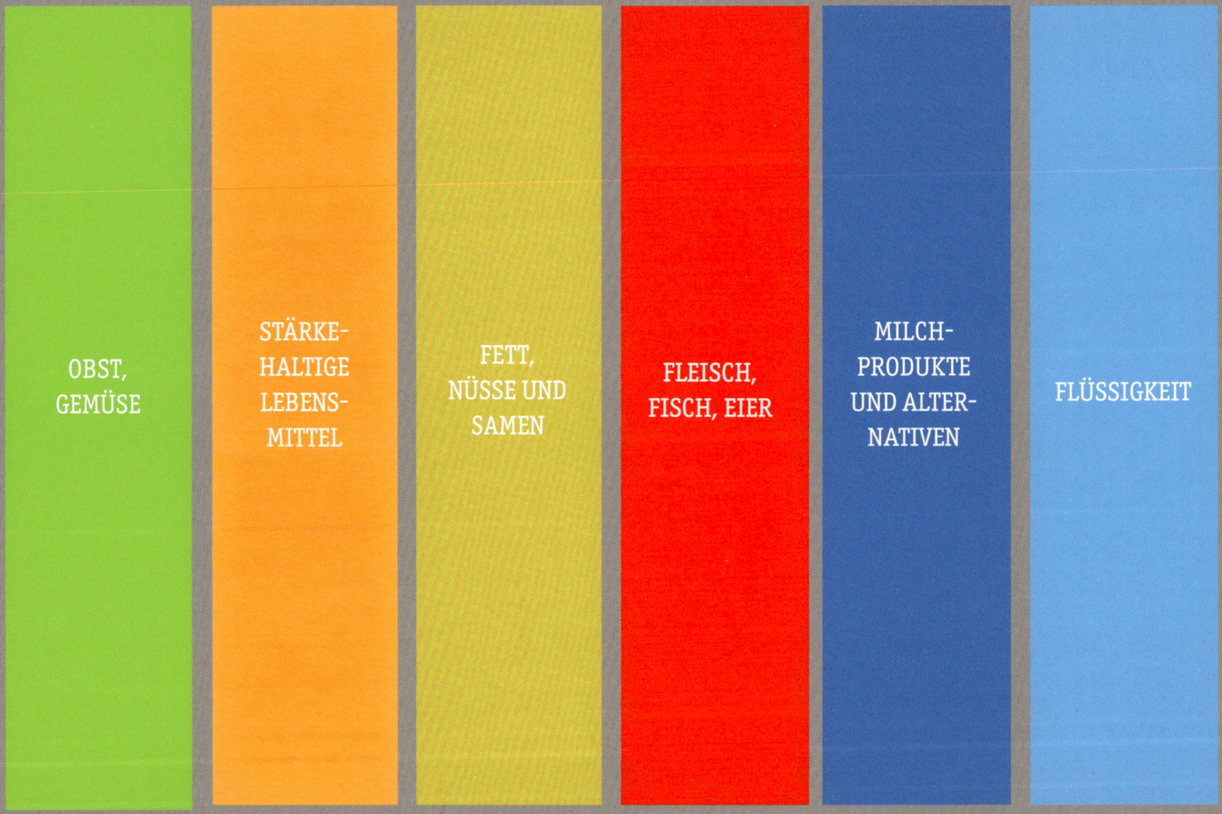

| OBST, GEMÜSE | STÄRKE-HALTIGE LEBENS-MITTEL | FETT, NÜSSE UND SAMEN | FLEISCH, FISCH, EIER | MILCH-PRODUKTE UND ALTER-NATIVEN | FLÜSSIGKEIT |

LEISTUNGSFÄHIGKEIT = 7 SCHLÜSSELELEMENTE

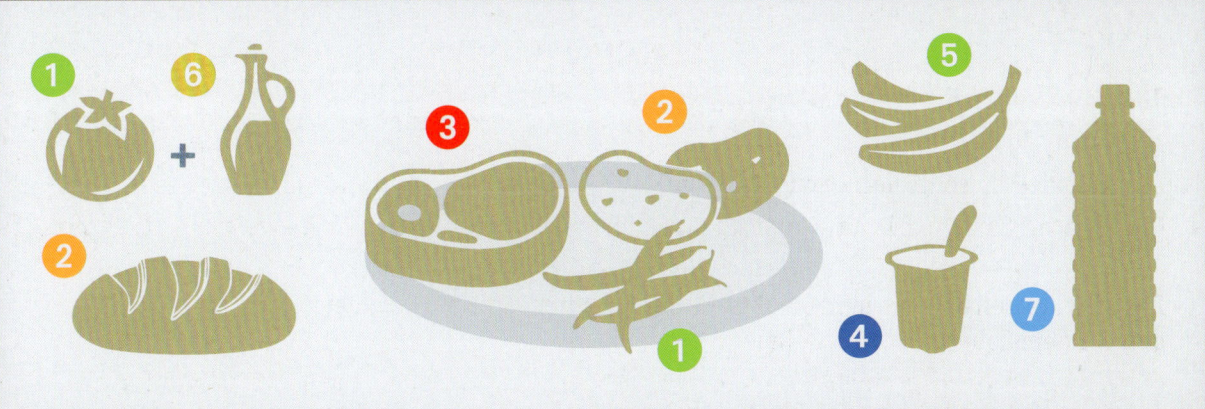

1 GEMÜSE
Mindestens eine Portion Rohkost pro Tag (angemacht mit Raps-, Walnuss- oder Olivenöl). *Zum Beispiel: Rohes oder gegartes Gemüse.*

2 STÄRKEHALTIGES
Die Menge hängt vom persönlichen Energieverbrauch ab. *Zum Beispiel: Basmatireis, Quinoa, Buchweizen, Süßkartoffeln, Linsen, al dente gegarte Nudeln.*

3 EINE PORTION FLEISCH, FISCH ODER EIER
Die Menge hängt vom persönlichen Körpergewicht ab. *Zum Beispiel: Kurzgebratenes Rindfleisch, Kalbsschnitzel, Hähnchenbrust, Thunfisch, Lachs, Kabeljau.*

4 EIN MILCHPRODUKT
Produkte aus Kuhmilch oder pflanzliche Alternativen. *Zum Beispiel: Naturjoghurt, Quark, Frischkäse, Sojajoghurt.*

5 EINE PORTION OBST
Frisch, als Obstsalat oder Kompott ohne Zuckerzusatz.

6 FETT
Rapsöl, Olivenöl, Leinöl …

7 WASSER
2 bis 3 Gläser oder mehr, abhängig vom Durst.

 Nehmen Sie sich Zeit zum Essen und kauen Sie sorgfältig, um effizienter zu verdauen und besser schlafen zu können.

 Nehmen Sie sich für das Abendessen mindestens 30 Minuten Zeit.

DAS ABENDESSEN

TABOULÉ

GRANATAPFELKERNE, ROTKOHL, HIMBEEREN, STAUDENSELLERIE, ERBSEN, GRANATAPFELVINAIGRETTE

Für 2 Portionen >> *Vorbereitung: 25 Min.* >> *Garzeit: 30 Min.*

- 50 G HALBE GRÜNE SCHÄLERBSEN
- 100 G COUSCOUS
- 1 SELLERIESTANGE
- ½ GRANATAPFEL
- 1 ZITRONE
- 1 HANDVOLL GEHACKTER ROTKOHL
- 125 G HIMBEEREN
- 4 STÄNGEL KORIANDERGRÜN

FÜR DIE VINAIGRETTE
- 1 EL OLIVENÖL
- 4 EL GRANATAPFELSAFT
- 1 TL WEISSER BALSAMICO-ESSIG
- SALZ, PFEFFER

Am Vorabend die Erbsen in einer Schüssel mit Wasser einweichen.

Am Tag der Zubereitung die Erbsen abgießen und in einem Topf mit frischem Wasser nach Packungsangabe garen. Den Couscous ebenfalls nach Packungsangabe zubereiten. Die Selleriestange waschen und fein hacken. Die Granatapfelkerne auslösen. Den Zitronensaft auspressen.

Für die Vinaigrette das Olivenöl mit Granatapfelsaft und Essig verrühren. Mit Salz und Pfeffer abschmecken.

Erbsen, Sellerie, Granatapfelkerne, Rotkohl und Himbeeren in einer Schüssel mischen, den Zitronensaft dazugeben. Das Taboulé mit Koriandergrün bestreuen und mit der Vinaigrette servieren.

Nährwert pro Portion:
Kalorien 274 kcal / Proteine 9,5 g / Kohlenhydrate 41 g / Fett 8 g

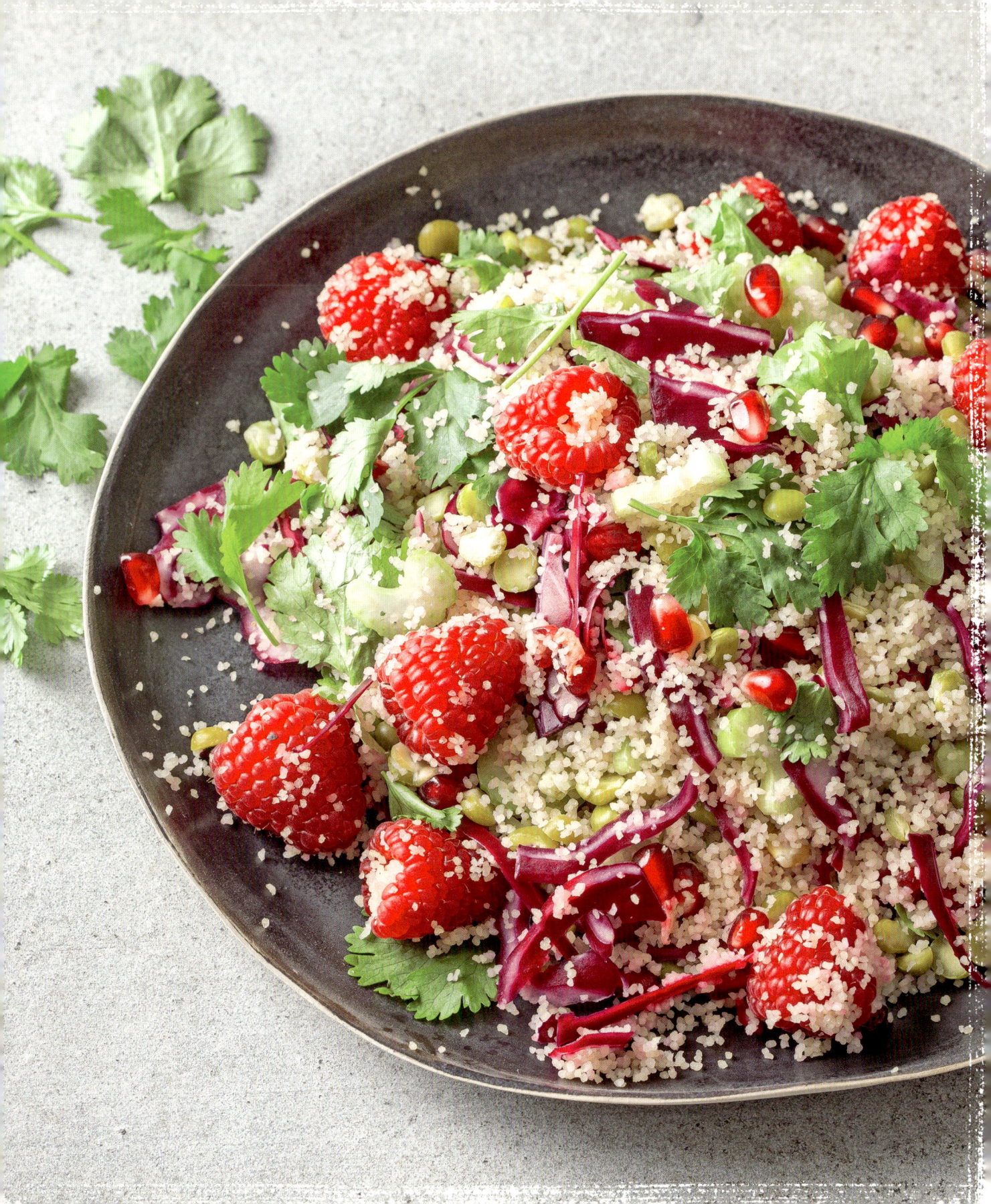

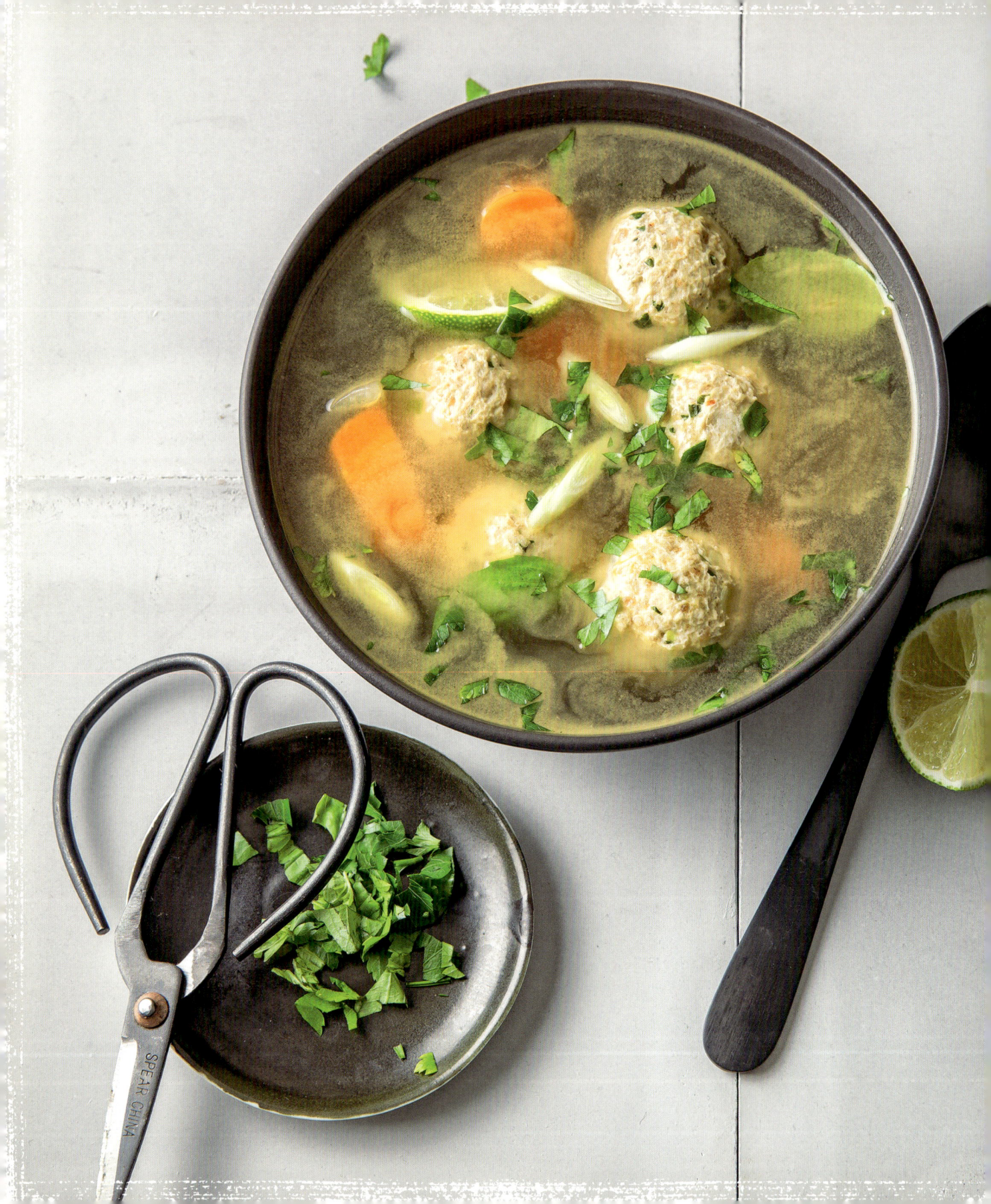

ZITRONENGRAS-BOUILLON

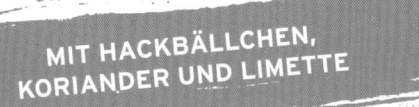
MIT HACKBÄLLCHEN, KORIANDER UND LIMETTE

Für 2 Portionen >> Vorbereitung: 20 Min. >> Garzeit: 30 Min.

FÜR DIE BOUILLON
1 KNOBLAUCHZEHE
1 MÖHRE
3 STANGEN ZITRONENGRAS
½ SELLERIESTANGE
1 STÜCK (1 CM) INGWER
½ ZWIEBEL
1 EL OLIVENÖL
1 BIO-LIMETTE
SALZ, PFEFFER

FÜR DIE HACKBÄLLCHEN
2 HÄHNCHENBRUSTFILETS
1 FRÜHLINGSZWIEBEL
1 BIO-LIMETTE
30 G ALTBACKENES BROT
100 ML MILCH
½ EI
PAPRIKAPULVER
4 STÄNGEL KORIANDERGRÜN

ZUM SERVIEREN
8 STÄNGEL KORIANDERGRÜN

Zunächst die Bouillon zubereiten: Knoblauch, Möhre, Zitronengras, Sellerie, Ingwer und Zwiebel waschen und dann (mit Schale) in Stücke schneiden. In einem Topf in Olivenöl abgedeckt 2 Minuten anschwitzen. Die Limette waschen, in Scheiben schneiden und zu den anderen Zutaten in den Topf geben, mit 1 l Wasser aufgießen. Abgedeckt 20 Minuten köcheln lassen. Mit Salz und Pfeffer abschmecken.

Inzwischen das Hähnchenfleisch in Stücke schneiden. Die Frühlingszwiebel waschen und fein hacken. Die Limette waschen und die Schale abreiben. Das Brot 5 Minuten in der Milch einweichen, dann ausdrücken. Das eingeweichte Brot mit dem Hähnchenfleisch, der Frühlingszwiebel, dem Ei, einer Prise Paprika, dem Limettenabrieb, dem Koriandergrün und einer Prise Salz in der Küchenmaschine zu einer glatten Masse verarbeiten.

Walnussgroße Klöße (à etwa 25 g) aus der Masse formen und in der sanft köchelnden Bouillon 5 Minuten garen. Man kann die Suppe nun servieren, so wie sie ist, oder die Klößchen mit einem Schaumlöffel herausnehmen, dann auf zwei Suppenschalen verteilen und nur die Bouillon durch ein feines Sieb über die Klöße gießen. Das Koriandergrün hacken und die Suppe damit bestreuen.

Nährwert pro Portion:
Kalorien 400 kcal / Proteine 31 g / Kohlenhydrate 39 g / Fett 14 g

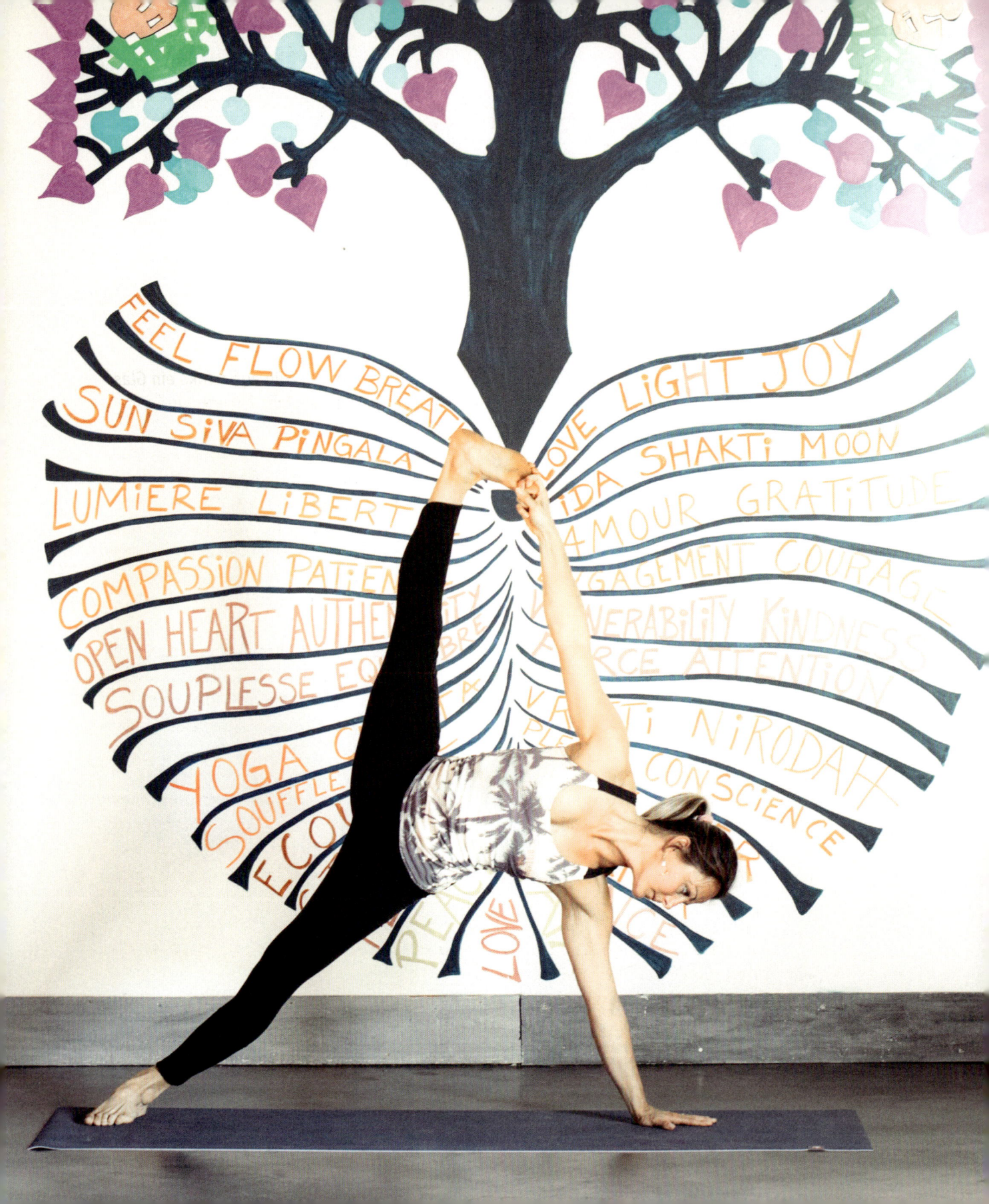

BEGEGNUNGEN MIT SPORTLERN

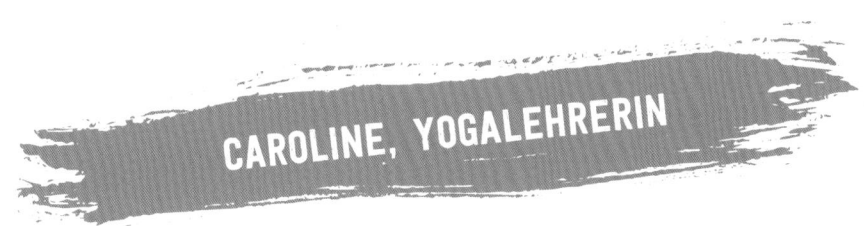
CAROLINE, YOGALEHRERIN

Caroline kann ohne Sport nicht leben. Die ehemalige Profi-Snowboarderin ernährt sich vegetarisch.

Caroline praktiziert täglich Yoga, jeden Morgen zwei Stunden, und gibt pro Woche 25 Stunden Unterricht.

»Vor einigen Jahren war ich noch professionelle Snowboarderin. Ich war häufig verletzt und musste immer wieder operiert werden. Wirklich gut ging es meinem Körper damals nicht, obwohl aus medizinischer Sicht alles versucht wurde. Irgendwann habe ich dann beschlossen, meine Ernährung umzustellen.«

Sie begann, sich vegetarisch zu ernähren und spürte nach drei Monaten die Vorteile.

*»Mit der **vegetarischen Ernährung** nahm ich automatisch mehr Obst und Gemüse zu mir und fühlte mich dadurch leichter – mit Fleisch, das schwerer zu verdauen ist, hatte ich das nie. Außerdem erholte ich mich nach dem Training oder nach Wettkämpfen viel schneller.«*

Die sehr sportliche junge Frau hat heute ein gutes Gleichgewicht zwischen der Yogapraxis, dem Surfen und dem Snowboarden im Winter gefunden. Die richtige Ernährung spielt dabei eine wichtige Rolle.

*»Morgens stehe ich früh auf, trinke **ein Glas lauwarmes Wasser mit Zitrone und Ingwer** und beginne danach mit meiner Yogapraxis. Wer nicht auf das Frühstück verzichten kann, sollte einen Saft oder einen Smoothie trinken, ein paar Mandeln und eine Banane oder eine Dattel essen, um leicht zu bleiben. Beim Yoga gibt es so viele Umkehrhaltungen – mit einem Burger im Bauch schafft man das nicht.«*

Bei Caroline findet man keine industriell verarbeiteten Lebensmittel, alles ist selbst zubereitet, inspiriert von der mediterranen oder asiatischen Küche, mit möglichst frischen Zutaten.

»Im Sommer esse ich viel Obst und rohes Gemüse. Wenn Herbst und Winter sich ankündigen, halte ich mich an Suppen, Woknudeln oder gedämpftes Gemüse und, mindestens einmal am Tag, eine Portion rohes Gemüse – ob in Form von Saft oder als Teil einer Mahlzeit.«

Damit die Mahlzeiten sowohl sättigend als auch ausgewogen sind, bevorzugt Caroline Gerichte, die aus mehreren Komponenten bestehen. Woher nimmt sie die Proteine?

»Ich esse **viel Quinoa, Reis und Hülsenfrüchte.** Außerdem reichere ich gern meine Smoothies mit Spirulina-Pulver (ein Teelöffel pro Glas) oder Hanfsamen an. Die beiden letzten Zutaten sind sehr reich an Proteinen und perfekt geeignet, um die Muskeln nach dem Sport zu versorgen.

Nach der Yogapraxis gönne ich mir zur Erfrischung und Rehydrierung einen nähr- und mineralstoffreichen Smoothie. Dafür mixe ich eine Banane, zwei entsteinte Datteln, das Fruchtfleisch einer Avocado, eine Handvoll Babyspinat und 250 ml Mandelmilch oder, noch besser, 250 ml Kokoswasser (ohne Zuckerzusatz). Diese Mischung eignet sich dank ihres Gehalts an Elektrolyten perfekt, um den Körper wieder mit ausreichend Flüssigkeit zu versorgen.«

Carolines Lieblingszutaten: Kokosöl, Avocados, Datteln, Mandeln und Leinsamen.

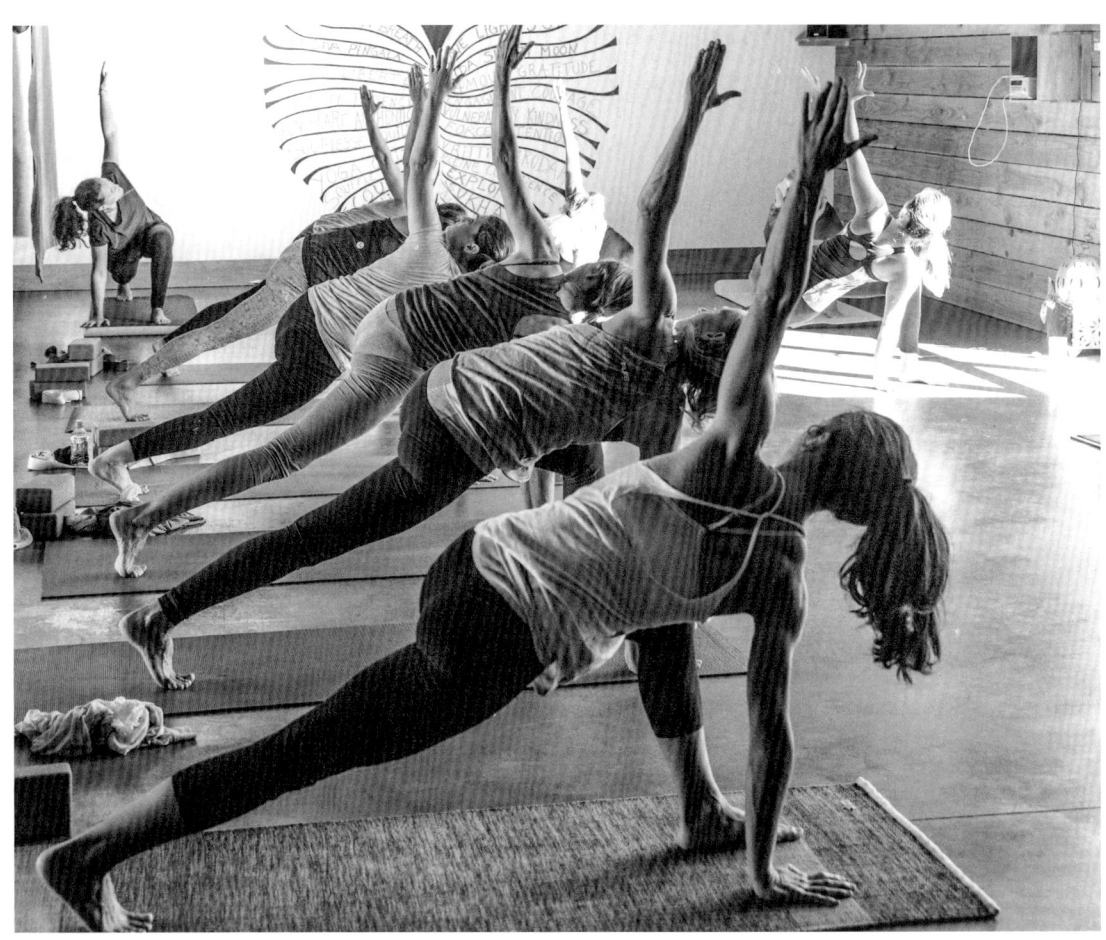

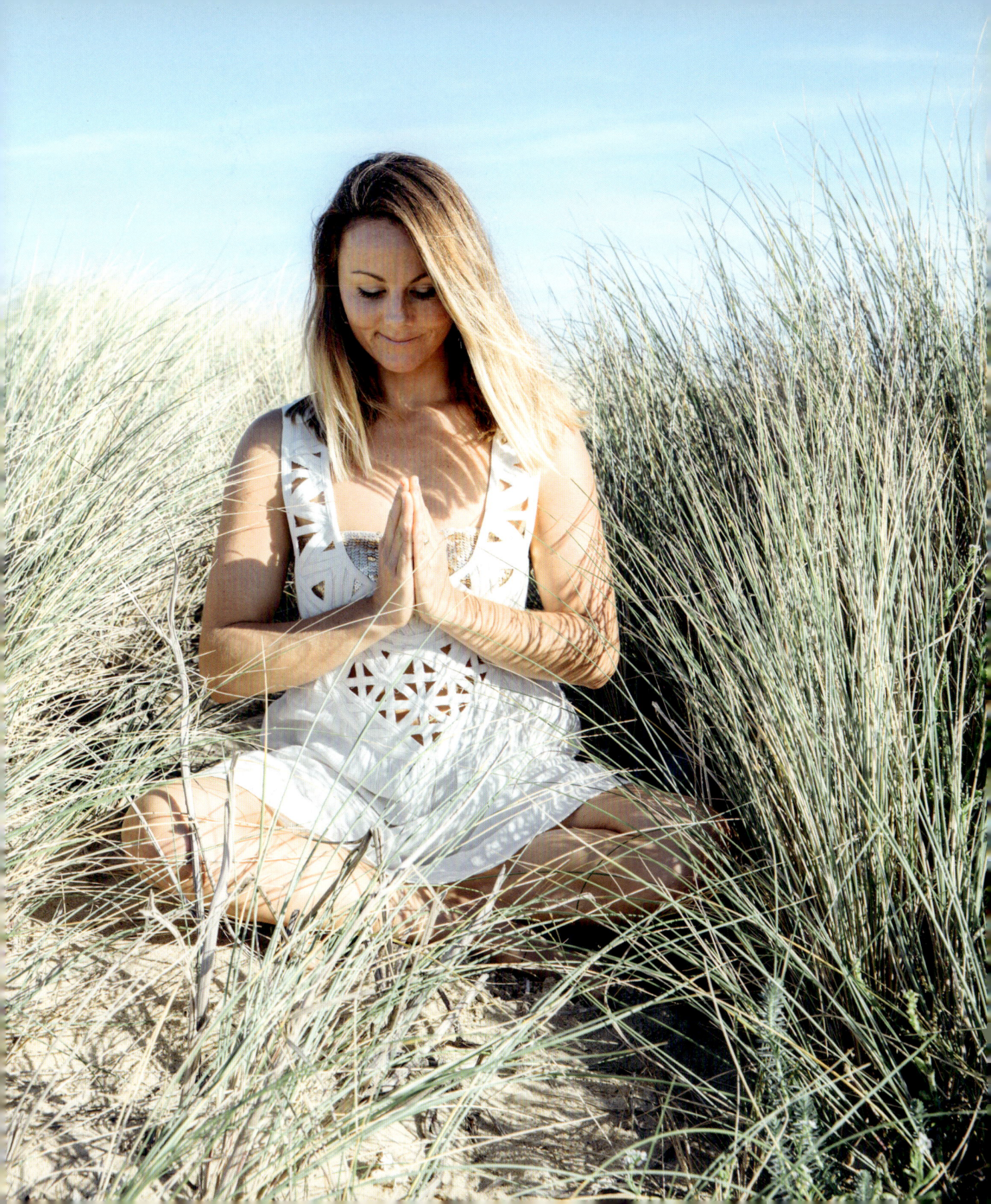

MAKRELE MIT SOJASAUCE

UND REISPFANNE MIT ZUCCHINI, FRÜHLINGSZWIEBELN UND KNOBLAUCH

Für 2 Portionen >> Vorbereitung: 20 Min. >> Garzeit: 25 Min. >> Ruhezeit: 15 Min.

160 G WILDREIS
1 STÜCK (1 CM) INGWER
2 MAKRELENFILETS
100 ML SOJASAUCE
1 ZUCCHINI
2 FRÜHLINGSZWIEBELN
1 KNOBLAUCHZEHE
1 EL OLIVENÖL

Den Reis in einem großen Topf mit Wasser nach Packungsangabe garen.

Inzwischen den Ingwer schälen. Die Makrelenfilets in eine flache Schüssel legen. Die Sojasauce mit 200 ml Wasser und dem Ingwer in einen Topf geben und zum Kochen bringen. Die Flüssigkeit über die Makrelenfilets gießen und das Ganze 15 Minuten ziehen lassen.

Zucchini und Frühlingszwiebeln waschen und in Stücke schneiden. Die Knoblauchzehe schälen und zerdrücken. Das Olivenöl in einer Pfanne erhitzen, Knoblauch und Frühlingszwiebeln darin 2 Minuten anschwitzen, dann die Zucchiniwürfel mitbraten, bis sie leicht gebräunt sind.

Den gegarten Reis sorgfältig abtropfen lassen und unter die anderen Zutaten in der Pfanne mischen. Die marinierten Makrelenfilets darauf anrichten.

Nährwert pro Portion:
Kalorien 597 kcal / Proteine 27 g / Kohlenhydrate 75 g / Fett 21 g

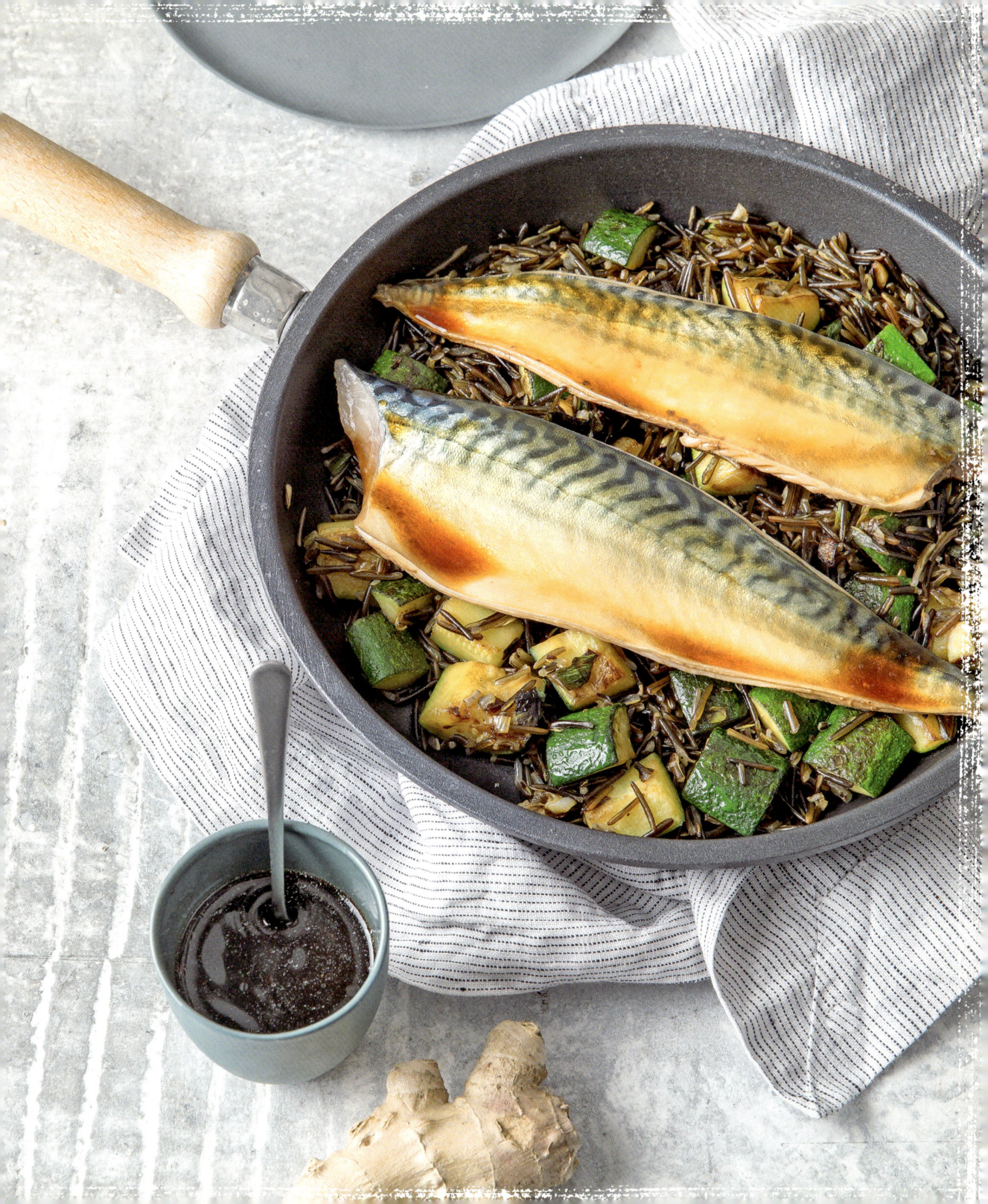

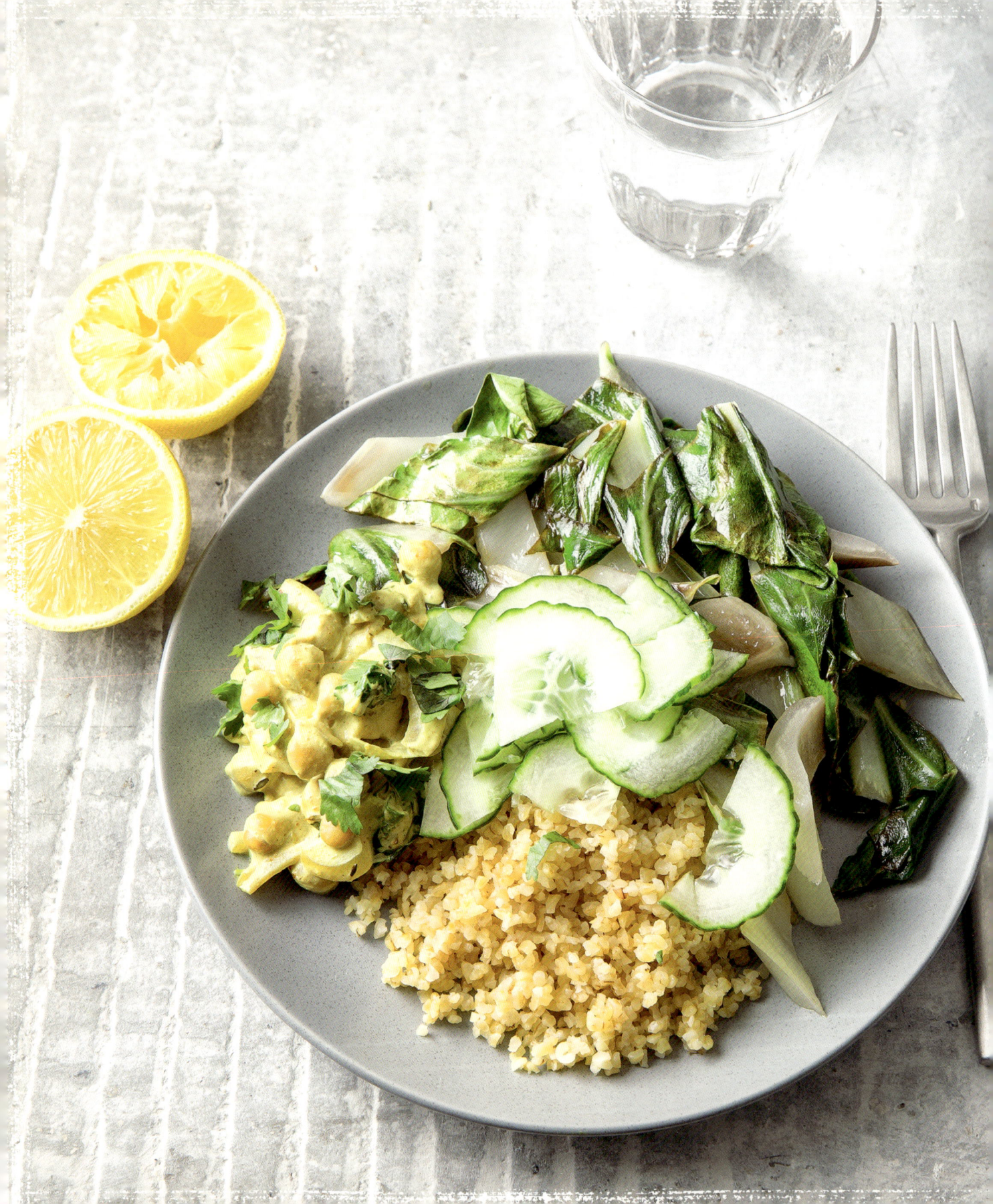

GEDÜNSTETER MANGOLD

MIT BULGUR UND KICHERERBSENCURRY

Für 2 Portionen >> *Vorbereitung: 20 Min.* >> *Garzeit: 20 Min.*

- 120 G BULGUR
- 4 MANGOLDBLÄTTER
- 1 ZWIEBEL
- 2 EL OLIVENÖL
- 1 EL CURRYPASTE
- 100 G KICHERERBSEN (AUS DER DOSE), ABGETROPFT
- 100 ML SOJACREME
- ¼ GURKE
- 1 KNOBLAUCHZEHE
- 4 STÄNGEL KORIANDERGRÜN
- SALZ, PFEFFER

Den Bulgur nach Packungsangabe garen.

Den Mangold waschen und in Streifen schneiden. Die Zwiebel schälen und fein hacken. In einem kleinen Topf 1 EL Olivenöl erhitzen und die Zwiebel darin anschwitzen, bis sie weich ist. Die Currypaste untermischen, gefolgt von den Kichererbsen und der Sojacreme. Gut umrühren und 5 Minuten köcheln lassen. Mit Salz und Pfeffer abschmecken und warm halten. Die Gurke waschen und in Scheiben schneiden.

Das restliche Olivenöl in einem Topf erhitzen. Knoblauch und Mangold hineingeben und abgedeckt 8 Minuten dünsten. Das Koriandergrün hacken.

Den Mangold auf Teller verteilen. Daneben die Kichererbsen anrichten und mit Koriandergrün bestreuen. Zum Schluss den Bulgur und die Gurkenscheiben dazugeben.

Nährwert pro Portion:
Kalorien 461 kcal / Proteine 14 g / Kohlenhydrate 51 g / Fett 23 g

AVOCADO MIT EIERN UND ROHKOST

Für 2 Portionen >> *Vorbereitung: 15 Min.* >> *Garzeit: 15 Min.*

1 AVOCADO
2 KLEINE EIER
300 G GEMISCHTES ROHES GEMÜSE UND OBST (Z.B. GURKEN, TOMATEN, ROMANASALAT-HERZEN, ÄPFEL)
1 ZITRONE, PLUS ZITRONENSPALTEN ZUM SERVIEREN
1 ORANGE
1 TL APFELESSIG
1 TL SPIRULINA-PULVER
2 EL WALNUSSÖL
FLEUR DE SEL, PFEFFER

Den Backofen auf 180 °C vorheizen.

Die Avocado halbieren, entsteinen und die beiden Hälften mit der Schnittseite nach oben in eine ofenfeste Form legen. Die Eier einzeln aufschlagen und jeweils in die vom Stein hinterlassene Vertiefung gleiten lassen. Im vorgeheizten Ofen 15 Minuten backen. Mit Fleur de Sel und Pfeffer würzen.

Inzwischen das Gemüse und Obst waschen, nach Bedarf schälen und in mundgerechte Stücke schneiden oder raspeln.

Den Saft von Zitrone und Orange auspressen und in einer kleinen Schüssel mit Apfelessig und Spirulina-Pulver verrühren. Mit Salz und Pfeffer abschmecken und das Walnussöl zugeben. Die Vinaigrette sorgfältig glatt rühren.

Die Rohkost auf Tellern anrichten und mit der Vinaigrette beträufeln. Mit den Avocadohälften servieren. Dazu Zitronenspalten reichen.

Nährwert pro Portion:
Kalorien 250 kcal / Proteine 10 g / Kohlenhydrate 21 g / Fett 14 g

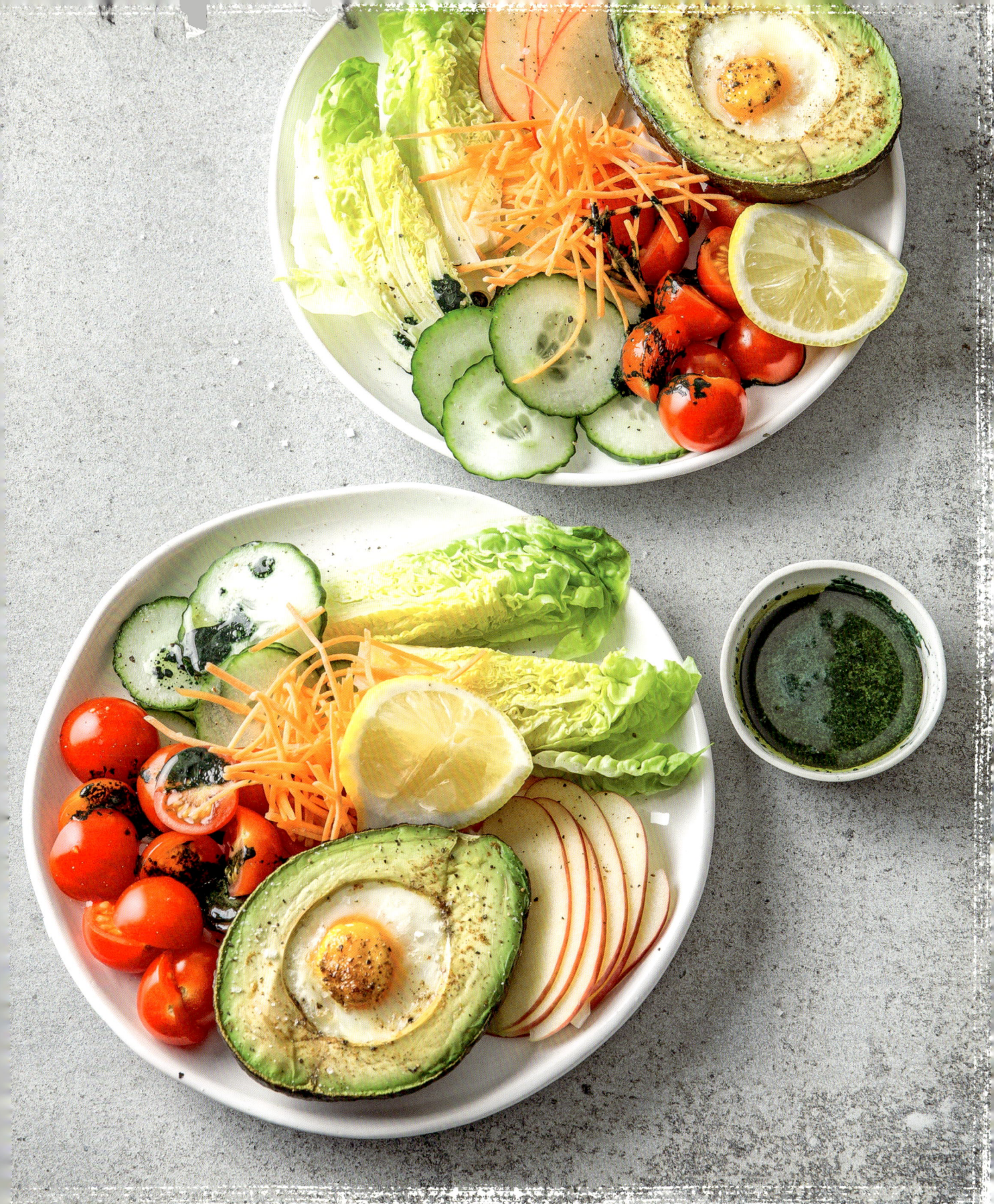

BEGEGNUNGEN MIT SPORTLERN

ÉMILIE, ULTRALÄUFERIN

Als Trailsport-Profi hat Émilie 2012 die beste Zeit der Frauen beim GR20 in Korsika erreicht, zweimal – 2009 und 2012 – den Grand Raid de la Réunion gewonnen, den Tor des Géants im Jahr 2014 sowie den Échappée Belle 2015.

»Ich trainiere etwa 25 Stunden pro Woche, täglich aber mindestens eine Stunde. Die Trainingszeiten passe ich meiner Arbeit als Bergführerin an. Im Winter kombiniere ich Skifahren, Radfahren, Schwimmen und Laufen.

*Als Ultraläuferin habe ich gelernt, mir einen Gesamteindruck zu verschaffen, wenn es um die Verbesserung meiner Leistungen geht. Ich habe gemerkt, dass neben dem Training auch die **Ernährung** eine **grundlegende Rolle** spielt. Sie ist genauso wichtig wie die physische Vorbereitung.*

*Eine der ersten Fragen, die man sich stellen sollte, ist ›Warum essen wir?‹ Abgesehen von Genuss und Schlemmerei essen wir, um **unserem Körper essenzielle Nährstoffe zuzuführen**, damit unser Stoffwechsel diese Elemente in mechanische oder intellektuelle Energie, in Wärme etc. umwandeln kann. Die Qualität der Nährstoffe (Mineralstoffe, Aminosäuren, Spurenelemente etc.), die wir zu uns nehmen, beeinflusst die Funktionen unseres Körpers und ist daher ein Faktor bei der Leistungssteigerung.*

Ich habe meine Ernährung angepasst, indem ich mir aus verschiedenen Konzepten (Uhrzeitendiät, Rohkost, Paleo, vegane Ernährung) die für mich interessanten Elemente herausgepickt habe, die mir, was Aufnahme und Verbrauch betrifft, zu passen schienen und meinen Überzeugungen entsprechen. So bin ich davon überzeugt, dass mir die Ernährung mit frischen Lebensmitteln Vitalität, weniger Fett und mehr gute Nährstoffe bringt als eine Ernährung, die viel Fleisch enthält. Manchmal kommt es vor, dass ich Fleisch brauche, dann bevorzuge ich weißes. Bei Gluten ist es ähnlich, und so esse ich manchmal Brot. So viele Lebensmittel enthalten Weizen, dass es schwer ist, Gluten vollständig zu vermeiden. Und da ich weder eine Allergie noch eine Intoleranz habe, erlaube ich mir (selten) Ausnah-

men ... Genau wie beim Training, wo auch nicht jeder auf die gleiche Art und Weise reagiert, gibt es keine allgemeingültige ideale Ernährungsform. Viele Wege führen zum Ziel. Am wichtigsten ist es, **ein gutes Verständnis des eigenen Körpers zu entwickeln**, um ihm geben zu können, was er braucht. Und damit der tägliche Genuss nicht zu kurz kommt, sollte man gute Zutaten wählen!

Mein Frühstück ist von Tag zu Tag unterschiedlich. Mal esse ich nur Obst, mal rohe Getreideflocken, mal Proteine – zum Beispiel Eier. Hier geht es nicht darum, ›langsame Zucker‹ zu konsumieren, sondern darum, mit den Nährstoffen versorgt zu sein, die ich über den Vormittag brauche. **Mein Lieblingsfrühstück** ist eine Fertigmischung aus rohen Getreideflocken und Superfoods (Açai, Maca, Camu-Camu, Chiasamen ...), die sehr gut verdaulich und reich an essenziellen Nährstoffen ist.

Eine typische Mahlzeit für mich beginnt in der Regel mit Rohkost, manchmal nachdem ich ein Stück Obst gegessen habe (Früchte sind zu Beginn einer Mahlzeit leichter verdaulich als danach), dann kommt ein vegetarisches Gericht mit Getreide und Hülsenfrüchten, für eine gute Kombination aus pflanzlichen Proteinen (zum Beispiel Reis und Linsen) und, nach Bedarf, gegartem Gemüse. Zum Abschmecken verwende ich Gomasio, Sprossen, Nüsse, Kerne und Samen (Walnusskerne, Kürbiskerne, Sonnenblumenkerne ...).

Für Läufe oder für das Training bereite ich mir gern Energieriegel auf Grundlage von Trockenfrüchten und Nüssen wie Feigen, Datteln und Mandeln selbst zu. Damit lässt sich der Blutzuckerspiegel im Vergleich zum Energiebedarf während der Belastung (etwa 60 Gramm Kohlenhydrate pro Stunde der körperlichen Aktivität) konstant halten. Für einen Mandel-Kascha-Quinoa-Riegel zerlasse ich in einem kleinen Topf bei schwacher Hitze zwei Esslöffel Mandelmus und zwei Esslöffel Honig, mische zehn Gramm gepuffte Quinoa und 30 Gramm Kascha (geröstete Buchweizengrütze) unter, verteile die Masse einen Zentimeter hoch in einer Backform, drücke sie fest an und lasse sie über Nacht im Kühlschrank fest werden.«

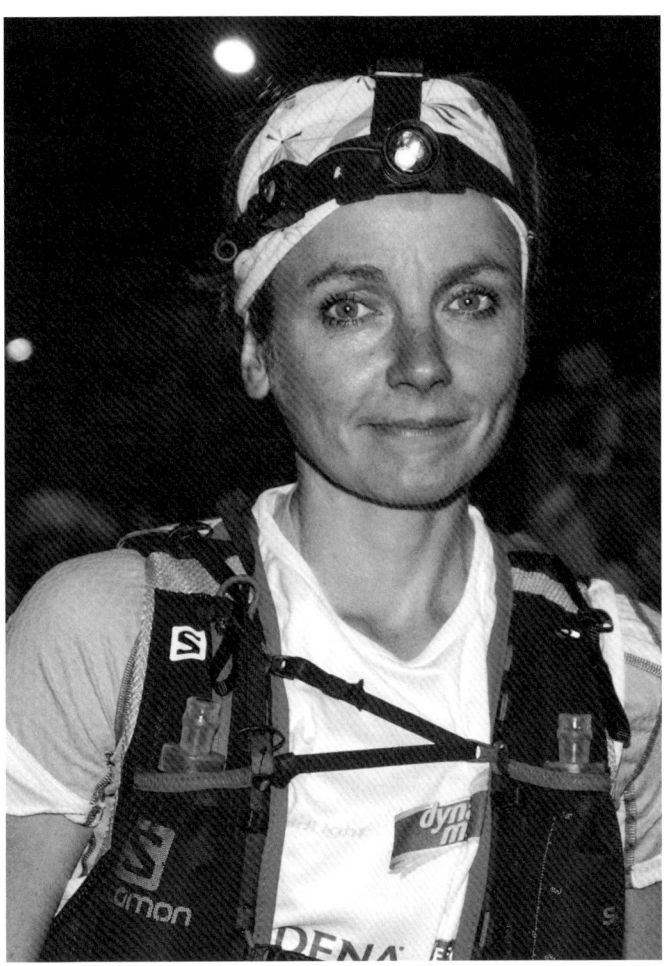

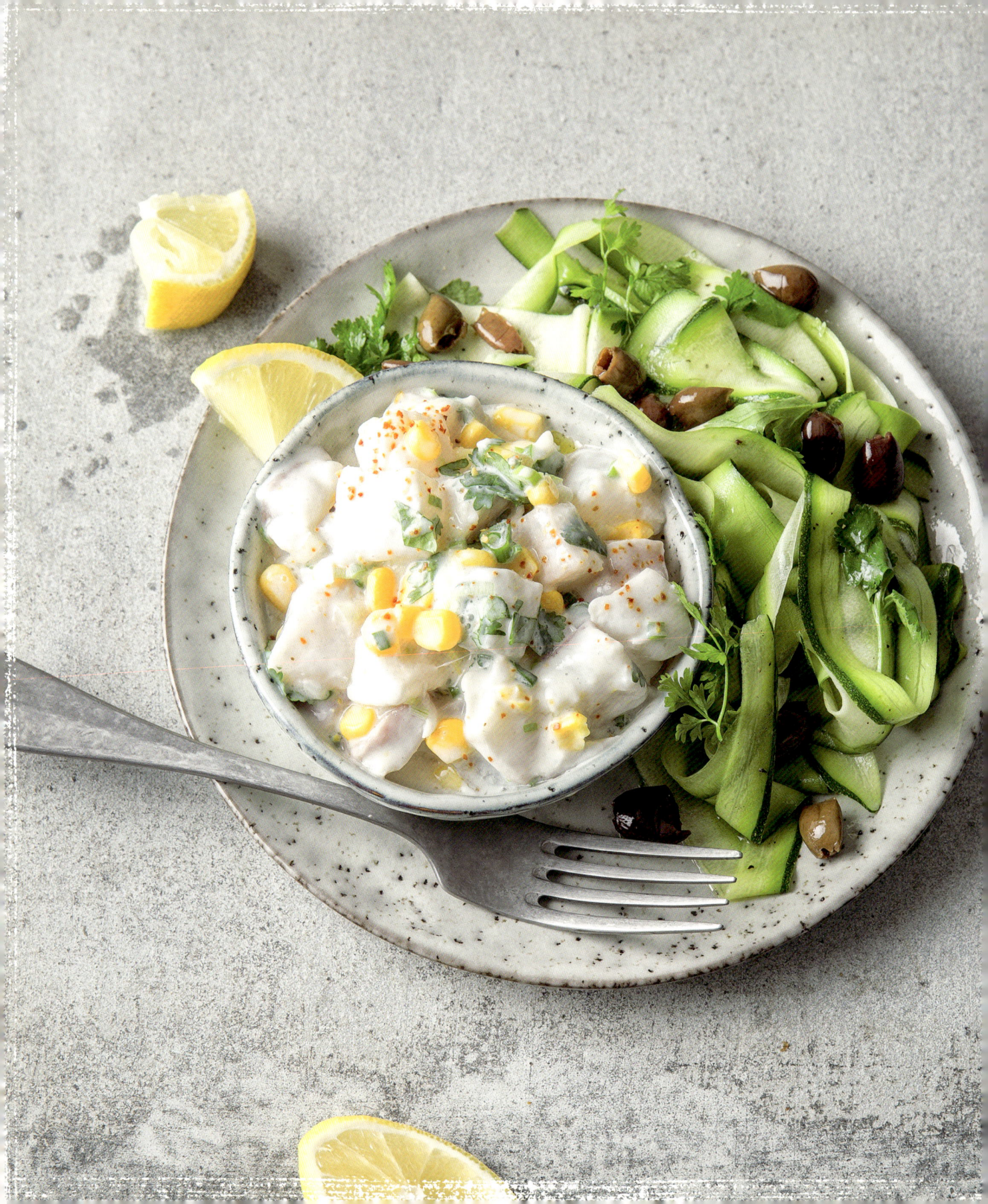

FISCH-TATAR

UND ZUCCHINI-TAGLIATELLE

Für 2 Portionen >> Vorbereitung: 20 Min. >> Ruhezeit: 15 Min.

- 300 G WEISSES FISCHFILET (OHNE GRÄTEN, SUSHIQUALITÄT)
- 2 BIO-LIMETTEN
- 1 FRÜHLINGSZWIEBEL
- 2 EL GRIECHISCHER JOGHURT
- 50 G MAISKÖRNER
- PAPRIKAPULVER
- 1 ZUCCHINI
- 8 STÄNGEL GEMISCHTE FRISCHE KRÄUTER
- 1 ZITRONE, PLUS ZITRONENSPALTEN ZUM SERVIEREN
- 1 EL OLIVENÖL
- 1 EL KLEINE SCHWARZE OLIVEN (OHNE STEIN)
- SALZ, PFEFFER

Den Fisch in kleine Würfel schneiden. Den Saft der Limetten auspressen und den Fisch im frisch gepressten Saft schwenken. Die Frühlingszwiebel waschen, fein hacken und zusammen mit Joghurt und Mais untermischen. Mit einer Prise Paprika und Salz würzen und 15 Minuten ziehen lassen.

Die Zucchini waschen und mit dem Sparschäler in lange Streifen schneiden. Die Kräuter hacken und beiseitelegen. Den Saft der Zitrone auspressen. Die Zucchinistreifen mit Zitronensaft und Olivenöl anmachen, mit Salz und Pfeffer würzen und dann die gehackten Kräuter und die Oliven untermischen.

Die Zucchini-Tagliatelle zum marinierten Fisch servieren, dazu Zitronenspalten zum Auspressen.

Nährwert pro Portion:
Kalorien 320 kcal / Proteine 29 g / Kohlenhydrate 15 g / Fett 16 g

GRÜNE-BOHNEN-SALAT

MIT PETERSILIE UND MANDELN, VOLLKORN-CROSTINI MIT SARDINEN UND HÜTTENKÄSE

Für 2 Portionen >> Vorbereitung: 15 Min. >> Garzeit: 10 Min.

300 G GRÜNE BOHNEN
6 STÄNGEL PETERSILIE
1 EL OLIVENÖL
1 EL BRAUNES MANDELMUS
1 EL APFELESSIG
2 SCHEIBEN VOLLKORNBROT
4 EL HÜTTENKÄSE
1 DOSE ÖLSARDINEN
1 LIMETTE
2 SCHEIBEN GURKE
1 HANDVOLL MANDELKERNE
SALZ, PFEFFER

Die Bohnen waschen, putzen und 10 Minuten dämpfen.

Inzwischen die Petersilie hacken und in einer kleinen Schüssel mit Olivenöl, Mandelmus und Apfelessig zu einem Dressing verrühren. Mit Salz und Pfeffer abschmecken und mit etwas Wasser verdünnen.

Während die Bohnen garen, das Brot toasten.

Den Hüttenkäse mit den abgetropften Sardinen vermengen. Die Limette halbieren, eine Hälfte auspressen und den Saft untermischen.

Die Gurkenscheiben viertln, die Mandeln hacken. Den Hüttenkäse auf dem getoasteten Brot verteilen und mit den geviertelten Gurkenscheiben belegen. Die Bohnen im Dressing wenden, mit gehackten Mandeln bestreuen und zu den Crostini servieren. Die restliche Limettenhälfte in Spalten schneiden und dazu reichen.

Nährwert pro Portion:
Kalorien 561 kcal / Proteine 31 g / Kohlenhydrate 44 g / Fett 29 g

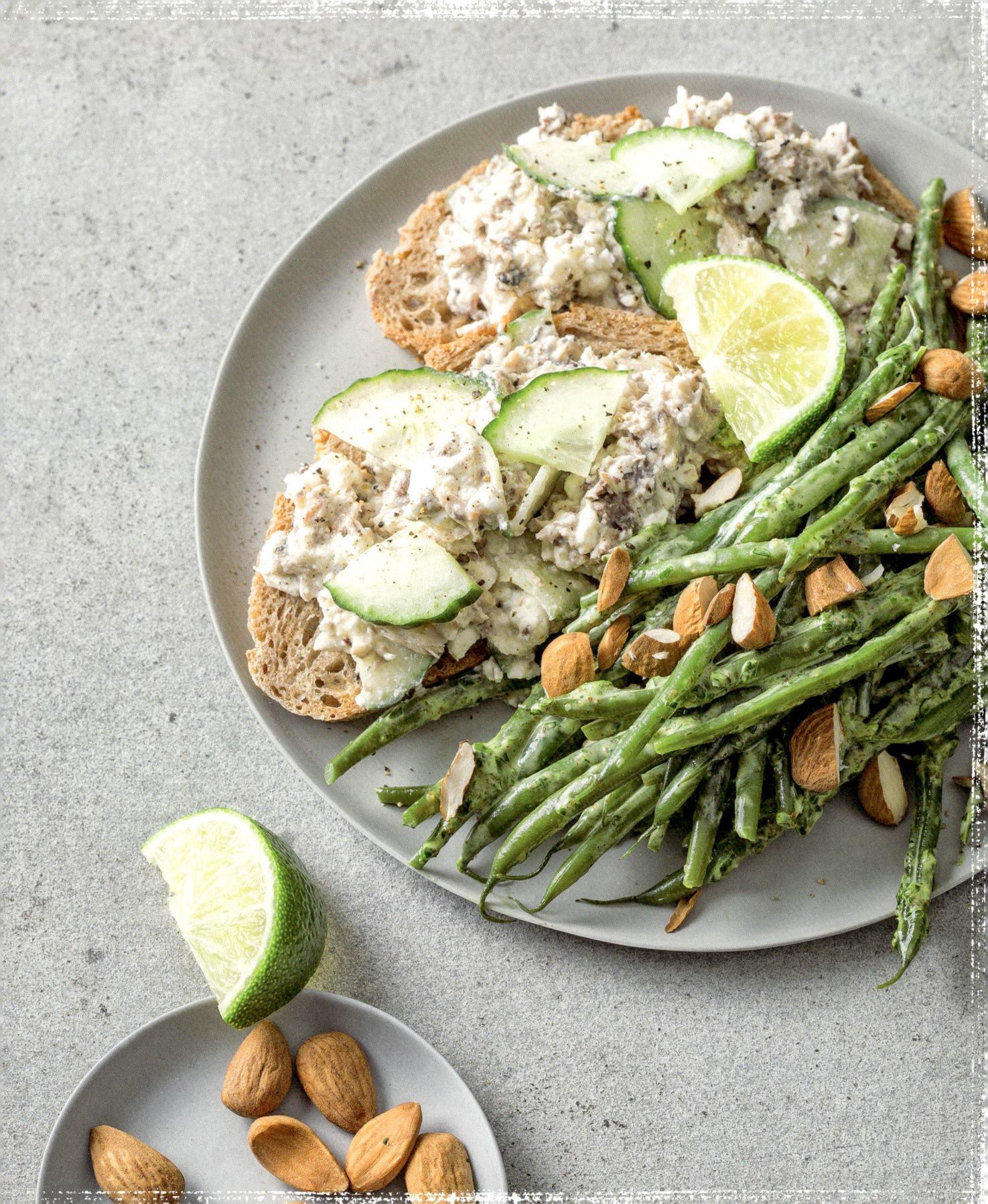

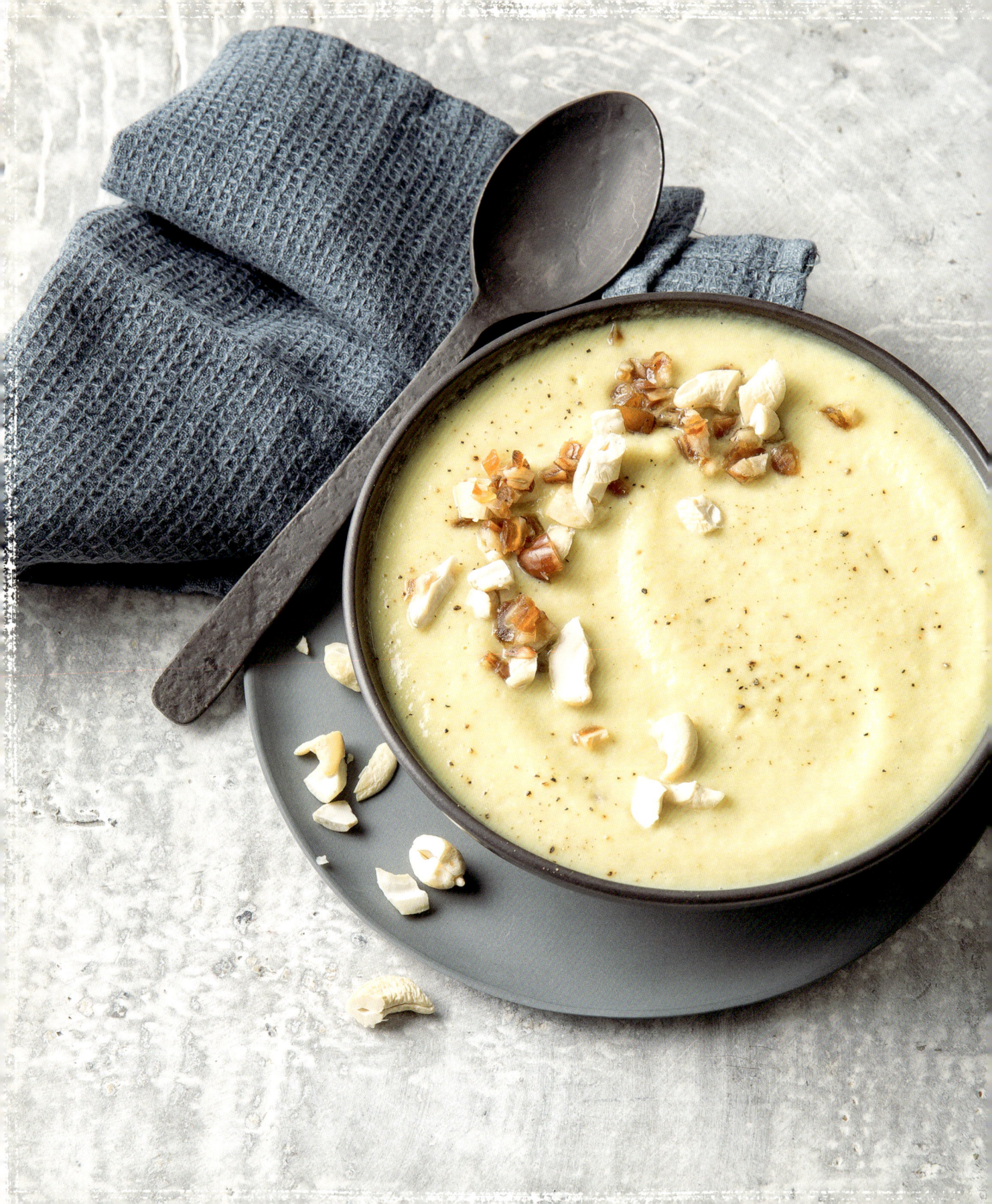

BLUMENKOHLSUPPE

MIT LINSEN, CASHEWKERNEN UND CURRY

Für 2 Portionen >> *Vorbereitung: 10 Min.* >> *Garzeit: 20 Min.*

- ½ BLUMENKOHL
- 1 KNOBLAUCHZEHE
- 1 ZWIEBEL
- 1 EL OLIVENÖL
- 1 TL CURRYPULVER
- 1 HANDVOLL ROTE LINSEN
- 150 ML SOJAMILCH
- 2 DATTELN
- 1 EL CASHEWKERNE
- SALZ, PFEFFER

Den Blumenkohl waschen und in Stücke schneiden.

Knoblauch und Zwiebel schälen und würfeln. Das Olivenöl in einem Topf bei mittlerer Temperatur erhitzen. Knoblauch und Zwiebel darin etwa 2 Minuten glasig anschwitzen. Den Blumenkohl zufügen und 3 Minuten mitgaren. Curry und Linsen unterrühren. Die Sojamilch hinzufügen und etwas Wasser angießen, sodass alle Zutaten gerade eben mit Flüssigkeit bedeckt sind. Etwa 20 Minuten köcheln lassen.

Die Datteln entsteinen und fein hacken, die Cashewkerne grob hacken. Beiseitestellen.

Die Zutaten im Topf mit Salz und Pfeffer würzen und mit dem Pürierstab oder im Mixer 5 Minuten pürieren, bis eine sämige Suppe entstanden ist.

Zum Servieren mit den gehackten Cashewkernen und Datteln bestreuen und mit Pfeffer übermahlen.

Nährwert pro Portion:
Kalorien 335 kcal / Proteine 19 g / Kohlenhydrate 41 g / Fett 10,5 g

BROKKOLISUPPE

MIT SPINAT UND BUCHWEIZENGRÜTZE

Für 2 Portionen >> *Vorbereitung: 10 Min.* >> *Garzeit: 20 Min.*

1 BROKKOLI
1 HANDVOLL SPINAT
2 JUNGE ZWIEBELN
1 KNOBLAUCHZEHE
1 EL RAPSÖL
60 G BUCHWEIZENGRÜTZE
   (AUS DEM BIOLADEN)
6 SCHNITTLAUCHHALME
1 HANDVOLL WALNUSSKERNE
1 ZITRONE
SALZ, PFEFFER

Brokkoli und Spinat waschen. Die Brokkoliröschen abtrennen, den Strunk schälen und in Würfel schneiden. Zwiebeln und Knoblauch schälen und hacken.

Das Rapsöl in einem Topf erhitzen. Zwiebeln und Knoblauch darin 2 Minuten anschwitzen. Den Brokkoli zufügen und 2 Minuten mitgaren. Genügend Wasser angießen, um den Brokkoli gerade eben zu bedecken. Die Buchweizengrütze unterrühren und das Ganze 20 Minuten köcheln lassen.

Spinat und Schnittlauch zufügen, die Suppe glatt pürieren und mit Salz und Pfeffer abschmecken. Die Walnüsse hacken und auf die Suppe streuen. Die Zitrone in Spalten schneiden und zur Suppe servieren.

Nährwert pro Portion:
Kalorien 390 kcal / Proteine 17 g / Kohlenhydrate 42 g / Fett 17 g

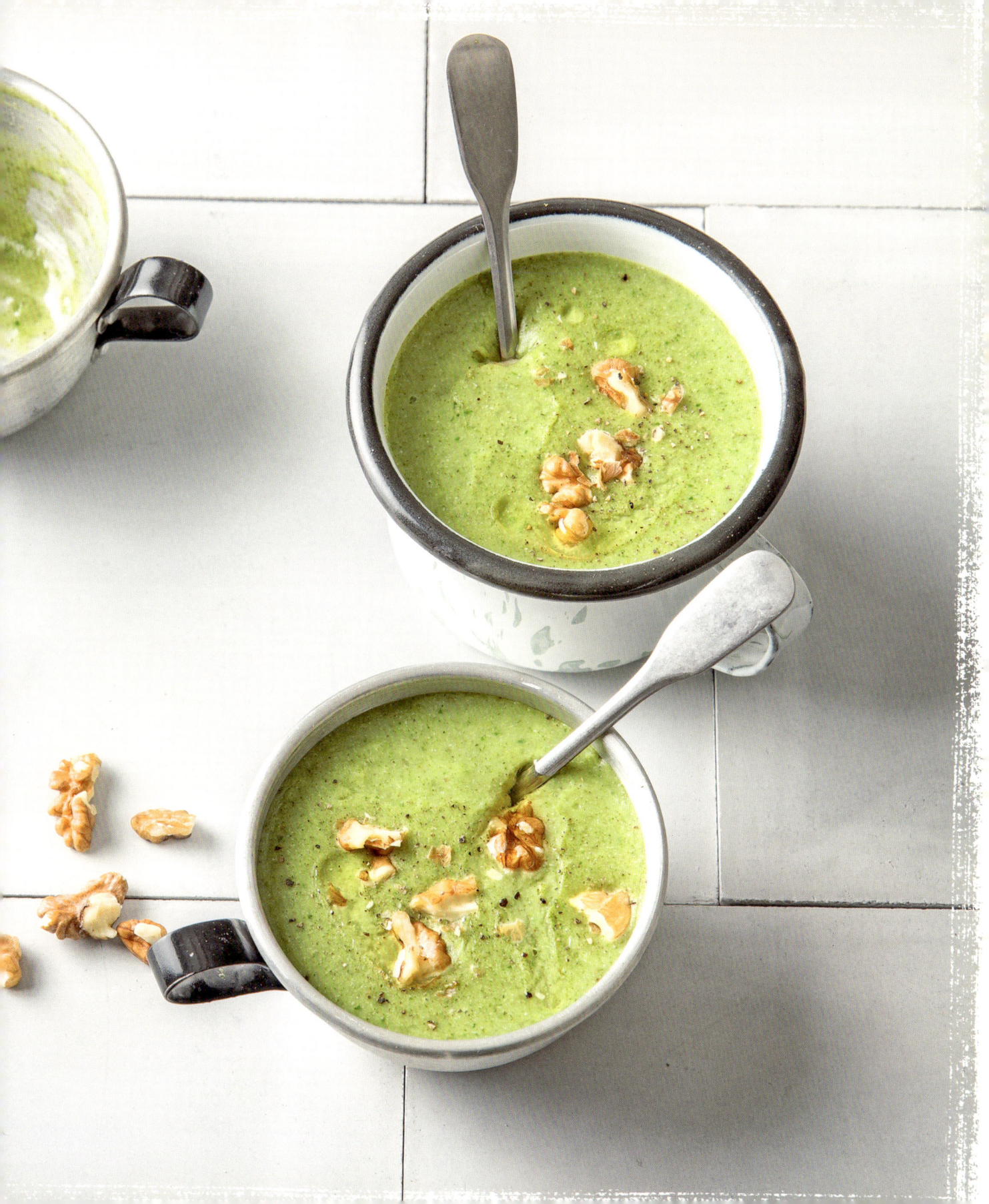

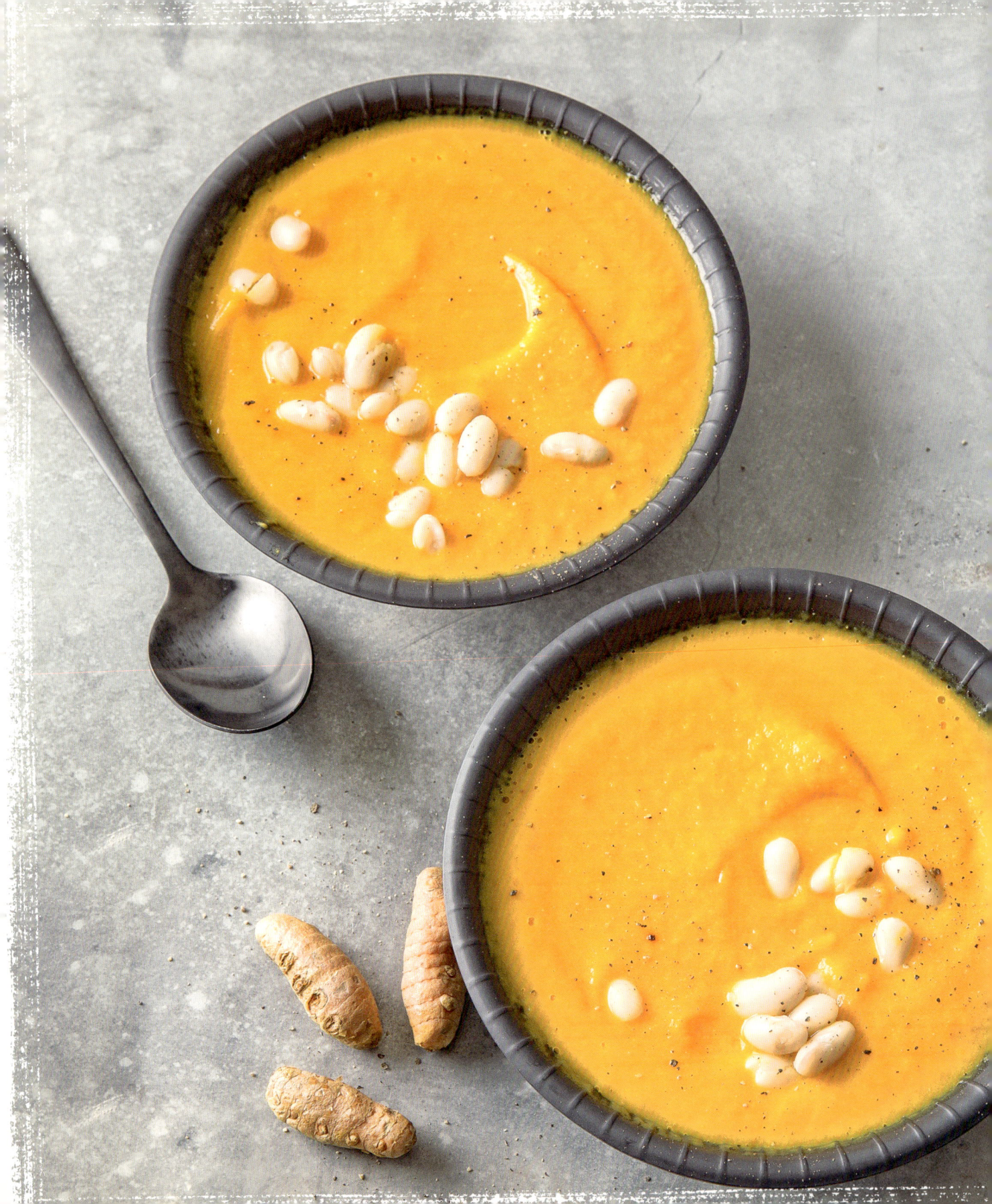

MÖHRENSUPPE

MIT SÜSSKARTOFFELN, WEISSEN BOHNEN UND KURKUMA

Für 2 Portionen >> Vorbereitung: 10 Min. >> Garzeit: 20 Min.

1 ROTE ZWIEBEL
1 KNOBLAUCHZEHE
3 MÖHREN
1 KLEINE SÜSSKARTOFFEL
1 STÜCK FRISCHE KURKUMA (ODER 1 GEHÄUFTER TL GEMAHLENE KURKUMA)
1 EL KOKOSÖL
100 G WEISSE BOHNEN (AUS DER DOSE)
SALZ, PFEFFER

Zwiebel und Knoblauch schälen und fein hacken. Möhren und Süßkartoffel schälen und in Stücke schneiden. Die Kurkuma schälen und ebenfalls in kleine Stücke schneiden (Vorsicht, Kurkuma färbt stark).

Das Kokosöl in einem Topf zerlassen. Zwiebel, Knoblauch und Kurkuma darin 2 Minuten anschwitzen. Möhren und Süßkartoffel 3 Minuten mitgaren. Genügend Wasser angießen, um die Zutaten zu bedecken, und alles 20 Minuten köcheln lassen. Die weißen Bohnen abtropfen lassen, einige beiseitestellen und den Rest etwa 2 Minuten vor dem Ende der Garzeit in den Topf geben.

Die Suppe glatt pürieren, mit Salz und Pfeffer abschmecken und mit den restlichen Bohnen bestreut servieren.

Nährwert pro Portion:
Kalorien 427 kcal / Proteine 14,5 g / Kohlenhydrate 78 g / Fett 6 g

MISOSUPPE

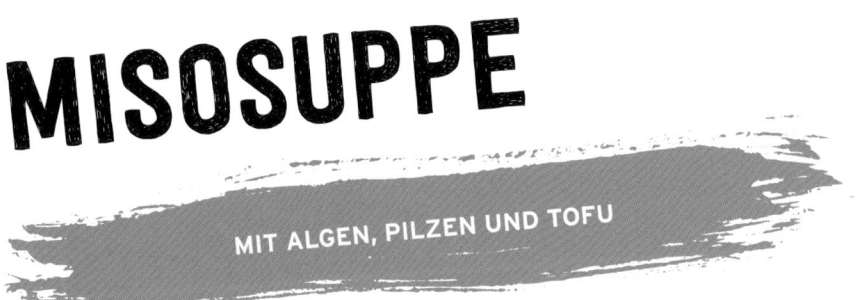

MIT ALGEN, PILZEN UND TOFU

Für 2 Portionen >> Vorbereitung: 15 Min. >> Garzeit: 10 Min.

- 1 PÄCKCHEN DASHI-BRÜHE (AUS DEM ASIA- ODER BIOLADEN – ALTERNATIV HÜHNER- ODER GEMÜSEBRÜHE)
- 100 G TOFU
- 100 G CHAMPIGNONS ODER SHIITAKEPILZE
- 4 SCHNITTLAUCHHALME
- 1 EL WEISSE MISOPASTE (AUS DEM ASIA- ODER BIOLADEN)
- 3 G GETROCKNETE WAKAME-ALGEN (AUS DEM ASIA- ODER BIOLADEN)

Die Dashi-Brühe nach Packungsangabe mit 700 ml Wasser zubereiten. Die Brühe darf dabei nicht aufkochen.

Den Tofu in kleine Würfel schneiden. Die Pilze putzen und in Scheiben schneiden. Den Schnittlauch hacken.

Die Pilze in die heiße Brühe geben, dann den Tofu zufügen. Bei schwacher Hitze 5 Minuten ziehen lassen. In einer kleinen Schüssel die Misopaste mit etwas Brühe glatt rühren und dann in den Topf gießen. Zum Schluss die Algen zufügen und die Suppe mit Schnittlauch bestreut servieren.

Nährwert pro Portion:
Kalorien 32 kcal / Proteine 2 g / Kohlenhydrate 5 g / Fett 1 g

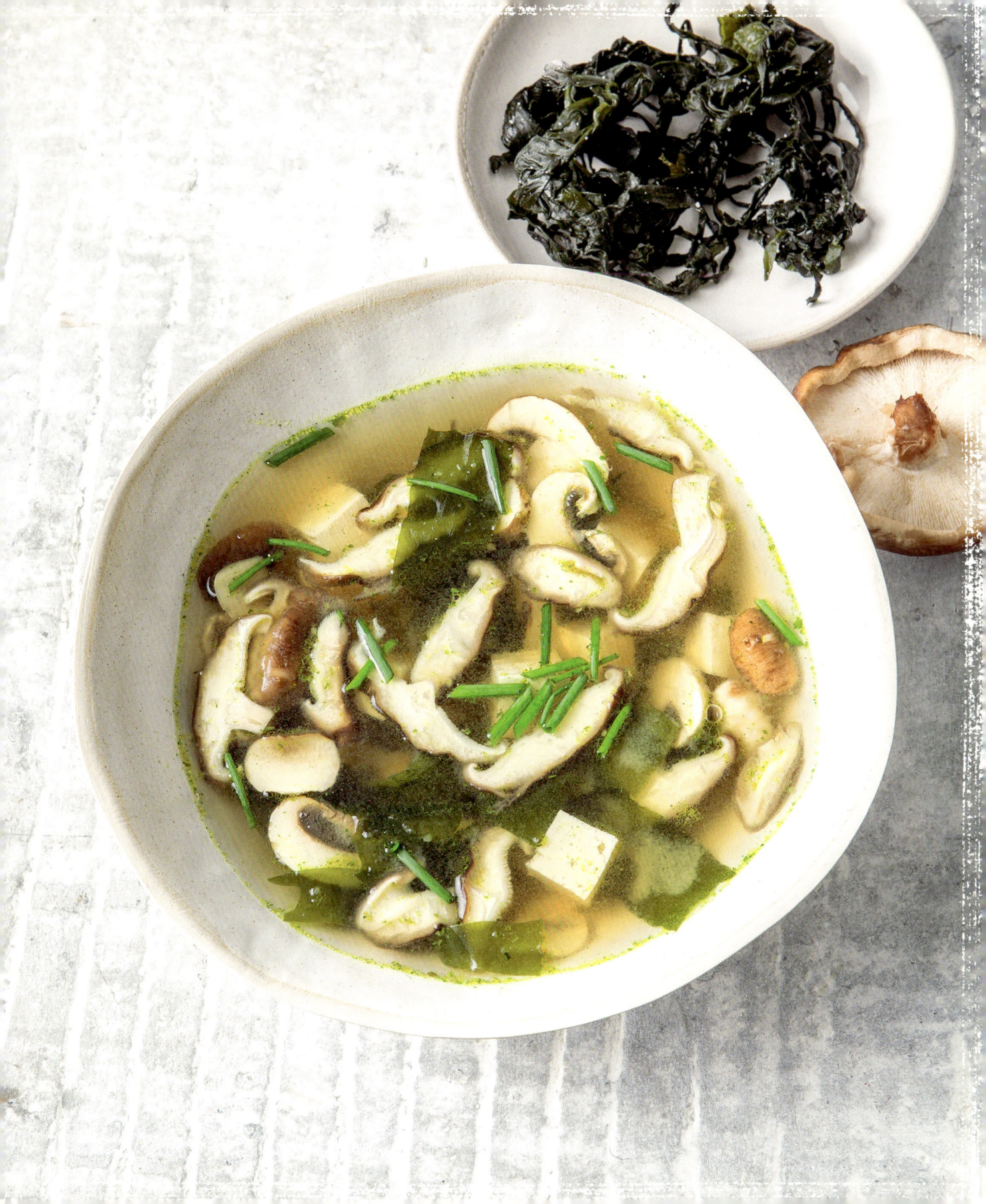

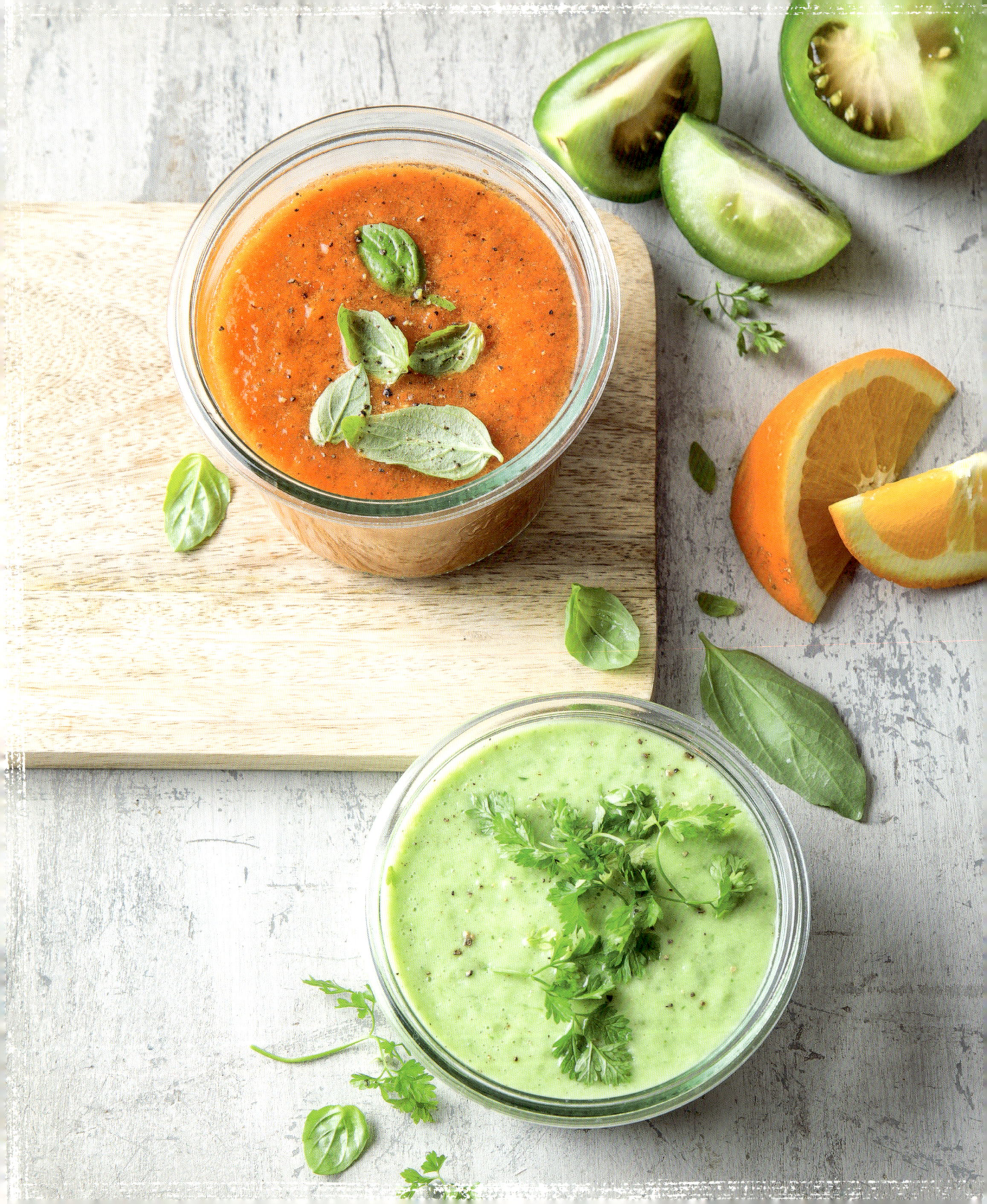

GAZPACHOS

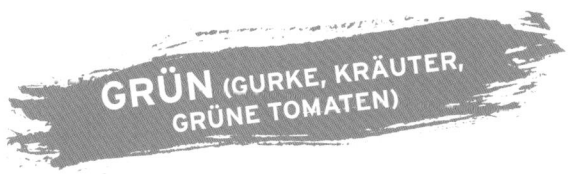

GRÜN (GURKE, KRÄUTER, GRÜNE TOMATEN)

Für 2 Portionen · Vorbereitung: 10 Min.

1 GURKE, 2 GRÜNE TOMATEN, ½ AVOCADO, 8 STÄNGEL KERBEL, 1 EL WEISSER BALSAMICO-ESSIG, 1 EL WALNUSSÖL, SALZ, PFEFFER

Gurke und Tomaten waschen und in Stücke schneiden. Die Avocado halbieren, entsteinen, das Fruchtfleisch herauslösen und in Stücke schneiden.

Alles zusammen mit dem Kerbel (einige Blättchen zum Garnieren zurückbehalten), Essig, Öl und je einer Prise Salz und Pfeffer im Mixer etwa 3 Minuten glatt pürieren. Nach Bedarf etwas Wasser dazugeben, um die gewünschte Konsistenz zu erreichen. Abschmecken und gut gekühlt servieren.

Nährwert pro Portion: Kalorien 213 kcal/Proteine 7,5 g/Kohlenhydrate 21 g/Fett 11 g

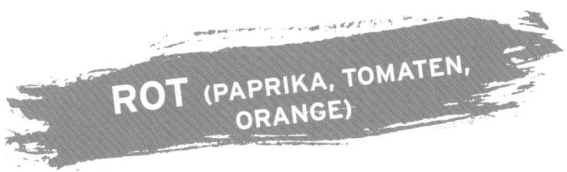

ROT (PAPRIKA, TOMATEN, ORANGE)

Für 2 Portionen · Vorbereitung: 10 Min.

200 G GEGRILLTE ROTE PAPRIKA (AUS DEM GLAS, ABGETROPFT), 3 TOMATEN, 3 STÄNGEL BASILIKUM, 1 ORANGE, 1 EL APFELESSIG, 1 EL OLIVENÖL, SALZ, PFEFFER

Die Paprika unter fließendem kaltem Wasser abspülen, abtropfen lassen und in Stücke schneiden. Die Tomaten waschen und in Stücke schneiden. Beides in den Mixer geben. Die Basilikumblätter abzupfen, einige zum Garnieren zurückbehalten, die übrigen ebenfalls in den Mixer geben. Den Saft der Orange auspressen und dazugeben, gefolgt von Apfelessig und Olivenöl. Mit Salz und Pfeffer würzen.

Alles 3 Minuten glatt pürieren. Abschmecken und gut gekühlt mit dem restlichen Basilikum servieren.

Nährwert pro Portion: Kalorien 267 kcal/Proteine 6 g/Kohlenhydrate 34,5 g/Fett 12 g

SOMMERROLLEN

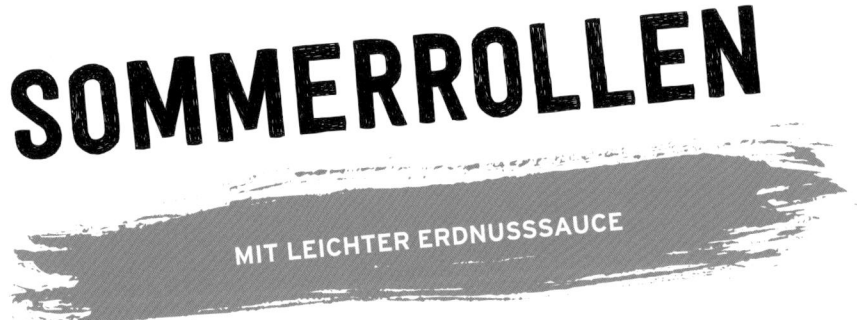

MIT LEICHTER ERDNUSSSAUCE

Für 2 Portionen >> *Vorbereitung: 20 Min.*

2 MÖHREN
1 KLEINE FENCHELKNOLLE
1 KLEINE GURKE
8 RADIESCHEN
50 G WEISSKOHL
½ BUND KORIANDERGRÜN
8 BLÄTTER REISPAPIER
100 G GEMISCHTE SPROSSEN
½ LIMETTE

FÜR DIE SAUCE
1 TL ERDNUSSMUS
1 TL SOJASAUCE
1 TL FRISCH GEPRESSTER LIMETTENSAFT
SCHWARZE SESAMSAMEN

Zuerst die Sauce zubereiten: Dafür in einer kleinen Schüssel das Erdnussmus mit Sojasauce, Limettensaft und 3 EL Wasser glatt rühren. Mit Sesam bestreuen.

Möhren und Gurke schälen, Fenchel putzen und alles in feine Streifen schneiden. Die Radieschen waschen und fein hacken, den Kohl raspeln. Das Koriandergrün waschen und die Blätter abzupfen.

Einen tiefen Teller mit lauwarmem Wasser füllen und 1 Blatt Reispapier kurz darin einweichen. Abtropfen lassen, dann sofort auf der Arbeitsfläche ausbreiten und an einem Ende etwas Gemüse und ein paar Korianderblättchen verteilen. Das Reispapier aufrollen, dabei die beiden Seiten nach innen umschlagen. Die übrigen Sommerrollen ebenso zubereiten.

Die Sprossen waschen und abtropfen lassen.

Die Sommerrollen mit den Sprossen auf Tellern anrichten, die Limette in Spalten schneiden und dazulegen. Die Sauce zum Dippen separat reichen.

Nährwert pro Portion:
Kalorien 295 kcal / Proteine 7 g / Kohlenhydrate 51 g / Fett 7 g

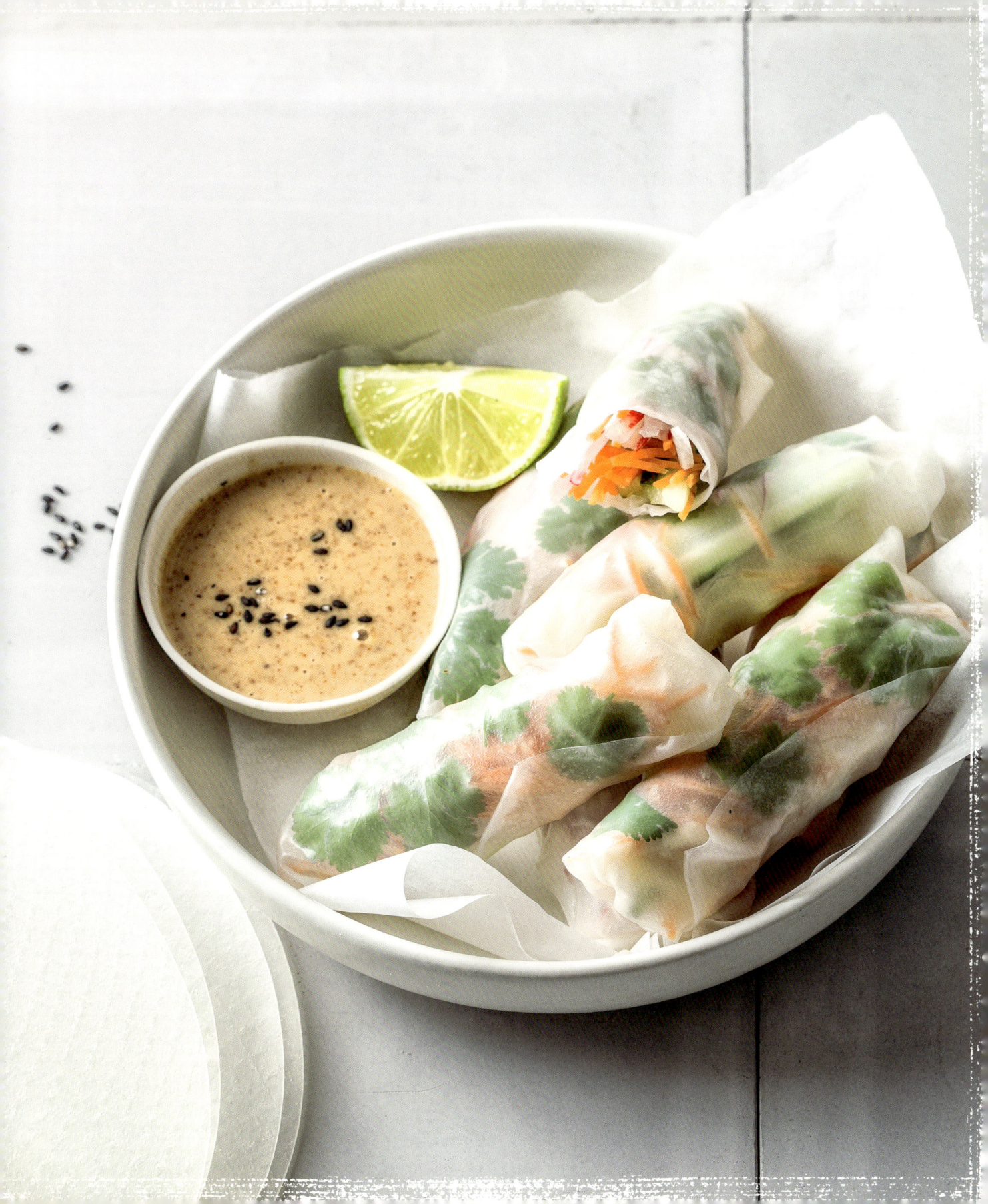

NÄHRWERTTABELLE

Durchschnittliche Menge an Proteinen, Fett und Kohlenhydraten pro 100 g gängiger Lebensmittel.
Quelle: Französische bzw. kanadische Behörde für Gesundheit und Ernährung.

Nahrungsmittel pro 100 g	Proteine	Fett	Kohlenhydrate	Bemerkungen
Gemüse (durchschnittlich)	2		5	Viele Ballaststoffe, Vitamine, Mineralstoffe
Obst (durchschnittlich)			11	Viele Ballaststoffe, Vitamine, Mineralstoffe
Banane	1		23	Reich an Kalium, leicht verdaulich
Dattel (getrocknet)	3		62,5	Hoher GI, gut während der Aktivität
Rosinen	3		66	Reich an Kalium und Bor
Stärkehaltiges (gekocht; durchschn.)	2		20	Gute Energiequelle
Haferflocken	11	8	60	Reich an löslichen Ballaststoffen, Phosphor
Müsli (durchschnittlich)	8	18	61,5	Ausgewogene Mahlzeit am Vormittag
Mehrkornbrot	9	5	51	Niedriger GI
Basmatireis (roh)	7,5	1	78	Geringerer GI als andere weiße Reissorten
Vollkornnudeln (roh)	13	2	68	Niedriger GI + reich an Ballaststoffen
Quinoa (roh)	14	6	64	Exzellente Quelle für pflanzliche Proteine
Buchweizen (roh)	13	3,5	71,5	Sehr guter Gehalt an Magnesium
Süßkartoffel (gegart)	1		20	Geringerer GI als Kartoffeln
Yamswurzel (gegart)	1		27	Reich an Vitamin A und Kalium
Pastinaken (gegart)	1		17	Moderater GI, gute antioxidative Wirkung
Hülsenfrüchte (roh; durchschn.)	7	1	14,5	Niedriger GI, reich an Eisen + Ballaststoffen
Linsen (gegart)	8	1	17	Gut verdaulich, geringer GI, Ballaststoffe
Kichererbsen (gegart)	9	1	21	Geringer GI, reich an Mangan, Kupfer, Vit. B9
Sojabohnen (roh)	36,5	20	30	Reich an Magnesium und Kalzium
Fleisch (durchschnittlich)	20	10		Reich an Eisen, Vitamin B_6, Vit. B_{12}, Zink
Hähnchenbrust	23	2		Wenig Fett, reich an hochwertigen Proteinen

Nahrungsmittel pro 100 g	Proteine	Fett	Kohlenhydrate	Bemerkungen
Hähnchenkeule	26	10		Etwas höheren Fettanteil, reich an Proteinen
Ei	12	10		Vitamin B9, B12, A, D und E, Zink, Lutein
Fisch (durchschnittlich)	19	7		Reich an Spurenelementen, darunter Jod
Lachs	23	14		Reich an Omega-3-Fettsäuren, Vit. D und E
Thunfisch (Konserve)	26	1		Phosphor, Selen, Vitamin A, D, E
Fettarme Milch	3,5	1,5	5	Reich an Kalzium und Phosphor
Hartkäse	22	28		Sehr reich an Kalzium, Salz
Weichkäse	20	17		Sehr reich an Kalzium, Salz
Quark (3 %)	7,5	3	4	Reich an Kalzium
Naturjoghurt	4	1	5	Reich an Kalzium
Sojamilch (natur)	3,5	2	6	Produkte mit Kalziumzusatz bevorzugen
Sojajoghurt (natur)	4	3	3	Produkte mit Kalziumzusatz bevorzugen
Öl (durchschnittlich)		100		Der Gehalt an Fettsäuren variiert
Butter		82		Quelle für Vitamin A
Crème fraîche (30 %)	2,5	31	3	Quelle für Kalzium
Haselnüsse	16,4	63	6	Reich an einfach ungesättigten Fettsäuren
Walnüsse	15	64	11	Reich an Omega-3-Fettsäuren, Antioxidantien
Mandeln	25,5	53,5	13	Sehr reich an Kalzium, Phytosterine
Avocado	2	15	8,5	Reich an einfach ungesättigten Fettsäuren
Oliven	1	14	2	Reich an einfach ungesättigten Fettsäuren
Kokosnuss (getrocknet)	7	64,5	24	Reich an Mangan, Kupfer
Leinsamen	20	41,5	29	Reich an Omega-3-Fettsäuren, Lignane
Honig			75	Geringerer Zuckergehalt als Industriezucker
Bitterschokolade (70 %)	9,3	41	33	Am besten ist Schokolade mit >70 % Kakao
Kakao (ungesüßt)	18	21	13	Antioxidantien, Kalzium, Eisen
Ahornsirup			67	Enthält Polyphenole

WISSEN FÜR DIE PRAXIS
ENTSPRECHUNGEN PROTEINE, FETT, KOHLENHYDRATE

Etwa 20 g Kohlenhydrate sind enthalten in:

- 30 g Vollkornnudeln (roh)
- 25 g Basmatireis (roh)
- 40 g Brot
- 30 g Quinoa (roh)
- 30 g Buchweizen
- 100 g Süßkartoffeln
- 120 g Pastinaken
- 60 g Yamswurzeln
- 50 g Esskastanien
- 140 g gegarten Hülsenfrüchten

- 1 kleinen Banane
- 3 getrockneten Datteln
- 1 Apfel
- 10 Rosinen
- 1 großen Orange
- 2 Kiwis
- 3-4 Aprikosen
- ½ Grapefruit
- ¼ Ananas
- 250 g Erdbeeren
- 4 Pflaumen
- 2 Feigen
- 20 Kirschen
- 30 g Gojibeeren
- 1 Kaki

Etwa 20 g Proteine sind enthalten in:

- 80 g Thunfisch
- 110 g Kabeljau/Seelachs
- 100 g Hacksteak mit 5 % Fett
- 90 g Schinken
- 90 g Hähnchenbrust
- 80 g Entenbrust
- 130 g Makrele
- 90 g Lachs
- 90 g Garnelen
- 90 g Sardinen
- 3 Eiern

- 250 g Quark
- 600 ml Kuhmilch
- 600 ml Sojamilch
- 4 Becher Naturjoghurt
- 140 g Quinoa (roh)
- 150 g Buchweizen (roh)
- 150 g Amarant (roh)
- 55 g Sojabohnen (roh)

Gewicht roh/Gewicht gegart

NUDELN
Trockengewicht × 2,5
= gegarte Nudeln

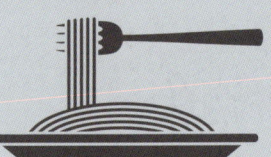

REIS
Trockengewicht × 3
= gegarter Reis

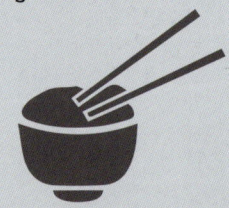

HÜLSENFRÜCHTE
Trockengewicht × 4
= gegarte Hülsenfrüchte

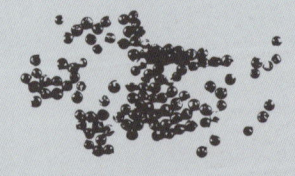

Etwa 10 g Fett sind enthalten in:

- 10 g pflanzlichem Öl
- 12 g Butter
- 30 g Crème fraîche (30 % Fett)
- 20 g Avocado
- 15 g Walnusskernen
- 15 g getrockneter Kokosnuss
- 70 g Oliven

- 2 kleinen Eiern
- 100 g Hähnchenkeule
- 70 g Lachs
- 100 g Sardinen
- 100 g Entenbrust
- 80 g Schweinekotelett
- 70 g Lammkotelett

Durchschnittlicher Fettanteil am Körpergewicht bei gut trainierten Sportlern:

Für jeden Sportler gibt es einen optimalen Anteil an Körperfett. Im Hinblick auf Gesundheit und Leistung ist es von Vorteil, diesen persönlichen Wert zu kennen.

% Körperfett	Frauen	Männer
Niedrig	< 18	< 8
Optimal	18–20	8–10
In Ordnung	20–22	10–12
Erhöht	22–24	12–14
Stark erhöht	> 24	> 14

Quelle: Véronique Rousseau, Insep (Institut National du Sport, de l'Expertise et de la Performance).

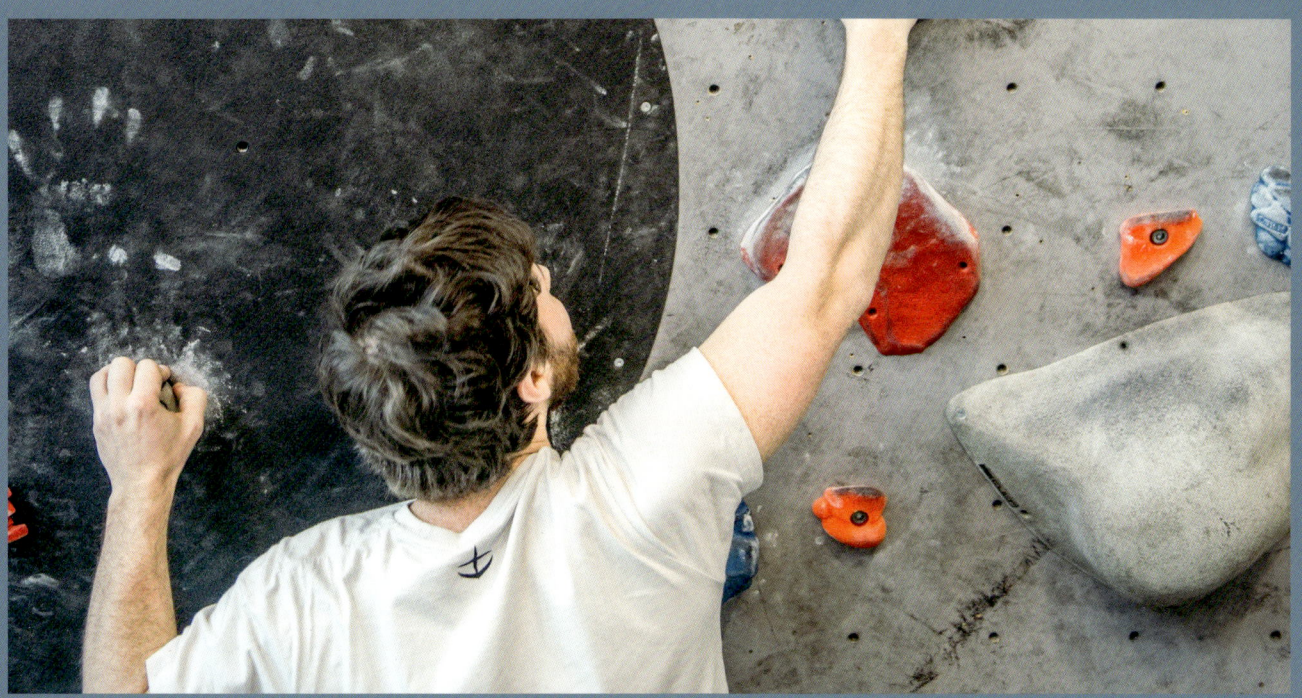

REZEPTREGISTER

Antioxidantien-Säfte
    Green Detox 82
    Obst und Gemüse 82
    Yellow Power 82
Avocado
    Avocado mit Eiern und Rohkost 190
    Belegtes Vollkornbrot 76
    Ofen-Süßkartoffeln 159

Bagel mit Frischkäse und Räucherlachs 165
Blumenkohlsuppe 199
Brokkoli
    Brokkolisuppe 200
    Orecchiette mit Brokkoli 166
Brot
    Belegtes Schwarzbrot 79
    Belegtes Vollkornbrot 76
    Herzhafte Sandwiches 107
    Süß belegte Brote 104
    Süße Sandwiches 103
    Vollkorn-Crostini 196
    Vollkorn-Sandwich 80
Buchweizen-Galettes, belegt 75

California-Wraps 169
Chiapudding
    Apfel, Birne, Kaki 65
    Heidelbeeren, Brombeeren, Kiwi 65

Eier
    Avocado mit Eiern und Rohkost 190
    Belegtes Schwarzbrot 79
    Buchweizen-Galettes, belegt 75
    Vollkorn-Sandwich 80
Energie-Kuchen 71

Falafel mit Kürbis 150
Fisch
    Bagel mit Frischkäse 165
    Fisch-Tatar und Zucchini-Tagliatelle 195
    Makrele mit Sojasauce 186
Frozen Bowls
    Açai, Erdbeeren, Blütenpollen 122
    Birne, Spinat, Apfel, Spirulina, Mohn 122
Fruchtkompott
    Apfel, Banane, Heidelbeere und Açai 98
    Apfel, Banane, Kiwi und Chlorella 98
    Apfel, Birne, Banane und Acerola 98
    Apfel, Himbeere, Granatapfel 99
    Apfel, Mango, Maracuja, Kokoswasser 99
    Apfel, Pfirsich, Aprikose 99

Garnelen
    Sobanudeln mit Garnelen 149
Gazpacho
    Grün 207
    Rot 207
Gebackene Süßkartoffeln 142
Gedünsteter Mangold 189

Gehaltvolle Smoothies
    Avocado-Aprikose-Mandel 72
    Erdbeer-Himbeer-Hanf 72
    Mango-Kokos 72
Gelee-Häppchen
    Aprikose 110
    Erdbeer-Himbeer-Vanille 110
    Heidelbeer-Banane 110
Granola 58
Grüne-Bohnen-Salat 196
Grünkohl
    Risotto mit Grünkohl und Spirulina 156

Hackbällchen 142
Hähnchen
    California-Wraps 169
    Reisnudeln aus dem Wok mit Hähnchenbrust 146
    Vollkorn-Sandwich 80
    Zitronengras-Bouillon mit Hackbällchen 181
Hamburger
    Kalbfleisch-Burger 145
Honigkuchen mit Trockenfrüchten 126

Kalbfleisch-Burger 145
Käse
    Bagel mit Frischkäse 165
    Belegtes Schwarzbrot 79
    Belegtes Vollkornbrot 76
    Sandwich mit Senf, Cashewkernmus, Käse und Gurke 107
    Vollkorn-Crostini mit Sardinen und Hüttenkäse 196
Kedgeree 170
Kichererbsencurry 189
Kokoswasser
    Ananas und Minze 125
    Mango und Basilikum 125
Krautsalat mit Möhren 150
Kürbis
    Falafel mit Kürbis aus dem Ofen 150
    Vollwertige Reisschale 153

Linsen
    Blumenkohlsuppe 199
    Quinoa und grüne Linsen 160

Makrele mit Sojasauce 186
Mangold, gedünsteter 189
Milchshakes
    Mandelmilch, Aprikose, Chiasamen 121
    Sojamilch, Banane, Kakao, Chiasamen 121
Minuten-Porridge
    Kakao, Banane, Datteln und Walnüsse 61
    Orange, Granatapfel und Gojibeeren 61
Misosuppe 204
Möhren
    Krautsalat mit Möhren 150
    Möhrensuppe 203
Müsli 57
Müsliriegel 92
    Mit gepuffter Quinoa, Erdbeeren, Heidelbeeren, Kokosnuss und Gojibeeren 133

    Mit Puffreis, Aprikosen, Datteln, Honig und Haselnüssen 130
Nudeln
    Orecchiette mit Brokkoli 166
    Reisnudeln aus dem Wok 146
    Sobanudeln aus dem Wok 149

Obstsalat mit Acerola 100
Ofen-Süßkartoffeln
    Variante mit Rindfleisch 159
    Vegetarische Variante 159
Ölsardinen
    Vollkorn-Crostini mit Sardinen und Hüttenkäse 196
Orecchiette mit Brokkoli 166
Overnight-Porridge 62

Pesto, grünes 140
Pfannkuchen
    Buchweizen-Galettes, belegt 75
    California-Wraps 169
    Süßkartoffel-Pancakes 86
Porridge
    Minuten-Porridge 61
    Overnight-Porridge 62
Pute
    Herzhaftes Sandwich mit Pute, Tomate und Frischkäse 107

Quark & Mango 129
Quinoa und grüne Linsen 160

Räucherlachs
    Bagel mit Frischkäse 165
    Belegtes Schwarzbrot 79
Raw Energy Balls
    Cashewkerne, Aprikose, Gojibeere und Kokos 94
    Erdnussmus und Kakao 94
    Mandel, Feige und Matcha 94
Raw Energy Cookies 108
Reis
    Kedgeree 170
    Reispfanne mit Zucchini 186
    Risotto mit Grünkohl und Spirulina 156
    Vollwertige Reisschale 153
Reisnudeln aus dem Wok mit Hähnchenbrust 146
Rindfleisch
    Hackbällchen 142
    Ofen-Süßkartoffeln 159
Risotto mit Grünkohl und Spirulina 156
Rohkost
    Avocado mit Eiern und Rohkost 190

Saft
    Antioxidantien-Saft Green Detox 82
    Antioxidantien-Saft Obst und Gemüse 82
    Antioxidantien-Saft Yellow Power 82
Salate
    Avocado mit Eiern und Rohkost 190
    Grüne-Bohnen-Salat 196
    Krautsalat mit Möhren 150

Sandwiches
    Erdnussbutter, Apfel und Honig 103
    Mandelmus, Birne und Ahornsirup 103
    Pute, Tomate und Frischkäse 107
    Senf, Cashewkernmus, Käse und Gurke 107
    Thunfisch, Rucola, Ricotta und Sesammus 107
    Vollkorn-Sandwich 80

Saucen
    Erdnusssauce 208
    Vegane Mayo 140

Smoothies
    Gehaltvoll: Avocado-Aprikose-Mandel 72
    Gehaltvoll: Erdbeer-Himbeer-Hanf 72
    Gehaltvoll: Mango-Kokos 72
    Smoothie Avocado, Banane, Datteln 118
    Smoothie Kefir, Banane, Heidelbeere 118
    Smoothie-Schale Grün 66
    Smoothie-Schale Mango, Banane, Maracuja 66
    Smoothie-Schale Rosa 66

Sobanudeln aus dem Wok mit Garnelen 149
Sommerrollen 208

Sportgetränke
    Apfel 113
    Granatapfel 113
    Traube 113

Suppen
    Blumenkohlsuppe 199
    Brokkolisuppe 200
    Gazpacho 207
    Misosuppe 204
    Möhrensuppe 203
    Zitronengras-Bouillon mit Hackbällchen 181

Süß belegte Brote
    Erdnussmus, Banane und Ahornsirup 104
    Kokosmus, Mango und Agavendicksaft 104

Süßkartoffeln
    Gebackene Süßkartoffeln 142
    Ofen-Süßkartoffeln 159
    Süßkartoffel-Pancakes 86

Tabouké 178

Trail-Mix
    Einfach 116
    Fruchtig 116
    Stückig 116

Vegane Mayo 140

Vinaigrettes
    Algen-Power 141
    Cremig & geschmeidig 141
    Energie-Booster 141
    Go Mango 141
    Herbst-Twist 141
    Kokos, Ingwer & Limette 140
    Zitrusfrüchte 140

Vollkorn-Crostini mit Sardinen und Hüttenkäse 196
Vollwertige Reisschale 153

Wraps
    California-Wraps 169

Zitronengras-Bouillon mit Hackbällchen 181

Zucchini
    Belegtes Vollkornbrot 76
    Buchweizen-Galettes, belegt 75
    Reispfanne mit Zucchini 186
    Zucchini-Tagliatelle 195

SACHREGISTER

Abendessen 176–177
Advanced Glycation Endproduct (AGE) 24
Alkohol 21, 24, 39, 45
Alpha-Linolensäure (ALA) 31
Aminosäuren 7, 18, 20, 27, 36, 48
Antioxidantien 14, 22, 32, 39

Ballaststoffe 14, 33, 34, 43
Blutzucker 35, 42
Branched-Chain Amino Acids (BCAA) 7, 36
Bunt essen 15

Dehydratation 12
Docosahexaensäure (DHA) 18, 31, 51

Eicosapentansäure (EPA) 18, 31, 51
Eier 18–19, 48, 50, 51, 54–55, 90–91, 138–139, 176–177
Eisen 18, 48, 49
Eiweiß 18
Energie-Gel 37
Essen vor dem Sport 32–35
Essen während des Sports 36–37

Fett 7, 22–23, 24, 27, 34, 54–55, 90–91, 138–139, 176–177, 212–213
Fettsäuren 26–27
Fisch 18–19, 54–55, 90–91, 138–139, 176–177
Fleisch 18–19, 54–55, 90–91, 138–139, 176–177
Flüssigkeit 12–13, 54–55, 90–91, 138–139, 176–177
Freie Radikale 14, 39
Frühstück 54–55
Fruktose 28, 29, 43

Garverfahren 14
Gemüse 14–15, 90–91, 138–139, 176–177
Glukose 26–27, 28, 29, 42
Glykämischer Index (GI) 35, 42–43
    hoher 17, 28, 36, 37, 42, 54
    niedriger 14, 17, 42, 45
Glykogen 26, 27, 28, 32, 33, 42
Grundumsatz 6

Hydratation 12–13, 28–29, 32, 33, 35, 36–37, 38
Hypoglykämie 35
Hypotonische Getränke 29
Industriell verarbeitete Lebensmittel 24, 25, 32, 38
Isotonische Getränke 29

Käse
Kalium 28, 36
Kalzium 20–21, 51
Kohlenhydrate 7, 16, 28, 29, 33, 36, 38, 42, 212–213
Körperfett 44–45, 46, 213

Lycopin 14

Maltodextrin 28, 29
Mikronährstoffe 7, 14, 32
Milchprodukte 20–21, 48, 50, 54–55, 90–91, 138–139, 176–177
Mineralstoffe 5, 7, 14, 32
Mittagessen 138–139
Muskelmasse 6, 18, 30, 41, 44, 46–47

Nährstoffbedarf 6–7
Natrium 28, 36, 38
Nüsse und Samen 22–23

Obst 14–15, 90–91, 138–139, 176–177
Öl 22–23, 51
Omega-3-Fettsäuren 18, 19, 22, 30–31, 48, 51
Omega-6-Fettsäuren 22, 23, 30

Phosphokreatin 27
Phosphorsäure 24
Proteine 7, 20–21, 36, 38, 47, 48, 212–213

Regeneration 24, 38–41, 47
Rehydratation 38
Rohkost 14

Saisonkalender 15
Salz 24–25
Snacks 35, 47, 90–91
Sportgetränke 28–29, 35, 37, 91
Stärkehaltige Lebensmittel 16–17, 33, 34, 47, 54–55, 90–91, 138–139, 176–177

Trinken 12–13, 33, 36–37, 38

Vegetarische Ernährung 48–51
Verdauung 33, 36
Verzweigtkettige Aminosäuren (BCAA) 7, 36
Vitamine 5, 7, 14, 22, 32
    Vitamin A 20
    Vitamin B_1 28
    Vitamin B_2 20
    Vitamin B_6 18
    Vitamin B_{12} 18, 20, 48, 50, 51
    Vitamin C 28, 49
    Vitamin D 20, 21, 48

Wasser 12–13, 28, 33, 36, 37, 38, 47

Zink 18, 20, 48, 50, 51
Zucker 24–25

Virginie Garnier

Ein großes Dankeschön an meine Freundin Véronique Rousseau für ihre Großzügigkeit und ihr Entgegenkommen. Enormer Dank geht an Caspar, der mich bei diesem Projekt begleitet hat und einige der Reportagen durchführte: Danke für deine Hilfe, deine Verfügbarkeit und die gelungenen Porträts. Ein ganz besonderer Dank an Caroline und ihre Mutter, die mich für dieses Projekt einige Tage in Landes aufgenommen haben. Ihr wart wunderbar! Vielen Dank an Julien, der niemals ablehnt, vor meinem Objektiv zu laufen, und an alle Sportler, die so freundlich waren, für uns zu posieren. Danke an Coco für die immer wunderbaren Rezepte. Vielen Dank an Juliette, you are the best!

Coralie Ferreira

Vielen Dank an Emery & Cie für das Ausleihen der Zementfliesen. Ein großes Dankeschön an Axel, dass er zugestimmt hat, dieses Buch vierhändig mit mir zu schreiben und an Virginie und Caspar, dafür, dass sie die Shootings der Sportler so wunderbar organisiert haben und an Juliette, die dieses Projekt geleitet hat. Außerdem ein riesiges Dankeschön an die Sportler, die ihre Erfahrungen und Ratschläge mit uns geteilt, uns ihre Zeit und schönsten Sportmomente für die Fotos gegeben haben.

Der Herausgeber des Buches bedankt sich im Namen des gesamten Teams bei den Sportlern, die Sport für unsere Kamera gemacht haben: Caroline, Chloé, Émilie, Marie-Anne, Sihame, Valentine, Alessandro, Aurélien, Donald, Gary, Gilles, Hervé, Jérémy und Julien. Vielen Dank an die beiden Sporthallen L'Usine Paris (ein Dankeschön an die Agentur Laurent Guyot & Co und an Lise-Marie Rivière).

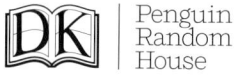

Für die deutsche Ausgabe:
Programmleitung Monika Schlitzer
Redaktionsleitung Caren Hummel
Projektbetreuung Sarah Fischer
Herstellungsleitung Dorothee Whittaker
Herstellungskoordination Arnika Marx
Herstellung Claudia Bürgers

Titel der französischen Originalausgabe:
L'Assiette Du Sportif

Die Originalausgabe erschien 2016 in Frankreich bei Hachette Livre (Hachette Pratique), Paris
© Hachette Livre (Hachette Pratique) 2016
Alle Rechte vorbehalten
Text von Coralie Ferreira und Axel Heulin
Fotografie von Virginie Garnier
Foodstyling von Coralie Ferreira

© der deutschsprachigen Ausgabe
by Dorling Kindersley Verlag GmbH, München, 2017
Ein Unternehmen der Penguin Random House Group
Alle deutschsprachigen Rechte vorbehalten

Jegliche – auch auszugsweise – Verwertung, Wiedergabe, Vervielfältigung oder Speicherung, ob elektronisch, mechanisch, durch Fotokopie oder Aufzeichnung, bedarf der vorherigen schriftlichen Genehmigung durch den Verlag.

Übersetzung Carla Gröppel-Wegener
Lektorat Carmen Söntgerath

ISBN 978-3-8310-3238-9

Druck und Bindung Industria Cayfosa, Spanien

Besuchen Sie uns im Internet
www.dorlingkindersley.de

Hinweis
Die Informationen und Ratschläge in diesem Buch sind von den Autoren und vom Verlag sorgfältig erwogen und geprüft, dennoch kann eine Garantie nicht übernommen werden. Eine Haftung der Autoren bzw. des Verlags und seiner Beauftragten für Personen-, Sach- und Vermögensschäden ist ausgeschlossen.

Soweit nicht anders angegeben, beziehen sich die Temperaturangaben für den Ofen auf Ober- und Unterhitze. Bei Umluft verringert sich die Temperatur um etwa 20 °C. Beachten Sie hierzu gegebenenfalls auch die Angaben des Herstellers.